全国第六次卫生服务统计调查专题报告（第二辑）

国家卫生健康委统计信息中心　编著

中国协和医科大学出版社
北　京

图书在版编目（CIP）数据

全国第六次卫生服务统计调查专题报告．第二辑 / 国家卫生健康委统计信息中心编著．—北京：中国协和医科大学出版社，2021.5

ISBN 978-7-5679-1738-5

Ⅰ.①全…　Ⅱ.①国…　Ⅲ.①卫生服务－卫生统计－调查报告－中国
Ⅳ.①R195.1

中国版本图书馆CIP数据核字（2021）第086674号

全国第六次卫生服务统计调查专题报告（第二辑）

编　　著：国家卫生健康委统计信息中心
责任编辑：戴小欢
封面设计：许晓晨
责任校对：张　麓
责任印制：卢运霞

出版发行：**中国协和医科大学出版社**
（北京市东城区东单三条9号　邮编100730　电话010－65260431）
网　　址：www.pumcp.com
经　　销：新华书店总店北京发行所
印　　刷：北京联兴盛业印刷股份有限公司

开　　本：710mm×1000mm　1/16
印　　张：30
字　　数：365千字
版　　次：2021年5月第1版
印　　次：2021年5月第1次印刷
定　　价：168.00元

ISBN 978-7-5679-1738-5

全国第六次卫生服务统计调查专题报告（第二辑）

编　委　会

前　　言 PREFACE

全国卫生服务统计调查是卫生健康统计调查制度的重要组成部分。自1993年开始，每5年在全国范围内开展一次，旨在通过需方调查获取居民健康状况、卫生服务需求及居民获得感等信息，反映我国卫生健康事业改革与发展的成效。

2018年9月，经国家统计局批准，国家卫生健康委启动了全国第六次卫生服务统计调查，调查覆盖全国31个省（自治区、直辖市）、156个县（市、区）、752个乡镇（街道）、1561个行政村（居委会）、94 076户居民。在国家卫生健康委规划司的指导下，国家卫生健康委统计信息中心组织全国31个省（自治区、直辖市）卫生健康委和样本县（市、区）完成了调查，组织专家完成《2018年全国第六次卫生服务统计调查报告》。

全国第六次卫生服务统计调查对于客观反映卫生健康事业发展及医药卫生体制改革效果、推动实施健康中国战略具有重要的意义。医改十年来，五项基本医疗卫生制度稳步推进，医药卫生体制改革取得了重要进展，国家卫生服务统计调查相关指标的变化趋势在一定程度上反映了医改的进展和成效。为充分发挥调查数据作用，用数据跟踪健康中国建设进展，客观、科学评价医改成效，国家卫生健康委统计信息中心在完成卫生服务调查的基础上，组织北京大学、复旦大学、中南大学、首都医科大学、中华医学会等有关科研院校、机构以及地方卫生健康委开展相关专题研究，基于数据对健康中国实施情况和医改政策效果进行客观分析，提出政策建议，为进一步深化改革提供有益支撑。

我们对7个专题研究报告进一步完善后形成《全国第六次卫生服务统计调查专题报告（第一辑）》和《全国第六次卫生服务统计调查专题报告（第二辑）》。第一辑聚焦医改重点政策和六次卫生服务调查的趋势分析，包括医改背景下我国城乡居民医疗服务利用变化趋势及其影响因素研究、医疗保险制度进展及其覆盖人群的卫生服务需求和利用、分级诊疗制度下基层卫生服务体系评估。第二辑聚焦“健康中国2030”战略所提出的重点人群和重点卫生问题，包括老年人卫生服务需求与利用研究、老年人自我报告慢性病疾病经济负担分析、中国慢性病及其管理模式评价，以及我国医疗卫生服务机构医务人员的执业环境、工作感受和工作状态研究。

专题报告围绕健康中国和医改的重点领域和重点问题，对我国居民卫生健康服务利用变化趋势及其影响因素、重点人群的卫生健康服务覆盖情况等，从研究视角进行系统分析，希望给读者带来启发和思考。

国家卫生健康委统计信息中心

2021年2月19日

目　　录 CONTENTS

报告一　老年人卫生服务需求与利用研究

报告二　老年人自我报告慢性病疾病经济负担分析

报告三 中国慢性病及其管理模式评价

报告四　我国医疗卫生服务机构医务人员的执业环境、工作感受和工作状态研究

报告一

老年人卫生服务需求与利用研究

中南大学湘雅公共卫生学院

郭楚豪　严俊霞　陈梦施　谭红专

摘　　要

一、研究目的

本研究旨在调查老年人的社会经济学特征、卫生服务需要、需求和利用现状及其影响因素，同时分析高龄、空巢、失能等特殊老年群体的卫生服务需要、需求与利用情况，为应对人口老龄化提供数据支持。

二、研究方法

本研究利用2018年全国第六次卫生服务调查中的老年人数据，采用多阶段分层整群抽样调查，样本覆盖中国大陆31个省（自治区、直辖市），共涉及156个县（市、区）、752个乡镇（街道）、1561个村（居委会）。部分数据与2013年全国卫生服务调查数据进行比较，统计分析包括现况描述和影响因素分析，统计分析软件为SPSS 25.0和SAS 9.4。

三、研究结果

1．60岁及以上老年人占总人口比例为27.3%，近20年老年人比例呈现上升趋势；城市（28.0%）高于农村（26.0%），女性（50.8%）多于男性（49.2%）；60～69岁老年人占比为59.8%，70～79岁老年人占比为

29.4%，80岁及以上高龄老年人比例为10.7%；空巢老年人比例为59.5%，失能老年人比例为6.7%。老年人文化程度低下，初中及以下文化程度占比为84.0%；老年人基本医疗保险覆盖率为98.6%，去最近医疗机构所需时间在15分钟以内的家庭比例为85.8%。

2. 老年人的两周患病率为55.5%，慢性病患病率为59.2%，均为城市地区高于农村地区，女性高于男性。高龄老年人两周患病率和慢性病患病率分别为60.1%和63.7%；空巢老年人的两周患病率和慢性病患病率分别为56.3%和60.4%；轻度、中度和重度失能老年人两周患病率分别为76.4%、81.2%和78.1%，住院率分别为79.7%、82.6%和81.0%。老年人两周患病类型主要是慢性病持续到两周内（85.9%），患病率高的疾病分别是高血压（36.9%）、糖尿病（10.6%）、脑血管病（5.4%）、缺血性心脏病（4.5%）和椎间盘疾病（4.2%）。老年人听力和视力功能损伤的比例分别为32.5%和31.4%，失智比例为2.9%，疼痛不适和行动方面有问题的比例分别是35.1%和20.3%。

3. 老年人近30天生活起居需要照顾的比例为11.8%，提供照顾者主要是配偶（52.5%）和子女亲属（42.9%）。老年人两周就诊率为40.1%，住院率为24.9%，较2013年均有所上升。高龄老年人两周就诊率为42.9%，住院率为31.1%；空巢老年人两周就诊率为41.4%，住院率为25.1%；轻度、中度和重度失能老年人两周就诊率分别为63.1%、79.1%和56.3%，住院率分别为51.6%、59.3%和60.1%。老年人两周就诊首诊主要在基层医疗卫生机构（69.2%），住院主要在县/市/区级医院（47.4%）；脑血管病的住院率和构成比最高（2.7%和10.9%），其次是高血压（1.8%和7.4%）和慢性阻塞性肺疾病（chronic obstructive pulmonary disease，COPD）（1.4%和5.8%）。老年人需住院未住院比例为21.0%，较2013年有所增高，高龄老年人需住院未住院比例为13.8%，轻度、中度和重度失能老年人需住院未住院比例分别为21.5%、20.6%和15.2%，低于一般老年人。

4. 老年人两周就诊率和住院服务满意度分别为82.0%和76.8%，较2013年均有上升，不满意因素最主要是医疗费用高。老年人享有老龄服务的比例为43.2%，社会参与度为23.8%。

四、结论

1. 老年人基本医疗保险全覆盖；去最近医疗机构距离和时间缩短，就医更加便捷。

2. 老年人两周患病率和慢性病患病率持续增高，健康状况不容乐观，失能情况严重。

3. 老年人两周治疗比例增高，卫生服务利用满意度增高；老龄服务发展不均衡，社会参与度低。

4. 老年人两周就诊率和住院率有所增高，就医机构比例趋向合理，年龄、焦虑抑郁、独居和文化程度是老年人卫生服务利用的影响因素。

5. 高龄、空巢和失能等特殊老年群体卫生服务需要量大、需要照顾比例大，卫生服务利用率高。但其未享有老龄服务比例高于一般老年群体，提示老龄服务发展要多考虑特殊老龄群体的需求。

第一章 研究背景、目的与内容

第一节 研究背景

人口老龄化是社会经济发展到一定阶段，人口年龄结构出现的一种必然趋势，也是当今世界许多国家面临的一个重要公共卫生问题。联合国对人口老龄化的定义是一个国家或地区60岁及以上老年人占人口总数的10%，或65岁及以上老年人占人口总数的7%，就说明该国家或该地区进入人口老龄化阶段。按此标准，我国1999年就跨入了老龄化国家行列，国家统计局2017年中国人口结构的统计结果显示，我国60岁及以上的老年人数量已达总人口数的17.3%，其中65岁及以上者占11.4%。根据联合国最新人口数据预测，到2030年，我国将成为全球人口老龄化程度最高的国家之一。“未富先老”给我国社会养老保障和医疗卫生保健事业提出了严峻的挑战。

根据第五次国家卫生服务调查报告显示，2013年我国60岁及以上的老年人的比例为22.3%，两周患病率为56.9%，慢性病的患病率为71.8%，相比于2008年分别升高了5.6个、13.7个和12.2个百分点；老年人视力和听力有中度以上问题的分别占25.2%和23.8%，提示我国老年人卫生服务需要量大。随着老龄化进程的不断加剧，老年人在医疗服务方面的费用支出不断增加。国外研究表明，老年时期的医疗费用占到了一生中消耗医疗费用的一半。有研究数据显示，60岁及以上老年人的余寿有2/3的时间处于带病生存状态，60岁及以上老年人的医疗费用将占用其一生医疗费的80%以上；65岁及以上人口的人均医疗支出是65岁以下人口的3～5倍。老年人一旦患病，将给家庭和社会带来严重的经济负担。

随着年龄的增长，老年人的各项器官、组织功能不断下降，日常活动能力降低，严重者甚至不能独立生活，半失能和失能老年人的数量不断增加。第六次全国人口普查数据显示，60岁及以上老年人的失能率为2.95%，男性为2.52%，女性为3.35%。第四次中国城乡老年生活状况的抽样调查显示，2015年全国城乡失能、半失能老年人约为4063万人，占老年人总数的18.3%，且预计到2050年，我国失能老年人数量将达到1亿人。失能老年人缺乏独立生活自理能力，因此需要大量的照料护理服务。此外，老年人的心理健康也是社会关注的重点。国内外研究显示，患有躯体性疾病的人容易焦虑、抑郁，抑郁症是老年人最常见的心理疾病，对老年人的健康造成极大的伤害，易被忽视。此外，由于老年人身体状况相对较弱，老年人慢性病共存现象也很常见，严重影响了老年人的生活质量和平均寿命。人口老龄化带来的诸多方面问题，不仅给家庭成员带来沉重的负担，也成为一个亟待解决的社会问题。

本研究拟基于全国第六次卫生服务调查中有关老龄人口的调查数据，分别从整体情况、自我感觉、失能、慢性病及多病共患等方面，描述我国老年人的健康状况及时间趋势；分析老年人的卫生服务需要、需求和利用现状及其影响因素，明确老年人健康需要与需求，以及需求与利用之间存在的问题及潜在差距，并提出切实可行的对策与建议，使老年人医疗卫生服务得到更好的保障和支持，为政府职能部门科学制定卫生政策提供科学依据。该研究成果对满足老年人日益增长的医疗服务需要，实现健康老龄化，保障社会稳定发展具有重要的现实意义。

第二节　研究目的、内容与方法

一、研究目的

本项研究基于2018年全国第六次卫生服务调查数据，结合以往的全国卫生服务调查数据，了解老年人的社会经济学特征、卫生服务需要现状，分析老年人卫生服务需求与利用情况及其影响因素。

二、研究内容与研究方法

（一）研究内容

1. 梳理中国近年来有关老年人的相关政策　通过对国家政策文件进行学习、梳理，了解我国老龄化发展形势、政府面对人口老龄化采取的对策措施和取得的成就。

2. 国内外老年人卫生服务需要、需求及利用研究现状　通过文献收集与分析，探索老年人卫生服务需要、需求、利用及其影响因素等，为后续老年人卫生服务需求与利用研究及政策制定提供借鉴。

3. 我国老年人的社会经济学特征　通过2018年全国第六次卫生服务调查数据，描述老年人的社会经济学特征，主要包括性别、年龄、婚姻状况、受教育程度、家庭经济状况、医疗保险情况及医疗卫生服务可及性等；描述城乡地区，以及东、中、西部地区上述变量的分布差异；通过与2013年的数据相比较，描述上述变量的变化趋势。

4. 我国老年人卫生服务需要、需求及利用的现状　老年人的卫生服务需要，主要包括健康状况的自我评价［欧洲五维健康量表（EQ-5D）、自报听力、视力和失智等］、失能情况、两周患病和慢性病患病情况等；老年人卫生服务需求与利用，主要包括老年人疾病治疗、就医满意度、需求未满足情况及原因，享受养老服务及社会参与情况，门诊和住院服务利用情况；描述城乡地区，以及东、中、西部地区上述变量的分布差异；与2013年的数据相比较，描述上述变量的变化趋势；个别关键指标，如健康状况自我评价（EQ-5D、自报听力、视力和失智等）、失能情况、两周患病和慢性病患病情况、门诊和住院服务利用情况等，与一般人群进行比较。

5. 分析高龄、空巢和失能老年人卫生服务需要、需求及利用情况　高龄、空巢和失能老年人卫生服务需要，主要包括健康状况的自我评价（EQ-5D、自报听力、视力和失智等）、失能情况、两周患病和慢性病患病情况等；卫生服务需求与利用，主要包括养老服务及社会参与情况，门诊和住院服务利用情况。

（二）研究方法

1. 数据来源

（1）研究数据：主要来源于2018年全国第六次卫生服务调查中老年人部分的信息。调查样本覆盖全国31个省（自治区、直辖市），在每个省（市）抽取5个县区，每个县（区）抽取5个乡镇（街道），每个乡镇（街道）抽取2个村（居委会），共涉及156县（市、区）、752个乡镇（街道）、1561个村（居委会）。

（2）研究对象：60岁及以上的调查人口共计69 342人，其中男性老年人占比为49.2%，女性老年人占比为50.8%；同时，本研究也分析了2013年全国第五次卫生服务调查的60岁及以上人口，共计61 057人，其中男性老年人占比为48.8%，女性老年人占比为51.2%。

（3）纳入分析的主要信息：老年人的社会经济学特征（年龄、性别、文化程度、经济状况、医疗保险情况）、卫生服务需要相关信息（自评健康状况、两周患病及慢性病患病情况）、卫生服务需求及利用相关信息（疾病治疗、就医满意度、需求未满足情况及原因，享受养老服务及社会参与情况，门诊和住院服务利用情况）等。

2. 文献分析　在中国政府及世界卫生组织（World Health Organization, WHO）等官方网站，检索老年人卫生服务相关的国内政策和国际政策；通过对中国知网、万方、Web of Science等数据库查阅，检索老年人卫生服务需要、需求及利用相关文献。分析近些年中国和国际政策关于老年人卫生服务的主要针对点、策略及演变趋势。

3. *分析方法* 主要运用不同类型的描述性分析方法，分析老年人社会经济学特征、自评健康状况（EQ-5D、自报听力、视力和失智等）、两周患病、慢性病患病、疾病治疗、就医满意度、需求未满足情况及原因、享受养老服务及社会参与情况、门诊和住院服务利用情况；比较不同地区、不同人群、不同时间老年人卫生服务需要、需求及利用的差异；运用多元logistic回归模型，探索老年人卫生服务需求与利用的影响因素。

老年人失能情况分析：采用Katz量表对老年人的日常生活能力进行评估。考查项目包括洗澡、穿衣服、如厕、上下床、控制大小便及饮食6个方面，每个方面根据独立完成情况进行打分：1分＝独立（问卷选项为①或②），0分＝依赖（问卷选项为③或④）。总分为0～6分，6分表示为完全自理，4～5分为轻度失能，2～3分为中度失能，0～1分为重度失能。本研究将人群按失能程度分为完全自理、轻度失能、中度失能和重度失能4类。

4. *主要指标* 本文有关卫生服务相关指标的定义与计算方法见表1-1-1。

表1-1-1 卫生服务相关统计指标

统计指标	指标说明
卫生服务需要	从人们的实际健康状况出发，在不考虑实际支付能力的情况下，依据实际健康状况与“理想健康水平”之间存在的差距而提出的对卫生服务的客观需要，包括个体是否有卫生服务的需要及医学专家判断其是否有卫生服务的需要
两周患病率	两周患病率＝调查居民中两周内患病人数或人次数/调查总人数，本报告分子采用患病人数
慢性病患病率	慢性病患病率＝调查前半年内调查的患病人数或病例数/调查总人数，本报告分子采用患病人数
卫生服务需求	指在一定时期内、一定价格水平上人们愿意而且有能力购买的卫生服务，也就是实际希望利用卫生服务的数量

续　表

统计指标	指标说明
卫生服务利用	卫生服务需求和供给相互作用的结果，是综合描述卫生服务系统工作的客观指标。直接描述卫生服务系统为人群提供卫生服务的数量，间接反映卫生服务系统通过卫生服务对居民健康状况的影响
两周就诊率	两周就诊率＝调查居民中两周内就诊人次数/调查总人数
住院率	住院率＝某地某类人群在某1年内住过院的人次数/该地此类人群这段时间内的总人群数量
需住院未住院比例	需住院未住院比例＝未住院人次数（人次）/应住院人次数（人次）

第二章
国内外老龄化形势与政策

第一节　国际老龄化形势及政策

一、国际老龄化形势

早在1865年，法国65岁及以上老年人的比例就超过了法国总人口数的7%，开启了全球老龄化的先河。随后在1890年，瑞典65岁及以上老年人的比例也达到了总人口数的7%，成为第二个进入老龄化社会的国家。1930—1945年，英国、德国和美国也相继进入老龄化国家行列。日本在1970年进入老龄化社会，其老龄化发展速度快，1995年进入深度老龄化社会，2005年进入超老龄化社会。2019年，日本65岁及以上老年人数量约为3514万人，占总人口数的27.7%，是现在世界上老龄化程度最严重的国家。意大利是世界老龄化第二严重的国家，2019年65岁及以上老年人比例为22.4%，意味着意大利每5人就有1人年龄达到65岁及以上。德国是世界老龄化第三严重国家，2019年65岁及以上老年人占比约为21.1%。根据《2019年世界人口数据展望报告》显示，到2050年，全世界人口中每6人就有1人年龄在65岁及以上（16%），在欧洲和北美洲，则每4个人就会有1人年龄在65岁及以上。全球几乎每个国家的老年人数量和比例都在增高，人口老龄化将会成为21世纪最重要的社会趋势之一。

二、国际老龄化政策

1982年，联合国大会（简称“联大”）首次召开了老龄问题世界大会，开始着手处理这些问题，并产生了包含62点内容的《维也纳老龄问题国际行动计划》，呼吁在一些问题上采取具体行动，如健康和营养、保护老年消费者、住房和环境、家庭、社会福利、收入保障和就业、教育以及研究数据的收集和分析。

1991年，联大通过了《联合国老年人原则》，列举了18项有关独立、参与、照顾、自我充实和尊严等老年人应享的权利。次年，老龄问题国际会议探讨了后续行动计划，并通过了《老龄问题宣言》。根据该会议提议，联大还宣布1999年为国际老年人年，每年的10月1日为国际老年人日。

应对老龄化的行动在2002年得到强化，第二次老龄问题世界大会在西班牙首都马德里举行。为了制定出21世纪国际老龄问题的政策，会议通过了《政治宣言》和《马德里老龄问题国际行动计划》。该行动计划呼吁社会各阶层改变态度、政策和做法，在21世纪发挥老年人的巨大潜力，具体建议包括优先考虑老年人的发展，增进老年人的健康和福利，为老年人创造良好的环境。

第二节　国内老龄化形势及策略

一、国内老龄化形势

（一）老龄化之前

1. 人口结构的改变　改革开放以来，我国人口的年龄结构发生了巨大改变。1978年，30岁以下的人口约占全国人口总数的2/3，65岁及以上的老年人不到总人口数的5%，人口年龄结构属于年轻型社会。1971年，国务院批转《关于做好计划生育工作的报告》，把控制人口增长的指标首次纳入国民经济发展计划；1982年，党的十二大把计划生育确定为基本国策并写入宪法。实施独生子女政策后的30年，中国的总和生育率、出生率和人口自然增长率不断下降，人口的预期寿命在稳步上升。到2000年，60岁及以上老年人占总人口中的比例超过10%（或65岁及以上老年人比例超过7%），我国开始步入老龄化社会。随后的十几年，老龄化进程在不断加速，到2017年，60岁及以上老年人比重占了17.3%，其中65岁及以上老年人占11.4%。

2. 对老龄化认知的改变　在人口年龄结构发生改变的40年，党和政府高度重视，对老龄化的认知从单一的老年人问题向老龄化社会进而到可持续发展的老龄化社会转变。1982年，中国参加联合国第一届老龄问题世界大会，“老龄化”一词进入中国政府和学界视野。之后随着认知和研究的不断深入，政府和学界认识到人口老龄化是经济社会发展的一种成就，需要统筹布局和积极应对，不仅关乎老年人，更是一个系统工程。对此，1994年国家计划生育委员会、民政部等部门联合制定了我国首个老龄事业发展规划纲要《中国老龄工作七年发展纲要（1994—2000年）》，明确提出“把老龄事业纳入国民经济和社会发展总体规划”。随后，我国还颁布了《中华人民共和国老年人权益保障法》（1996年）和《中共中央国务院关于加强老龄工作的决定》（2000年），并成立全国老龄工作委员会，保障老年人合法权益，推动老龄事业的发展。

（二）老龄化之后

“十五”期间（2001—2005年），我国人口结构开始进入人口老龄化阶段。2000年，我国60岁及以上老年人数为1.30亿人，超过总人口数的10%。与其他先行进入老龄化的发达国家相比，我国老龄化具有发展快、老年人基数大、地区之间不平衡、超前于社会经济发展等特点。解决老龄问题、满足老年人不断增长的物质文化需求、实现老龄事业与经济社会协调发展、促进社会公平和稳定是社会主义现代化建设一项紧迫而重要的战略任务。

“十一五”期间（2006—2010年），我国60岁及以上老年人数量持续增长。2010年，60岁及以上老年人达到1.77亿人，约占总人口的13.26%。其中，65岁及以上人口数为1.19亿人，占总人口的8.87%。和“十五”时期相比，老年人增长速度明显加快，高龄化显著，农村老龄问题加剧，社会养老负担加重，养老保障问题突出，社区照料服务需求迅速增加，老龄问题的社会压力日益增大。

“十二五”期间（2011—2015年），我国处于老龄化加速发展阶段。2015年，60岁及以上老年人达到2.12亿人，占总人口的15.5%，65岁及以上人口数为1.38亿人，占总人口的10.1%。人口老龄化的快速发展与家庭小型化、空巢化相重叠，与工业化、城镇化相伴随，与经济转型、社会转轨的变化相交织，急剧增长的社会养老需求与老龄事业发展滞后的矛盾日益突出。

“十三五”期间（2016—2020年），是我国全面建成小康社会决胜阶段，也是我国老龄事业改革发展和养老体系建设的重要战略窗口期。2019年，60岁及以上老年人比重占了18.1%，其中65岁及以上老年人占12.6%。2020年，用于老年人的社会保障支出持续增加；农村实际居住人口老龄化程度进一步加深。涉老法规政策系统性、协调性、针对性、可操作性有待增强；城乡、区域老龄事业发展和养老体系建设不均衡问题突出；养老服务有效供给不足，质量效益不高，人才队伍短缺；老年用品市场供需矛盾比较突出；老龄工作体制机制不健全，社会参与不充分，基层基础比较薄弱。

二、国内老龄化政策

面对人口老龄化带来的问题，党中央高度重视并制定、颁布一系列法律文件，积极应对人口老龄化带来的挑战（表1-2-1、表1-2-2）。

表1-2-1 国内老龄化政策

年份	发文机构	标题	目标内容
1994	国家计划生育委员会	中国老龄工作七年发展纲要（1994—2000年）	从现在起到2000年我国人口老龄化到来之前，老龄工作的基本任务是：从我国的国情出发，围绕老龄工作的总目标，从思想、理论、政策、法律、社会服务等方面做好迎接人口老龄化的准备工作，初步建立具有中国特色的老龄工作体系，形成适应我国人口老龄化社会的条件与环境
1996	全国人民代表大会常务委员会	中华人民共和国老年人权益保障法	为了保障老年人合法权益，发展老龄事业，弘扬中华民族敬老、养老、助老的美德，根据宪法，制定本法
2000	国务院	中共中央国务院关于加强老龄工作的决定	从我国社会主义初级阶段的基本国情出发，努力建立和完善具有中国特色的老年社会保障制度和社会互助制度；建立以家庭养老为基础、社区服务为依托、社会养老为补充的养老机制；逐步建立比较完善的以老年福利、生活照料、医疗保健、体育健身、文化教育和法律服务为主要内容的老年服务体系，切实提高老年人的物质和精神文化生活水平，基本实现老有所养、老有所医、老有所教、老有所学、老有所为、老有所乐
2001	国务院	中国老龄事业发展“十五”计划纲要（2001—2005年）	加快老龄事业发展步伐，重点解决老龄事业发展中的突出问题，落实“老有所养、老有所医、老有所教、老有所学、老有所为、老有所乐”，把老龄事业推向全面发展的新阶段。初步建立适应社会主义市场经济要求、体现城乡不同特点的城市和农村养老保障体系；建立以城市社区为基础的老年人管理与服务体系；进一步丰富老年人的精神文化生活，加强思想政治工作；切实维护老年人的合法权益；建立老龄事业的正常投入机制；健全老龄工作体系
2006	国务院	中国老龄事业发展“十一五”规划	继续增加财政对社会保障的投入，多渠道筹措老年社会保障基金，合理确定保障标准和方式，逐步建立广泛覆盖、持续发展，与经济社会相适应，与其他保障制度相衔接的老年社会保障体系。基本建立相对完善的老龄政策法规体系。健全与人口老龄化相适应、协调高效的老龄工作体制。积极推进方便老年人生活的基础设施建设，建立健全适应家庭养老和社会养老相结合的养老服务网络和满足老年人特殊需求的老年用品市场，进一步营造敬老、养老、助老和代际和谐的良好社会氛围，为实现“老有所养、老有所医、老有所教、老有所为、老有所学、老有所乐”的目标创造更为有利的社会条件

续　表

年份	发文机构	标题	目标内容
2011	国务院	中国老龄事业发展“十二五”规划	建立与国民经济社会发展水平相适应的老龄事业经费投入增长机制；社会保障制度更加完善，保障水平不断提高；养老服务体系初步建立，老年人基本养老服务需求得到满足；老年社会管理进一步加强，老龄工作组织体系基本完善；社会敬老氛围更加浓厚，老年精神文化生活更加丰富；老年居住条件和生活环境改善，老年人权益得到更好保护，广大老年人生活质量进一步提高；国际交流与合作更加活跃
2011	国务院办公厅	社会养老服务体系建设规划（2011—2015年）	到2015年，基本形成制度完善、组织健全、规模适度、运营良好、服务优良、监管到位、可持续发展的社会养老服务体系。每千名老年人拥有养老床位数达到30张。居家养老和社区养老服务网络基本健全
2016	中共中央 国务院	“健康中国2030”规划纲要	促进健康老龄化，推进老年医疗卫生服务体系建设，推动医疗卫生服务延伸至社区、家庭。健全医疗卫生机构与养老机构合作机制，支持养老机构开展医疗服务。推进中医药与养老融合，推动医养结合，为老年人提供治疗期住院、康复期护理、稳定期生活照料、安宁疗护一体化的健康和养老服务，促进慢性病全程防治管理服务同居家、社区、机构养老紧密结合。鼓励社会力量兴办医养结合机构。加强老年常见病、慢性病的健康指导和综合干预，强化老年人健康管理。推动开展老年心理健康与关怀服务，加强老年痴呆症等的有效干预。推动居家老年人长期照护服务发展，全面建立经济困难的高龄、失能老年人补贴制度，建立多层次长期护理保障制度。进一步完善，使老年人更便捷获得基本药物
2018	国务院	中国老龄事业发展“十三五”规划	到2020年，老龄事业发展整体水平明显提升，养老体系更加健全完善，及时应对、科学应对、综合应对人口老龄化的社会基础更加牢固。①多支柱、全覆盖、更加公平、更可持续的社会保障体系更加完善。城镇职工和城乡居民基本养老保险参保率达到90%，基本医疗保险参保率稳定在95%以上，社会保险、社会福利、社会救助等社会保障制度和公益慈善事业有效衔接，老年人的基本生活、基本医疗、基本照护等需求得到切实保障。②居家为基础、社区为依托、机构为补充、医养相结合的养老服务体系更加健全。养老服务供给能力大幅提高、质量明显改善、结构更加合理，多层次、多样化的养老服务更加方便可及，政府运营的养老床位数占当地养老床位总数的比例不超过50%，护理型床位占当地养老床

续 表

年份	发文机构	标题	目标内容
			位总数的比例不低于30%，65岁及以上老年人健康管理率达到70%。③有利于政府和市场作用充分发挥的制度体系更加完备。老龄事业发展和养老体系建设的法治化、信息化、标准化、规范化程度明显提高。政府职能转变、“放管服”改革、行政效能提升成效显著。市场活力和社会创造力得到充分激发，养老服务和产品供给主体更加多元、内容更加丰富、质量更加优良，以信用为核心的新型市场监管机制建立完善。④支持老龄事业发展和养老体系建设的社会环境更加友好。全社会积极应对人口老龄化、自觉支持老龄事业发展和养老体系建设的意识意愿显著增强，敬老养老助老社会风尚更加浓厚，安全绿色便利舒适的老年宜居环境建设扎实推进，老年文化体育教育事业更加繁荣发展，老年人合法权益得到有效保护，老年人参与社会发展的条件持续改善
2019	国务院	国家积极应对人口老龄化中长期规划	积极应对人口老龄化的制度基础持续巩固，财富储备日益充沛，人力资本不断提升，科技支撑更加有力，产品和服务丰富优质，社会环境宜居友好，经济社会发展始终与人口老龄化进程相适应，顺利建成社会主义现代化强国，实现中华民族伟大复兴的中国梦。到2022年，我国积极应对人口老龄化的制度框架初步建立；到2035年，积极应对人口老龄化的制度安排更加科学有效；到本世纪中叶，与社会主义现代化强国相适应的应对人口老龄化制度安排成熟完备

表1-2-2 “十三五”期间国家老龄事业发展和养老体系建设主要指标

类 别	指 标	目标值
社会保障	基本养老保险参保率	达到90%
	基本医疗保险参保率	稳定在95%以上
养老服务	政府运营的养老床位占比	不超过50%
	护理型养老床位占比	不低于30%
健康支持	老年人健康素养	提升至10%
	二级及以上综合医院设老年病科比例	35%以上
	65岁及以上老年人健康管理率	达到70%
精神文化生活	建有老年学校的乡镇（街道）比例	达到50%
	经常性参与教育活动的老年人比例	20%以上
社会参与	老年志愿者注册人数占老年人比例	达到12%
	城乡社区基层老年协会覆盖率	90%以上
投入保障	福彩公益金用于养老服务业的比例	50%以上

三、主要成就及有利条件

经过十几年的不懈努力，“十二五”时期我国老龄事业和养老体系建设取得长足发展。《中国老龄事业发展“十二五”规划》《社会养老服务体系建设规划（2011—2015年）》确定的目标任务基本完成。老年人权益保障和养老服务业发展等方面的法规政策不断完善；基本养老、基本医疗保障覆盖面不断扩大，保障水平逐年提高；以居家为基础、社区为依托、机构为补充、医养相结合的养老服务体系初步形成，养老床位数量达到672.7万张；老年宜居环境建设持续推进，老年人社会参与条件继续优化；老年文化、体育、教育事业快速发展，老年人精神文化生活日益丰富；老年人优待项目更加丰富、范围大幅拓宽，敬老养老助老社会氛围日益浓厚，老年人的获得感和幸福感明显增强。

“十三五”时期是我国全面建成小康社会决胜阶段，也是我国老龄事业改革发展和养老体系建设的重要战略窗口期。党中央、国务院高度重视老龄事业发展和养老体系建设，习近平同志在“十九大”报告中指出，要积极应对人口老龄化，构建养老、孝老、敬老政策体系和社会环境，并在“十三五规划”中作出周密安排，对于保障和改善民生，增强老年人参与感、获得感和幸福感，实现全面建成小康社会奋斗目标具有重要战略意义。

第三章
老年人社会经济学特征

第一节　调查老年人基本情况

一、调查人口数量

（一）整体情况

本次调查总人口数为256 304人，其中老年人口数为69 342人，占调查总人口的27.1%。城市地区老年人口的比例为28.0%，高于农村地区的26.0%，东、中部地区高于西部地区。结果详见表1-3-1。

表1-3-1　不同地区老年人数量及所占比例

样本情况	城乡	城市地区				农村地区			
	合计	小计	东部	中部	西部	小计	东部	中部	西部
总人口数（人）	256 304	134 080	52 826	40 099	41 155	122 224	34 675	41 492	46 057
老年人数（人）	69 342	37 506	15 166	11 468	10 868	31 836	9542	11 641	10 652
老年人比例（%）	27.1	28.0	28.7	28.6	26.4	26.0	27.5	28.1	23.1

（二）变化趋势

1998年、2003年、2008年、2013年、2018年5次全国卫生服务调查人口中，65岁及以上老年人的比例逐渐上升，从8.5%上升至18.6%，城乡差异逐渐缩小。结果详见图1-3-1。

（三）特殊老年群体

在本次调查的老年人中，80岁及以上高龄老年人占老年人的比例为10.7%，城市地区（11.6%）高于农村地区（9.6%）。空巢老年人占比为

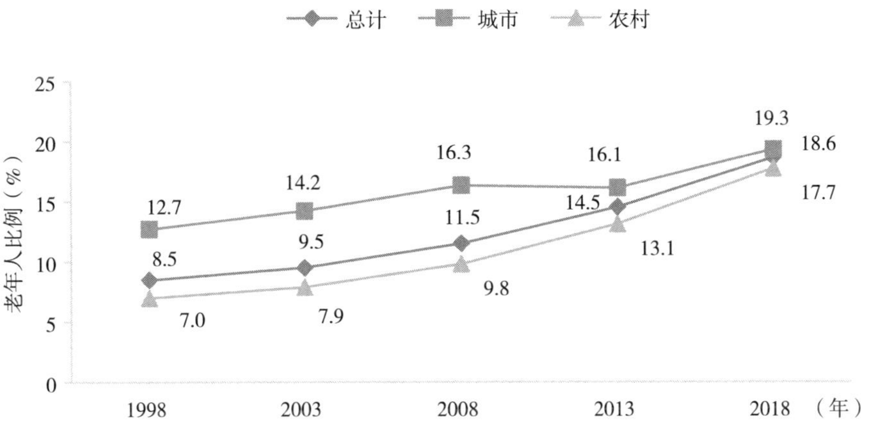

图1-3-1　不同年份65岁及以上老年人比例

59.5%，城市地区（60.8%）高于农村地区（57.9%）；其中，单居老年人比例为11.1%，农村地区（11.5%）高于城市地区（10.8%）；双居老年人比例为48.4%，城市地区（50.0%）高于农村地区（46.4%）。失能老年人比例为6.7%，其中，轻度、中度和重度失能比例分别为3.7%、1.1%和1.8%，城市地区均高于农村地区。结果详见表1-3-2。

表1-3-2　不同地区特殊老年人群分布情况（%）

特殊老年群体	城乡	城市地区				农村地区			
	合计	小计	东部	中部	西部	小计	东部	中部	西部
高龄老年人	10.7	11.6	12.3	10.3	12.1	9.6	10.3	9.0	9.8
空巢老年人	59.5	60.8	59.1	63.2	50.8	57.9	57.5	66.4	59.7
单居	11.1	10.8	11.0	12.2	11.1	11.5	10.3	10.7	11.7
双居	48.4	50.0	48.1	51.0	39.7	46.4	47.2	55.7	48.0
失能老年人	6.7	6.0	5.1	6.6	6.5	7.6	6.1	8.0	8.4
轻度	3.7	3.3	2.5	3.5	4.0	4.3	3.4	4.2	5.2
中度	1.1	1.0	0.9	1.2	0.9	1.3	0.9	1.5	1.2
重度	1.8	1.7	1.6	1.9	1.5	2.0	1.8	2.2	1.9

二、性别分布

在调查的老年人中，男性占比为49.2%，女性占比为50.8%。城市地区男性比例（48.3%）低于女性（51.7%）；农村地区男性比例（50.3%）略高于女性（49.7%）。高龄老年人中，无论城乡地区均是女性比例高于男性。空巢老年人男女性别比例均为50.0%，单居老年人女性（55.8%）比例高于男性（44.2%）；双居老年人中，男性比例（51.4%）高于女性（48.6%）。结果详见表1-3-3。

表1-3-3　不同地区不同特征老年人性别分布（%）

特殊老年群体	城乡合计		城市地区		农村地区	
	男性	女性	男性	女性	男性	女性
整体情况	49.2	50.8	48.3	51.7	50.3	49.7
高龄老年人	45.0	55.0	45.7	54.3	44.3	55.7
空巢老年人	50.0	50.0	48.8	51.2	51.6	48.4
单居	44.2	55.8	39.5	60.5	49.8	50.2
双居	51.4	48.6	50.8	49.2	52.1	47.9

三、年龄分布

在调查的老年人中，70岁以下的老年人占比为59.8%，高于2013年的58.9%；80岁及以上的高龄老年人占比为10.7%，低于2013年的11.1%。高龄老年人的比重城市地区（11.6%）高于农村地区（9.7%）。结果详见表1-3-4。

在非空巢老年人中，高龄老年人比例为42.9%，农村地区（48.3%）高于城市地区（39.1%）；在空巢老年人中，高龄老年人比例有所降低，为37.4%，农村地区（39.7%）高于城市地区（35.5%）。结果详见表1-3-5。

表1-3-4　不同地区不同年份老年人的年龄分布（%）

年龄组（岁）	城乡合计		城市地区		农村地区	
	2018年	2013年	2018年	2013年	2018年	2013年
60～69	59.8	58.9	58.6	56.7	61.3	61.2
70～79	29.4	30.0	29.8	31.3	29.1	28.7
≥80	10.7	11.1	11.6	12.0	9.7	10.0

表1-3-5　不同地区和家庭类型的老年人年龄分布（%）

年龄分类	城乡合计		城市地区		农村地区	
	非高龄	高龄	非高龄	高龄	非高龄	高龄
空巢老年人	62.6	37.4	64.5	35.5	60.3	39.7
单居	57.8	42.2	58.4	41.6	57.3	42.7
双居	63.3	36.7	65.8	34.2	61.1	38.9
非空巢老年人	57.1	42.9	60.9	39.1	51.7	48.3

四、婚姻状况

在调查的老年人中，已婚者占79.3%，丧偶者占18.6%，未婚和离婚的占比均为1.0%。城市地区已婚者比例（80.2%）高于农村地区（78.2%），东、中部高于西部；农村地区丧偶者比例（19.8%）高于城市地区（17.6%），西部高于东、中部。结果详见表1-3-6。

表1-3-6　不同地区老年人婚姻状况构成（%）

婚姻状况	城乡	城市地区				农村地区			
	合计	小计	东部	中部	西部	小计	东部	中部	西部
未婚	1.0	0.7	0.9	0.5	0.8	1.2	1.1	1.3	1.4
已婚	79.3	80.2	81.1	81.1	78.1	78.2	80.3	78.7	75.7
丧偶	18.6	17.6	16.7	16.8	19.7	19.8	18.0	19.4	22.0
离婚	1.0	1.2	1.2	1.3	1.3	0.6	0.6	0.5	0.7
其他	0.2	0.1	0.1	0.2	0.2	0.2	0.1	0.2	0.2

五、文化程度

在调查的老年人中，初中及以下文化程度者占比为84.0%，其中，没上过学的比例为25.1%，小学文化的比例为35.4%，初中文化的比例为23.5%。农村地区没上过学及小学文化者占比为75.7%，高于城市地区（47.5%）；城市地区初中及以上文化程度者的比例（52.5%）高于农村地区（24.3%）。结果详见表1-3-7。

表1-3-7　不同地区老年人文化程度构成（%）

文化程度	城乡	城市地区				农村地区			
	合计	小计	东部	中部	西部	小计	东部	中部	西部
没上过学	25.1	16.6	14.5	15.1	21.0	35.1	30.9	34.5	39.5
小学	35.4	30.9	31.2	28.4	33.3	40.6	41.5	40.4	40.1
初中	23.5	28.9	30.7	30.1	25.1	17.2	19.2	17.3	15.2
高中/技校	8.4	11.3	12.1	12.7	8.5	5.0	6.0	5.4	3.6
中专	3.3	5.0	4.3	5.9	5.1	1.2	1.2	1.4	1.1
大专	2.8	4.7	4.5	5.2	4.3	0.7	0.8	0.7	0.4
大学及以上	1.5	2.6	2.7	2.7	2.6	0.2	0.2	0.2	0.1

六、家庭收入

从老年人所在家庭收入上看，最低收入占比为24.7%，中等收入占比为18.5%。城市地区中等收入及以上的比例高于农村地区，农村地区较低收入和最低收入的比例高于城市地区，其中农村地区最低收入的比例高达29.6%。结果详见表1-3-8。

表 1-3-8　不同地区老年人所在家庭收入分布（%）

收入组	城乡	城市地区				农村地区			
	合计	小计	东部	中部	西部	小计	东部	中部	西部
最低收入组	24.7	20.4	20.7	19.5	21.1	29.6	31.4	31.6	25.8
较低收入组	19.5	17.8	20.0	15.7	16.9	21.5	21.5	21.9	21.0
中等收入组	18.5	18.9	20.1	17.7	18.3	18.0	17.2	18.0	18.9
较高收入组	18.6	21.5	21.2	22.7	20.7	15.1	14.1	14.8	16.4
最高收入组	18.8	21.4	17.9	24.4	23.0	15.8	15.8	13.7	17.9

七、主要经济来源

在调查的老年人中，老年人的主要经济来源包括个人收入、家庭供养和社会救助。其中，个人收入占比最高为64.3%，城市地区（74.9%）高于农村地区（52.5%），东、中部高于西部；其次是家庭供养（21.9%）和社会救助（11.4%），农村地区均高于城市地区。结果详见表1-3-9。

表 1-3-9　不同地区老年人最主要经济来源构成（%）

经济来源	城乡	城市地区				农村地区			
	合计	小计	东部	中部	西部	小计	东部	中部	西部
个人收入	64.3	74.9	76.2	77.7	71.3	52.5	53.8	54.0	49.7
家庭供养	21.9	14.4	11.3	13.4	19.6	30.1	32.2	29.3	29.0
社会救助	11.4	8.1	9.4	7.0	7.5	15.1	12.1	14.6	18.6
其他	2.4	2.6	3.1	1.9	2.6	2.3	2.0	2.2	2.6

注：个人收入包括劳动收入、离退休养老金及财产性收入；家庭供养包括家庭其他成员供养；社会救助包括最低生活保障金；其他包括事业保险金、下岗生活费及内退生活费等。

八、医疗保险情况

在调查的老年人中，98.6%的老年人参加了基本医疗保险，城市和农村的比例相当。51.4%的老年人参加了大病医疗保险，农村地区（58.5%）高于城市地区（51.4%）。参加商业医疗保险和其他医保的分别占5.9%和3.1%。结果详见表1-3-10。

表1-3-10　不同地区老年人参加医疗保险情况（%）

医疗保险	城乡	城市地区			农村地区			
	合计	合计	东部	中部	西部	合计	东部	中部	西部
基本医疗保险	98.6	98.6	98.5	98.4	98.9	98.7	98.5	98.6	98.9
大病医保	51.4	45.4	47.1	39.4	49.3	58.5	51.1	55.2	68.8
商业医疗	5.9	4.9	4.1	3.9	7.1	7.1	8.3	5.3	7.9
其他医保	3.1	3.3	3.1	3.9	3.0	2.8	2.3	2.5	3.5

第二节　医疗卫生服务可及性

一、距离最近医疗机构的距离

老年人家庭与最近医疗机构的距离小于2公里的比例为80.0%，城市地区（84.1%）高于农村地区（75.0%）；距离2公里及以上的比例为20.0%，农村地区（25.0%）高于城市地区（15.9%）。结果详见表1-3-11。

表1-3-11　不同地区老年人家庭距离最近医疗机构情况（%）

距离（公里）	城乡	城市地区			农村地区			
	合计	合计	东部	中部	西部	合计	东部	中部	西部
＜2	80.0	84.1	84.4	84.9	82.7	75.0	81.4	77.0	66.6
2～3	15.0	12.9	12.8	11.9	14.1	17.6	13.3	17.5	21.6
≥4	5.0	3.0	2.7	3.2	3.1	7.4	5.3	5.4	11.8

二、到达最近医疗机构所需时间

（一）现状

老年人到达最近医疗机构所需时间在15分钟及以内的比例为85.8%，城市地区（88.3%）高于农村地区（82.8%），东部高于中、西部。结果详见表1-3-12。

表1-3-12　不同地区老年人家庭到达最近医疗机构所需时间情况（%）

时间（分钟）	城乡	城市地区				农村地区			
	合计	合计	东部	中部	西部	合计	东部	中部	西部
≤15	85.8	88.3	92.0	87.3	84.1	82.8	89.8	82.1	77.0
16～20	6.7	6.4	4.9	6.9	8.1	7.1	5.1	7.2	9.0
≥21	7.5	5.3	3.1	5.8	7.8	10.1	5.1	10.7	14.0

（二）变化趋势

与2013年相比，到达最近医疗机构时间在15分钟及以内的比例升高了3.4个百分点，农村地区升高幅度（5.2个百分点）大于城市地区（1.6个百分点）。结果详见表1-3-13。

表1-3-13　不同地区、年份老年人家庭距离最近医疗机构时间情况（%）

时间（分钟）	城乡合计		城市地区		农村地区	
	2018年	2013年	2018年	2013年	2018年	2013年
≤15	85.8	82.4	88.3	86.7	82.8	77.6
16～20	6.7	8.6	6.4	7.5	7.1	9.8
≥21	7.5	9.0	5.3	5.7	10.1	12.6

第三节 小　结

一、调查老年人比例不断升高

本次调查中老年人比例为27.1%，城市地区（28.0%）高于农村地区（26.0%）。结合最近5次的全国卫生服务调查数据，65岁及以上老年人的比例逐渐上升，城乡差距逐渐缩小。

二、老年人基本医疗保险基本实现全覆盖

本次调查中，98.6%的老年人参加了基本医疗保险，城乡，东部、中部、西部地区老年人参保率均稳定在95.0%以上。大病保险参保率超过50.0%，农村地区高于城市地区。

三、老年人就医更加便捷

本次调查中，绝大多数老年人家庭距最近医疗机构的距离小于2公里且到达医疗机构时间不超过15分钟，城市地区比例高于农村地区；与2013年调查相比，到达医疗机构时间不超过15分钟的老年人家庭的比例有所上升，农村地区上升比例高于城市地区。

第四章
老年人卫生服务需要

第一节　自我健康评价

一、整体情况

在调查的老年人中，自评健康得分的平均分为70.7分，城市地区（73.0分）高于农村地区（67.9分），且东部高于西部。老年人自评健康状况最差的维度是疼痛/不适方面，有问题的比例占了35.1%，其次是行动方面（20.3%）。老年人各项自感健康状况有问题（困难）的比例均为农村地区高于城市地区，且西部高于东部。结果详见表1-4-1。

表1-4-1　不同地区老年人自评有中度及以上健康问题的比例及自评健康得分

健康状况	城乡	城市地区				农村地区			
	合计	合计	东部	中部	西部	合计	东部	中部	西部
自评有中度及以上健康问题（%）									
行动	20.3	16.6	13.9	17.2	19.5	24.4	18.4	25.4	29.5
自我照顾	8.4	6.6	5.3	6.8	8.1	10.5	7.6	11.2	12.8
平常活动	13.9	11.1	9.3	11.4	13.2	17.0	12.9	17.8	20.3
疼痛/不适	35.1	30.1	25.1	32.3	34.3	40.7	34.0	40.8	47.3
焦虑/沮丧	12.6	10.3	7.3	11.0	13.7	15.1	11.4	14.5	19.6
自评健康得分（分）	70.7	73.0	74.9	72.9	70.7	67.9	71.7	66.7	65.7

二、变化趋势

在老年人自评健康中，2018年老年人在行动、自我照顾、日常活动、疼痛/不适、焦虑/抑郁方面有中度以上问题的比例较2013年均有所增高，自评健康得分有所下降。年龄标化后，该趋势依然存在。结果详见表1-4-2。

表1-4-2　2013年、2018年老年人自评有中度及以上健康问题的比例及自评健康得分

健康状况	年龄标化前		年龄标化后	
	2018年	2013年	2018年	2013年
自评有中度及以上健康问题（%）				
行动	20.3	14.9	20.7	16.6
自我照顾	10.5	9.8	10.5	9.7
日常活动	13.9	11.8	14.3	13.8
疼痛/不适	35.1	25.5	35.3	26.1
焦虑/抑郁	12.6	9.5	12.7	10.3
自评健康得分（分）	70.7	73.3	70.6	72.7

三、性别分布

男性老年人在行动、自我照顾、日常活动、疼痛/不适、焦虑/抑郁方面自评有中度及以上问题的比例均低于女性，男性自评健康得分高于女性。结果详见表1-4-3。

表1-4-3　不同性别老年人自评有中度及以上健康问题的比例（%）及自评健康得分

性别	行动	自我照顾	日常活动	疼痛/不适	焦虑/抑郁	自评健康得分（分）
男性	18.6	7.4	12.7	30.6	10.3	72.0
女性	21.9	9.4	15.0	39.3	14.8	69.4

四、年龄分布

随着年龄的增加，自评健康得分逐渐降低，行动、自我照顾、日常活动、疼痛/不适和焦虑/抑郁等方面自评有中度及以上健康问题的比例逐渐增加，80岁及以上年龄组比例最高。结果详见表1-4-4。

表1-4-4　不同年龄组老年人自评有中度及以上健康问题的比例（%）及自评健康得分

年龄组（岁）	行动	自我照顾	日常活动	疼痛/不适	焦虑/抑郁	自评健康得分（分）
60～69	15.2	5.7	9.9	32.2	11.8	72.2
70～79	25.0	10.4	16.8	38.7	13.6	68.8
≥80	39.2	20.7	31.6	42.5	14.8	66.5

第二节　功能损伤

一、整体情况

在调查的老年人中，听力和视力有中度以上问题的比例分别为32.5%和31.4%。与城市地区相比，农村地区的老年人在听力和视力方面的损伤情况更为严重。与东部地区相比，中、西部地区老年人的功能损伤状况更严重。结果详见表1-4-5。

表1-4-5　不同地区老年人功能损伤的比例（%）

功能损伤	城乡	城市地区				农村地区			
	合计	合计	东部	中部	西部	合计	东部	中部	西部
听力									
很难听清	8.1	7.5	6.5	7.3	8.9	8.7	7.4	8.4	10.4
需要提高声音	24.4	21.2	17.9	23.2	23.5	27.9	23.5	31.1	28.7
能听清楚	67.5	71.3	75.6	69.5	67.5	63.4	69.2	60.4	60.9
视力									
极度困难	6.2	5.7	4.7	6.2	6.5	6.8	5.8	6.4	8.3
中度困难	25.2	21.4	17.2	22.9	25.3	29.3	25.5	30.7	31.6
没有或轻度困难	68.6	72.9	78.0	70.9	68.2	63.8	68.6	6.9	60.1
失智	2.9	2.4	2.1	2.5	2.6	3.5	3.2	4.3	3.0

二、变化趋势

与2013年相比，老年人听力和视力方面功能损伤程度都有增加，农村地区增加比例高于城市地区。按年龄标化后，该趋势依然存在。结果详见表1-4-6。

表1-4-6　2013年、2018年老年人功能损伤中度及以上的比例（%）

功能损伤	标化前		标化后	
	2018年	2013年	2018年	2013年
听力	32.5	23.8	32.5	23.7
视力	31.4	21.8	31.5	25.2

三、性别分布

男性在听力上的功能损伤占比高于女性，女性在视力上的损伤占比高于男性，失智的比例没有性别差异，均为2.9%。结果详见表1-4-7。

表1-4-7　不同性别老年人功能损伤的比例（%）

性别	城乡合计			城市地区			农村地区		
	听力	视力	失智	听力	视力	失智	听力	视力	失智
男性	33.6	27.1	2.9	29.6	23.0	2.5	38.1	31.7	3.5
女性	31.3	35.5	2.9	27.5	30.6	2.3	35.9	41.6	3.7

四、年龄分布

随着年龄的增加，老年人听力、视力损伤和失智的比例逐渐增高。城市和农村呈现同样的年龄趋势。结果详见表1-4-8。

表1-4-8　老年人年龄别功能损伤的比例（%）

年龄组（岁）	城乡合计			城市地区			农村地区		
	听力	视力	失智	听力	视力	失智	听力	视力	失智
60～69	25.3	26.0	2.0	21.2	21.4	1.5	29.8	31.1	2.5
70～79	38.0	36.2	3.1	33.4	31.1	2.3	43.7	42.2	4.0
≥80	57.1	48.6	7.8	53.0	43.8	6.9	62.8	55.6	9.0

第三节　失能情况

一、整体情况

在调查的老年人中，完全自理的比例为93.3%，轻度失能的比例为3.7%，中度失能的比例为1.1%，重度失能的比例为1.8%。失能者的比例农村地区（7.6%）高于城市（6.0%）。结果详见表1-4-9。

表1-4-9　不同地区老年人失能程度的比例（%）

失能程度	城乡	城市地区				农村地区			
	合计	合计	东部	中部	西部	合计	东部	中部	西部
完全自理	93.3	94.0	94.9	93.4	93.5	92.4	93.9	92.0	91.6
轻度失能	3.7	3.3	2.5	3.5	4.0	4.3	3.4	4.2	5.2
中度失能	1.1	1.0	0.9	1.2	0.9	1.3	0.9	1.5	1.2
重度失能	1.8	1.7	1.6	1.9	1.5	2.0	1.8	2.2	1.9

在日常生活能力的各项调查中，洗澡需要协助的比例最高，为5.7%，其次是穿衣服和如厕均为3.1%，上下床需要协助的比例为2.9%，控制大小便和吃饭需要协助的比例分别为2.3%和1.8%。6个项目需要协助的比例，农村均高于城市，中部高于东、西部。结果详见表1-4-10。

表1-4-10　不同地区老年人日常生活需要协助的比例（%）

日常生活能力	城乡	城市地区				农村地区			
	合计	合计	东部	中部	西部	合计	东部	中部	西部
穿衣服	3.1	2.9	2.6	3.2	2.7	3.3	3.1	3.8	3.0
吃饭	1.8	1.6	1.6	2.0	1.5	2.0	1.9	2.3	1.9
洗澡	5.7	5.1	4.6	5.8	5.4	6.4	5.1	6.5	7.2
上下床	2.9	2.6	2.4	3.0	2.4	3.2	2.6	3.5	3.4
如厕	3.1	2.8	2.6	3.2	2.7	3.5	2.8	3.9	3.5
控制大小便	2.3	2.1	1.8	2.5	2.0	2.6	2.3	3.1	2.3

二、性别分布

男性老年人中，完全自理的比例为93.9%，轻度失能的比例为3.3%，中度失能的比例为1.0%，重度失能的比例为1.8%。女性老年人中，完全自理的比例为92.8%，轻度失能的比例为4.1%，中度失能的比例为1.3%，重度失能的比例为1.8%。结果详见表1-4-11。

表1-4-11　不同地区、不同性别老年人失能程度的比例（%）

性别	城乡合计			城市地区			农村地区		
	轻度	中度	重度	轻度	中度	重度	轻度	中度	重度
男性	3.3	1.0	1.8	3.0	1.0	1.8	3.7	1.0	1.9
女性	4.1	1.3	1.8	3.5	1.1	1.6	4.9	1.5	2.1

三、年龄分布

60～69岁年龄组老年人的失能比例为3.7%，其中轻度失能的比例为2.2%，中度失能的比例为0.6%，重度失能的比例为0.9%；70～79岁组老年人的失能比例为7.7%，其中轻度、中度及重度失能的比例分别为4.5%、1.2%和2.0%；80岁及以上组老年人的失能比例为20.7%，轻度、中度及重度失能的比例分别为10.3%、3.5%及6.9%。随着年龄的增长，老年人失能的比例逐渐增高，重度失能上升速度最快。结果详见表1-4-12。

表1-4-12　不同地区老年人失能的年龄别分布（%）

年龄组（岁）	城乡合计			城市地区			农村地区		
	轻度	中度	重度	轻度	中度	重度	轻度	中度	重度
60～69	2.2	0.6	0.9	1.7	0.5	0.8	2.8	0.7	1.1
70～79	4.5	1.2	2.0	3.6	1.0	1.6	5.5	1.5	2.5
≥80	10.3	3.5	6.9	10.2	3.4	6.2	10.4	3.7	6.4

第四节　两周患病情况

一、两周患病率

（一）整体情况

在调查的69 342名老年人中，两周患病人数为38 506人，按照患病人数计算，老年人的两周患病率为55.5%，城市地区（57.3%）高于农村地区（53.4%），东部高于中、西部。结果详见表1-4-13。

表1-4-13　老年人两周患病率（%）

指标	城乡	城市地区				农村地区			
	合计	合计	东部	中部	西部	合计	东部	中部	西部
调查人口数（人）	69 342	37 506	15 169	11 469	10 868	31 836	9544	11 640	10 652
患病人数（人）	38 506	21 499	9033	6454	6012	17 007	5245	5912	5850
两周患病率（%）	55.5	57.3	59.5	56.3	55.3	53.4	55.0	50.8	54.9

注：此表中的两周患病率均为按人数计算。

（二）特殊人群

在本次调查中，空巢老年人两周患病率为56.3%，单居和双居老年人两周患病率均为56.3%，高于非空巢老年人（54.3%），城市地区高于农村地区。轻度、中度和重度失能老年人的两周患病率分别为76.4%、81.2%和78.1%，均高于完全自理老年人（53.9%），城市地区高于农村地区。结果详见表1-4-14。

表1-4-14 不同家庭类型老年人的两周患病率（%）

人群特征	城乡	城市地区			农村地区			
	合计	合计	东部	中部	西部	合计	东部	中部	西部
空巢老年人	56.3	58.2	60.7	57.2	56.2	53.9	54.3	51.7	56.6
单居	56.3	58.2	60.1	58.0	56.0	54.1	55.5	53.9	53.1
双居	56.3	58.2	60.8	57.0	56.2	53.9	54.0	51.3	57.5
非空巢老年人	54.3	55.8	57.9	54.4	54.0	52.6	55.7	49.1	53.2
完全自理	53.9	55.9	58.4	54.4	53.8	51.6	53.3	48.7	53.2
轻度失能	76.4	78.3	79.0	80.5	75.6	74.8	79.5	74.7	72.1
中度失能	81.2	82.7	84.4	83.3	79.6	79.7	80.9	78.0	81.2
重度失能	78.1	80.9	79.3	85.0	78.0	75.2	81.1	72.1	74.1

注：此表中的两周患病率均为按人数计算。

（三）时间变化

与2013年调查情况相比，老年人的两周患病率升高了12.2个百分点，农村地区增长（16.6个百分点）高于城市地区（8.2个百分点）。结果详见图1-4-1。

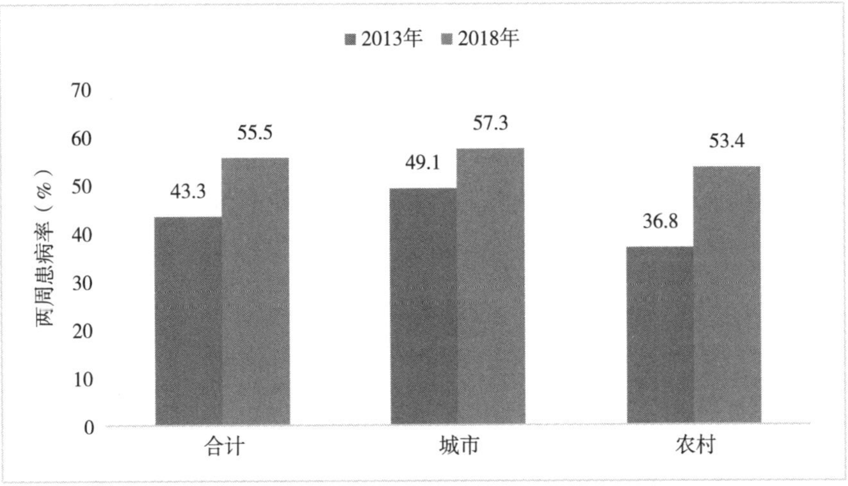

图1-4-1 不同年份老年人两周患病率的变化情况

（四）性别分布

男性两周患病率为52.8%，女性为58.1%，各地区女性老年人的两周患病率均高于男性。城市地区西部差异最大，中部差异最小；农村地区则西部差异最大，而东部地区差异最小。农村地区两周患病率的性别差异略大于城市。结果详见表1-4-15。

表1-4-15　不同性别、地区老年人两周患病率（%）

性别	城乡	城市地区				农村地区			
	合计	合计	东部	中部	西部	合计	东部	中部	西部
男性	52.8	55.3	57.7	54.8	52.5	50.0	52.0	47.2	51.3
女性	58.1	59.1	61.2	57.5	57.9	56.8	57.7	54.4	58.7

注：此表中的两周患病率均为按人数计算。

（五）年龄分布

60～69岁年龄段老年人的两周患病率为52.0%，城市地区（52.9%）高于农村地区（51.1%）。70～79岁年龄段和80岁及以上年龄段的两周患病率分别为60.9%和60.1%，城市地区高于农村地区。随着年龄的增长，老年人的两周患病率升高，70岁及以上老年人的差距不大。结果详见表1-4-16。

表1-4-16　不同地区、年龄组老年人两周患病率（%）

年龄组（岁）	城乡	城市地区				农村地区			
	合计	合计	东部	中部	西部	合计	东部	中部	西部
60～69	52.0	52.9	54.6	51.8	51.6	51.1	51.8	48.6	53.2
70～79	60.9	63.5	66.5	62.5	60.7	57.8	60.6	55.2	58.2
≥80	60.1	63.8	67.5	63.4	58.9	54.8	56.9	52.0	55.6

注：此表中的两周患病率均为按人数计算。

二、两周患病发病时间及类型

（一）整体情况

老年人两周患病类型包括两周内新发、急性病两周前发病、慢性病持续到两周内。从不同类型上看，慢性病持续到两周内比例最高，为85.9%，急性病两周前发病比例最低，为3.3%。城乡各地区不同类型占比分布基本相同。结果详见表1-4-17。

表1-4-17　不同地区老年人两周患病时间及类型（%）

时间及类型	城乡	城市地区				农村地区			
	合计	合计	东部	中部	西部	合计	东部	中部	西部
两周内新发	10.9	9.3	7.5	7.9	13.7	12.9	11.7	10.7	16.4
急性病两周前发病	3.3	3.1	2.4	3.3	3.9	3.5	3.1	3.2	4.2
慢性病持续到两周内	85.9	87.6	90.1	88.8	82.3	83.6	85.3	86.1	79.4

（二）变化趋势

2018年的老年人两周患病中，两周内新发以及急性病两周前发病占比相较2013年均有所升高，分别升高了2.1个和0.8个百分点；慢性病持续到两周内的占比较2013年有所下降。结果详见表1-4-18。

表1-4-18　2013年、2018年不同地区老年人两周患病时间及类型变化（%）

时间及类型	城乡合计		城市地区		农村地区	
	2018年	2013年	2018年	2013年	2018年	2013年
两周内新发	10.9	8.8	9.3	6.9	12.9	11.9
急性病两周前发病	3.3	2.5	3.1	2.3	3.5	2.9
慢性病持续到两周内	85.9	88.6	87.6	90.8	83.6	85.2

（三）疾病严重程度

本次调查采用每千人两周患病天数、两周患病卧床率（‰）、每千人两周卧床天数来表示老年人所患疾病的严重程度，其中每千人两周患病天数为6600天，每千人两周患病卧床率为122.2‰，每千人两周卧床天数为561天，城市地区患病天数高于农村，东部比中、西部高，农村的卧床率及卧床天数高于城市。结果详见表1-4-19。

表1-4-19　不同地区老年人疾病严重程度指标

疾病严重程度	城乡	城市地区				农村地区			
	合计	合计	东部	中部	西部	合计	东部	中部	西部
每千人患病天数（天）	6600	6999	7505	6806	6497	6129	6739	5760	5985
两周患病卧床率（‰）	122.2	103.9	80.4	118.2	121.5	143.8	119.9	158.1	149.5
每千人两周卧床天数（天）	561	473	369	528	559	665	561	721	698

第五节　慢性病患病情况

一、慢性病患病率

（一）整体情况

在调查的69 342名老年人中，慢性病患病人数为41 049人，按照患病人数计算，慢性病患病率为59.2%，城市地区（60.6%）高于农村地区（57.5%），中部地区高于东、西部地区。结果详见表1-4-20。

表 1-4-20　不同地区老年人慢性病患病情况

指标	城乡	城市地区				农村地区			
	合计	合计	东部	中部	西部	合计	东部	中部	西部
调查人口数（人）	69 342	37 506	15 169	11 469	10 868	31 836	9544	11 640	10 652
慢性病患病人数（人）	41 049	22 733	9236	7043	6454	18 316	5427	6824	6065
慢性病患病率（%）	59.2	60.6	60.9	61.4	59.4	57.5	56.9	58.6	56.9

注：此表中的慢性病患病率均为按人数计算。

（二）特殊人群

在本次调查中，空巢老年人慢性病患病率为60.4%，单居和双居老年人慢性病患病率分别为60.7%和60.3%，高于非空巢老年人（57.4%），城市地区高于农村地区。轻度、中度和重度失能老年人慢性病患病率分别为79.7%、82.6%和81.0%，高于完全自理老年人（57.7%），城市地区高于农村地区。结果详见表1-4-21。

表 1-4-21　不同地区特殊老年人群的慢性病患病率（%）

家庭人数（人）	城乡	城市地区				农村地区			
	合计	合计	东部	中部	西部	合计	东部	中部	西部
空巢老年人	60.4	61.7	62.2	61.9	60.9	58.8	58.2	59.6	58.1
单居	60.7	61.8	61.5	63.2	60.7	59.5	60.5	60.6	57.4
双居	60.3	61.7	62.4	61.6	61.0	58.6	57.7	59.4	58.3
非空巢老年人	57.4	58.8	59.0	60.3	57.1	55.8	54.8	56.9	55.7
完全自理	57.7	59.3	59.8	59.8	58.0	55.7	55.3	56.7	55.0
轻度失能	79.7	81.2	80.8	82.5	80.4	78.4	80.7	79.6	76.0
中度失能	82.6	84.6	82.3	87.7	83.5	80.7	78.7	83.1	78.9
重度失能	81.0	81.1	79.3	85.9	77.4	80.9	80.6	79.8	82.4

（三）时间变化

与2013年调查相比，老年人慢性病患病率升高了9个百分点，城市地区升高了6个百分点，农村地区升高了12.1个百分点。结果详见图1-4-2。

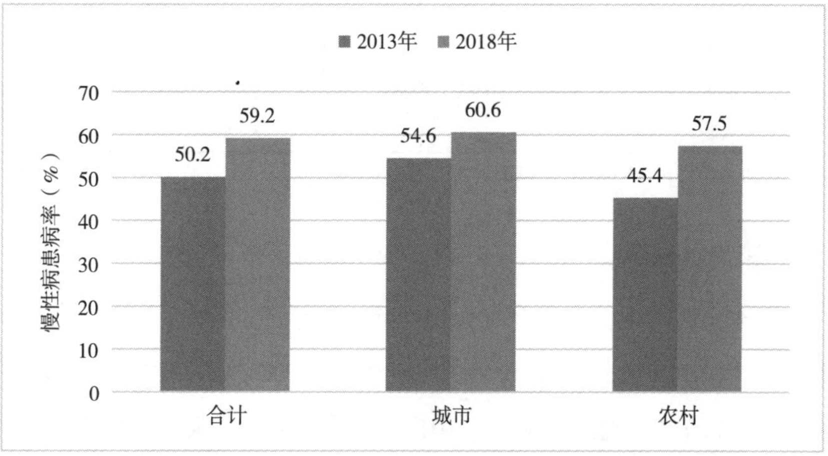

图1-4-2　不同年份老年人慢性病患病率

（四）性别分布

女性老年人的慢性病患病率（61.5%）高于男性（56.8%），城市和农村慢性病患病率的性别差异相似。结果详见表1-4-22。

表1-4-22　不同地区、性别老年人的慢性病患病率（%）

性别	城乡	城市地区				农村地区			
	合计	合计	东部	中部	西部	合计	东部	中部	西部
男性	56.8	58.6	59.1	60.1	56.4	54.7	53.9	55.5	54.4
女性	61.5	62.4	62.5	62.5	62.2	60.4	59.8	61.8	59.5

（五）年龄分布

60～69岁年龄段的老年人慢性病患病率为55.4%，80岁及以上的老年人慢性病患病率为63.7%。提示随着年龄的增长，老年人慢性病的患病率升高，城乡老年人慢性病患病率显示了同样的年龄趋势。结果详见表1-4-23。

表1-4-23　不同地区、年龄组老年人慢性病患病率（%）

年龄组（岁）	城乡	城市地区				农村地区			
	合计	合计	东部	中部	西部	合计	东部	中部	西部
60～69	55.4	55.8	55.6	56.9	54.9	55.0	53.9	55.8	55.0
70～79	65.2	67.3	68.2	67.9	65.7	62.6	62.2	64.1	61.3
≥80	63.7	67.5	69.6	67.9	64.2	58.2	59.1	60.3	55.3

二、慢性病构成

老年人慢性病患病率最高的是高血压（36.9%），其次是糖尿病（10.6%）、脑血管病（5.4%）、缺血性心脏病（4.5%）、椎间盘疾病（4.2%）、慢性阻塞性肺疾病（COPD）（2.9%）和急、慢性胃肠炎（2.7%）、类风湿关节炎（2.1%）及胆石症和胆囊炎（1.2%）、前列腺增生和炎症（1.2%）；城市地区与农村地区疾病顺位基本相同，高血压、糖尿病患病率城市地区明显高于农村地区，脑血管病、椎间盘疾病和急慢性胃肠炎等疾病患病率农村地区高于城市地区。结果详见表1-4-24。

表 1-4-24　不同地区老年人慢性病患病的疾病顺位及其患病率、占比

城乡合计			城市地区			农村地区		
疾病名称	患病率（%）	构成比（%）	疾病名称	患病率（%）	构成比（%）	疾病名称	患病率（%）	构成比（%）
高血压	36.9	39.8	高血压	39.2	40.7	高血压	34.1	38.7
糖尿病	10.6	11.4	糖尿病	13.5	14.0	糖尿病	7.2	8.1
脑血管病	5.4	5.8	缺血性心脏病	5.0	5.2	脑血管病	6.2	7.0
缺血性心脏病	4.5	4.8	脑血管病	4.7	4.8	椎间盘疾病	5.0	5.7
椎间盘疾病	4.2	4.5	椎间盘疾病	3.5	3.7	缺血性心脏病	3.8	4.3
慢性阻塞性肺疾病	2.9	3.2	急、慢性胃肠炎	2.4	2.5	急、慢性胃肠炎	3.0	3.4
急、慢性胃肠炎	2.7	2.9	类风湿关节炎	1.6	1.6	类风湿关节炎	2.7	3.1
类风湿关节炎	2.1	2.3	前列腺增生/炎症	1.2	1.2	胆石症/胆囊炎	1.3	1..5
胆石症/胆囊炎	1.2	1.3	胆石症/胆囊炎	1.1	1.1	前列腺增生/炎症	1.2	1.3
前列腺增生/炎症	1.2	1.3	心绞痛	0.9	0.9	慢性阻塞性肺疾病	0.9	1.0

第六节 小 结

一、老年人健康状况不容乐观

与2013年调查相比，老年人在行动、自我照顾、平常活动、疼痛或不适及焦虑或抑郁等自我健康评价方面和听力、视力和失智等功能损伤方面的比例均有所上升，农村地区有问题比例高于城市地区，女性高于男性，并随着年龄的增长而增加。

二、老年人失能情况较为严重

本次调查中，老年人的失能率为6.7%（采用Katz量表），女性高于男性，农村地区高于城市地区，高龄老年人高于非高龄老年人。与第六次全国人口普查老年人2.95%的失能率相比（采用综合性健康自评：生活不能自理），老年人失能情况加剧。

三、两周患病和慢性病患病比例持续增加

与2013年调查相比，老年人两周患病率和慢性病患病率比例均有明显增高，城市地区比例高于农村地区，女性高于男性，高龄、空巢和失能老年人均高于一般老年人。高血压、糖尿病和脑血管病占据慢性病的前3位，提示要继续加强老年人慢性病管理。

第五章
老年人卫生服务需求与利用

第一节　两周患病治疗及照料情况

一、两周患病治疗情况

（一）现状

在两周患病的老年人中，91.8%的患者到医疗机构就诊，6.5%的患者采取自我医疗，1.8%的患者未采取任何治疗措施。到医疗机构就诊比例城市地区略高于农村地区，东部高于中、西部。结果详见表1-5-1。

表1-5-1　不同地区老年人两周患病治疗情况（%）

治疗情况	城乡合计	城市地区				农村地区			
		合计	东部	中部	西部	合计	东部	中部	西部
到医疗机构就诊	91.8	92.0	94.5	91.1	88.9	91.5	92.7	90.6	91.1
两周内就诊	37.7	36.5	41.9	28.1	37.5	39.3	40.7	37.0	40.3
两周前就诊	54.1	55.5	52.6	63.0	51.4	52.2	52.0	53.6	50.8
未就诊	8.3	8.1	5.5	8.8	11.1	8.5	7.4	9.3	8.9
自我医疗	6.5	6.6	4.5	6.9	9.2	6.4	5.6	6.8	6.8
未治疗	1.8	1.5	1.0	1.9	1.9	2.1	1.8	2.5	2.1

（二）变化趋势

与2013年比较，老年人到医疗机构就诊的比例从87.3%上升到91.8%，升高了4.5个百分点；其中，两周内就诊比例从30.7%上升到37.7%，升高了7个百分点。老年人未就诊比例从12.7%下降到8.3%，下降了4.4个百分点。结果详见图1-5-1。

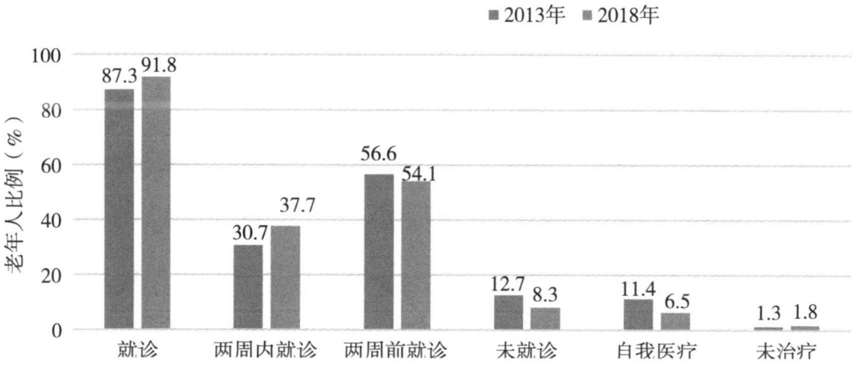

图1-5-1　2013年、2018年老人两周就诊情况

（三）自我医疗的原因

老年人两周自我医疗的比例为6.5%。采取自我医疗的原因最主要的是知道治疗方法（52.3%），其次是自感病轻（22.2%）和经济困难（11.4%）。农村地区归因于经济困难的比例（14.0%）高于城市地区（9.4%），且中、西部高于东部。西部地区归因于就诊麻烦和交通不便的比例高于中、东部地区。结果详见表1-5-2。

表1-5-2　不同地区老年人采取自我医疗的原因占比（%）

自我医疗原因	城乡	城市地区				农村地区			
	合计	合计	东部	中部	西部	合计	东部	中部	西部
自感病轻	22.2	22.5	24.6	20.6	22.1	21.8	25.2	18.7	22.0
经济困难	11.4	9.4	5.3	11.0	12.2	14.0	8.0	15.8	16.7
就诊麻烦	5.1	5.2	5.2	4.9	5.5	5.1	3.9	4.5	6.3
没时间	1.1	0.7	0.6	0.8	0.8	1.7	0.7	1.3	2.6
交通不便	1.2	0.9	0.6	1.0	1.1	1.6	1.5	1.0	2.1
无有效措施	2.5	2.4	2.3	2.6	2.3	2.7	2.6	2.8	2.7
知道治疗方法	52.3	54.5	57.2	54.9	51.2	49.3	55.0	50.9	44.0
其他	4.2	4.4	4.3	4.2	4.7	3.8	3.0	4.9	3.5

注：每人可能有1个以上的原因。

二、照料需求

（一）整体情况

在调查的老年人中，老年人生活起居需要照顾的比例是11.8%，农村地区（12.8%）高于城市地区（10.9%），中、西部地区高于东部地区。在生活起居需要照顾的老年人中，最主要由配偶来提供照顾的比例为52.5%，由子女及其他亲属提供的比例为42.9%。城市地区老年人由配偶提供照顾的比例高于农村地区；农村地区老年人由子女及其他亲属提供照顾的比例高于城市地区。结果详见表1-5-3。

表1-5-3　不同地区老年人生活起居照顾情况（%）

生活照顾	城乡	城市地区				农村地区			
	合计	合计	东部	中部	西部	合计	东部	中部	西部
生活起居需要照顾	11.8	10.9	9.8	11.1	12.4	12.8	10.5	13.6	14.0
照顾由谁提供									
配偶	52.5	54.7	56.1	55.5	52.0	50.0	52.0	54.1	43.6
子女及其他亲属	42.9	40.0	38.6	39.5	42.5	46.3	45.2	41.9	52.2
亲戚/邻居/保姆/医务人员等	4.1	4.6	4.6	4.3	5.0	3.3	2.5	3.5	3.9
无人照顾	0.6	0.7	0.6	0.8	0	0.4	0.4	0.5	0.4

（二）特殊人群

在本次调查的老年人中，空巢老年人需要照顾的比例为11.3%，其中，单居老年人需要照顾的比例为11.1%，双居老年人需要照顾的比例为11.3%，均低于非空巢老年人（12.6%）。轻度、中度和重度失能老年人需要照顾的比例分别为62.2%、94.5%和96.5%，远高于完全自理的老年人（7.1%）。结果详见表1-5-4。

表 1-5-4　特殊老年人需要照顾的情况比较（%）

老年群体特征	生活起居需要照顾	提供照顾的人			
		配偶	子女及其他亲属	亲戚/邻居/保姆/医务人员等	无人照顾
空巢老年人	11.3	55.3	38.9	5.2	0.7
单居	11.1	11.3	71.9	15.4	1.4
双居	11.3	65.4	31.3	2.8	0.5
非空巢老年人	12.6	48.5	48.8	2.3	0.4
完全自理	7.1	53.1	42.4	3.9	0.6
轻度失能	62.2	43.5	52.6	3.6	0.3
中度失能	94.5	48.4	46.2	5.0	0.4
重度失能	96.5	46.8	46.4	6.4	0.4

（三）年龄分布

在60～69岁年龄组中，生活起居需要照顾的比例为7.9%；在70～79岁年龄组中，需要照顾的比例为13.7%；在80岁及以上的年龄组中，需要照顾的比例为32.9%。随着年龄的增长，老年人生活起居需要照顾的比例逐渐增高，80岁及以上年龄组最高。其中，随着年龄的增长，照顾来自配偶的比例逐渐降低，来自子女及其他亲属、亲戚/邻居/保姆/医务人员等的比例逐渐增高。结果详见表1-5-5。

表 1-5-5　不同年龄组老年人需要照顾的情况（%）

年龄组（岁）	生活起居需要照顾	提供照顾的人			
		配偶	子女及其他亲属	亲戚/邻居/保姆/医务人员等	无人照顾
60～69	7.9	61.9	33.8	3.7	0.6
70～79	13.7	43.5	51.9	4.1	0.5
≥80	32.9	18.8	75.2	5.5	0.5

（四）变化趋势

与2013年调查情况相比，老年人生活起居需要照顾的比例提高了0.2个百分点，城市地区降低了1个百分点，农村地区提高了1.6个百分点。由配偶和亲戚/邻居/保姆/医务人员等提供照顾的比例有所增高，子女及其他亲属提供照顾的比例有所降低，无人照顾的比例降低，城乡地区情况相同。结果详见表1-5-6。

表1-5-6　不同地区、年份老年人的照顾需求情况（%）

生活照顾	城乡合计		城市地区		农村地区	
	2018年	2013年	2018年	2013年	2018年	2013年
生活起居需要照顾	11.8	11.6	10.9	11.9	12.8	11.2
照顾由谁提供						
配偶	52.5	46.0	54.7	49.0	50.0	42.6
子女及其他亲属	42.9	51.2	40.0	47.8	46.3	54.9
亲戚/邻居/保姆/医务人员等	4.1	1.9	4.6	2.1	3.3	1.7
无人照顾	0.6	0.9	0.7	1.1	0.4	0.8

第二节　门诊服务利用

一、两周就诊率

（一）整体情况

在调查的69 342名老年人中，两周就诊人次数为27 790，两周就诊率为40.1%，城市地区（40.5%）略高于农村地区（39.6%），东、西部地区均大于中部地区。结果详见表1-5-7。

表1-5-7　不同地区老年人两周就诊率

指标	城乡	城市地区				农村地区			
	合计	合计	东部	中部	西部	合计	东部	中部	西部
调查人口数（人）	69 342	37 506	15 169	11 469	10 868	31 836	9544	11 640	10 652
两周就诊人次数（人次）	27 790	15 192	6793	3689	4710	12 598	4127	3993	4478
两周就诊率（%）	40.1	40.5	44.8	32.2	43.3	39.6	43.2	34.3	42.0

注：此表中的两周就诊率均为按人次数计算。

（二）特殊老年人群

在本次调查的老年人中，空巢老年人两周就诊率为41.4%，其中，单居老年人两周就诊率为45.1%，双居老年人为40.5%，均高于非空巢老年人（39.3%）。轻度、中度和重度失能老年人两周就诊率分别为63.1%、79.1%和56.3%，均高于完全自理老年人（38.9%）。结果详见表1-5-8。

表1-5-8　不同地区、特征老年人的两周就诊率（%）

老年群体特征	城乡	城市地区				农村地区			
	合计	合计	东部	中部	西部	合计	东部	中部	西部
空巢老年人	41.4	41.4	45.3	33.9	45.4	41.3	45.3	33.5	33.8
单居	45.1	45.3	46.8	40.2	48.4	44.8	49.8	39.9	46.2
双居	40.5	40.6	44.9	32.4	44.6	40.4	44.3	32.3	47.5
非空巢老年人	39.3	40.5	45.4	31.0	41.7	38.1	41.7	36.0	37.0
完全自理	38.9	39.6	44.3	31.4	41.5	38.0	41.8	32.6	40.6
轻度失能	63.1	62.3	58.7	50.4	76.5	63.8	83.5	54.5	60.7
中度失能	79.1	81.7	97.9	50.7	101.0	76.7	100.0	62.1	80.5
重度失能	56.3	57.4	52.8	58.2	63.1	55.2	53.7	62.8	46.8

注：此表中的两周就诊率均为按人次数计算。

（三）变化趋势

与2013年调查情况相比，老年人两周就诊率提高了15.4个百分点，城市地区提高了15.1个百分点，农村地区提高了15.7个百分点。结果详见图1-5-2。

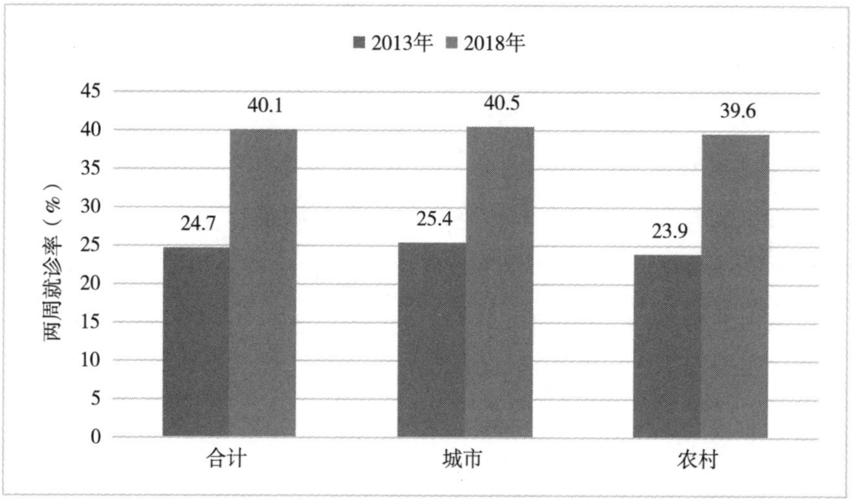

图1-5-2　不同年份老年人两周就诊率情况

（四）性别分布

女性老年人两周就诊率（43.9%）高于男性（37.1%），城市和农村地区女性两周就诊率均高于男性。结果详见表1-5-9。

表1-5-9　不同地区、性别老年人的两周就诊率（%）

性别	城乡	城市地区				农村地区			
	合计	合计	东部	中部	西部	合计	东部	中部	西部
男性	37.1	37.8	42.0	31.0	38.9	36.2	40.8	30.5	38.4
女性	43.9	44.1	48.4	34.4	48.4	43.7	46.9	38.8	46.1

注：两周就诊率均为按人次数计算。

（五）年龄分布

70～79岁年龄组老年人的两周就诊率最高，60～69岁组年龄段老年人的两周就诊率最低，不同年龄段老年人的两周就诊率的城乡分布相似。结果详见表1-5-10。

表1-5-10　不同地区、年龄老年人两周就诊率（%）

年龄组（岁）	城乡	城市地区				农村地区			
	合计	合计	东部	中部	西部	合计	东部	中部	西部
60～69	37.4	36.3	39.6	29.3	39.1	38.6	41.0	33.7	42.0
70～79	45.9	48.0	53.4	37.4	52.2	43.5	51.7	36.2	44.0
≥80	43.4	47.5	54.7	39.2	44.8	37.7	39.2	36.1	37.8

注：两周就诊率均为按人次数计算。

二、两周内就诊机构

（一）整体情况

在两周就诊的老年人中，两周内首诊机构在基层医疗卫生机构的比例为69.2%，农村地区（76.9%）高于城市地区（63.3%），其次是县/市/区级医院（17.7%）。老年人首诊地点在省/地/市级医院的比例为8.9%，城市地区（14.7%）高于农村地区（1.6%）。结果详见表1-5-11。

表1-5-11　不同地区老年人两周就诊首诊机构构成（%）

首诊医疗机构类别	城乡	城市地区				农村地区			
	合计	合计	东部	中部	西部	合计	东部	中部	西部
基层医疗卫生机构	69.2	63.3	67.8	53.3	63.3	76.9	80.1	77.2	74.0
县/市/区级医院	17.7	18.0	16.7	22.0	16.8	17.3	16.0	16.7	19.0
省/地/市级医院	8.9	14.7	12.7	19.3	14.1	1.6	1.7	1.8	1.4
民营医院	2.3	2.6	1.4	3.9	3.5	2.0	1.0	2.2	2.8
其他	1.8	1.5	1.3	1.4	2.1	2.2	1.4	2.2	2.9

注：基层医疗卫生机构包括社区卫生服务中心、站，乡镇卫生院、村卫生室及诊所等；医院包括综合医院、中医医院等。

（二）变化趋势

与2013年相比，2018年两周就诊的老年人中，两周内首诊机构在基层医疗卫生机构的比例有所下降，在县/市/区级医院就诊的比例有所升高。结果详见表1-5-12。

表1-5-12　不同地区、年份老年人两周就诊首诊机构情况（%）

首诊医疗机构类别	城乡合计		城市地区		农村地区	
	2018年	2013年	2018年	2013年	2018年	2013年
基层医疗卫生机构	69.2	72.8	63.3	65.0	76.9	82.4
县/市/区级医院	17.7	15.7	18.0	16.5	17.3	14.7
省/地/市级医院	8.9	9.7	14.7	15.9	1.6	1.9
民营医院	2.3	—	2.6	—	2.0	—
其他	1.8	1.9	1.5	2.5	2.2	1.1

（三）选择就诊机构的原因

在两周就诊的老年人中，选择就诊机构最主要的原因是距离近（56.2%），其次是技术水平高（15.1%）和有信赖的医生（7.1%），城乡原因排序相同。结果详见表1-5-13。

表1-5-13　不同地区老年人两周就诊选择医疗机构的原因构成（%）

选择就诊医疗机构的原因	城乡	城市地区				农村地区			
	合计	合计	东部	中部	西部	合计	东部	中部	西部
距离近	56.2	54.9	59.9	52.1	48.8	57.7	61.1	60.1	52.3
收费合理	4.0	3.8	2.9	3.2	5.9	4.1	3.6	4.7	4.0
技术水平高	15.1	14.5	11.1	17.5	18.1	15.8	15.1	15.4	16.9
设备条件好	2.1	1.9	1.8	2.4	1.7	2.4	1.9	2.6	2.7

续　表

选择就诊医疗机构的原因	城乡	城市地区				农村地区			
	合计	合计	东部	中部	西部	合计	东部	中部	西部
药品丰富	3.3	3.7	5.7	1.5	2.2	2.9	2.8	1.8	3.9
服务态度好	2.4	2.1	1.7	2.2	2.5	2.8	3.3	2.9	2.3
定点单位	4.6	6.6	4.9	9.3	7.2	2.1	1.9	2.5	2.0
有熟人	2.3	2.0	1.6	2.7	2.1	2.6	2.3	3.0	2.5
有信赖的医生	7.1	7.5	7.0	6.1	9.3	6.5	5.8	4.8	8.9
有签约医生	1.4	1.4	2.1	0.9	0.5	1.4	1.1	0.9	2.3
其他	1.6	1.6	1.3	2.1	1.8	1.6	1.1	1.3	2.2

第三节　住院服务利用

一、住院率

（一）整体情况

对69 342位老年人进行住院情况调查，住院人次数为17 242人次，住院率为24.9%，农村地区（26.3%）高于城市地区（23.6%）。城市地区中，西部最高，东部最低；农村地区中，中部和西部高于东部。中部地区城乡差异最大。结果详见表1-5-14。

表1-5-14　不同地区老年人年住院率

指标	城乡	城市地区				农村地区			
	合计	合计	东部	中部	西部	合计	东部	中部	西部
调查人口数（人）	69 342	37 506	15 169	11 469	10 868	31 836	9 544	11 640	10 652
住院人次数（人次）	17 242	8863	3118	2721	3024	8379	1957	3367	3055
住院率（%）	24.9	23.6	20.6	23.7	27.8	26.3	20.5	28.9	28.7

注：住院率均为按人次数计算。

（二）特殊老年人群

在本次调查的老年人中，空巢老年人住院率为25.1%，其中，单居老年人住院率为24.4%，双居老年人住院率为25.2%，非空巢老年人住院率为24.5%。轻度、中度和重度失能老年人住院率分别为51.6%、59.3%和60.1%，均高于完全自理老年人（22.7%）。结果详见表1-5-15。

表1-5-15　不同地区、特征老年人的住院率（%）

老年群体特征	城乡	城市地区				农村地区			
	合计	合计	东部	中部	西部	合计	东部	中部	西部
空巢老年人	25.1	24.3	21.0	24.2	28.7	26.0	20.0	29.1	28.3
单居	24.4	23.2	17.8	25.4	27.5	25.8	21.0	29.0	26.1
双居	25.2	24.5	21.7	23.9	29.0	26.1	19.8	29.1	28.8
非空巢老年人	24.5	22.7	19.9	22.8	26.6	26.6	21.0	28.4	29.2
完全自理	22.7	21.6	18.9	21.6	25.3	24.0	18.3	26.6	26.4
轻度失能	51.6	54.3	50.1	52.1	59.9	49.2	43.5	56.5	45.9
中度失能	59.3	54.7	49.6	46.4	72.8	63.7	77.5	50.8	71.4
重度失能	60.1	59.3	51.2	60.9	69.0	60.8	62.9	57.0	63.9

注：住院率均为按人次数计算。

（三）时间分布

与2013年相比，老年人的住院率提高了7.0个百分点，农村地区升高的住院率（9.5个百分点）高于城市地区（4.7个百分点）。结果详见图1-5-3。

（四）性别分布

男性老年人住院率为24.9%、女性为24.8%，差异不大。无论在城市还是农村，老年人住院率的性别差异都不明显。结果详见表1-5-16。

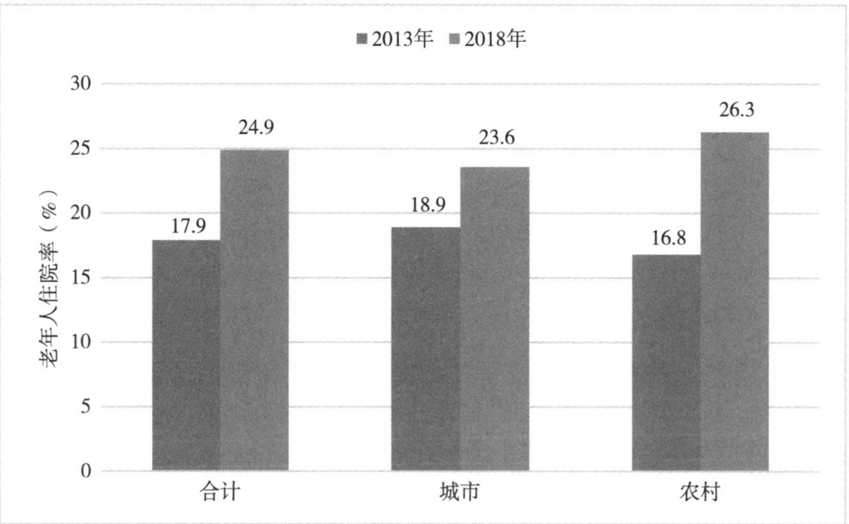

图1-5-3　不同年份老年人住院率

表1-5-16　不同地区、性别老年人的住院率（%）

性别	城乡	城市地区				农村地区			
	合计	合计	东部	中部	西部	合计	东部	中部	西部
男性	24.9	23.8	21.7	23.3	27.5	26.0	20.5	28.1	28.7
女性	24.8	23.4	19.5	24.1	28.2	26.5	20.3	29.6	28.6

注：住院率均为按人次数计算。

（五）年龄分布

60～69岁年龄段老年人的住院率为21.6%，农村地区（23.8%）高于城市地区（19.7%）；而80岁及以上年龄段的老年人住院率为31.1%，城市地区（33.1%）高于农村地区（28.3%）。随着年龄的增加，老年人的住院率也逐渐增高。结果详见表1-5-17。

表1-5-17　不同地区和年龄组的老年人住院率（%）

年龄组（岁）	城乡	城市地区				农村地区			
	合计	合计	东部	中部	西部	合计	东部	中部	西部
60～69	21.6	19.7	16.6	19.9	23.9	23.8	18.1	26.1	26.5
70～79	29.1	27.7	24.7	27.7	31.5	30.7	24.4	34.6	32.1
≥80	31.1	33.1	30.0	33.4	37.2	28.3	23.2	29.5	32.0

注：此表中的住院率均为按人次数计算。

二、不同疾病住院情况

在老年人的住院疾病谱中，脑血管病的住院率和构成比最高（分别为2.7%和10.9%），其次是高血压（分别为1.8%和7.4%）、COPD（分别为1.4%和5.8%）、缺血性心脏病（分别为1.4%和5.6%）、椎间盘疾病（分别为1.2%和4.7%）和糖尿病（分别为1.0%和4.1%）等；城市地区和农村地区大体情况相同，农村地区上呼吸道感染和急、慢性胃肠炎的疾病顺位要高于城市地区；城市地区缺血性心脏病的排名要高于农村地区。农村地区脑血管病住院率高于城市地区。结果详见表1-5-18。

三、住院机构类型

在住院的老年人中，在县/市/区级医院住院的比例最大，为47.4%，农村地区（53.5%）高于城市地区（41.8%）。其次是省/地/市级医院（23.5%）和基层医疗卫生机构（21.3%）。农村地区在基层医疗卫生机构住院的比例高于城市地区，而城市地区在省/地/市级医院住院的比例高于农村地区。结果详见表1-5-19。

表1-5-18　不同地区老年人住院疾病顺位及其住院率和构成比（%）

城乡合计			城市地区			农村地区		
疾病名称	住院率	构成比	疾病名称	住院率	构成比	疾病名称	住院率	构成比
脑血管病	2.7	10.9	脑血管病	2.1	8.9	脑血管病	3.4	12.9
高血压	1.8	7.4	高血压	1.8	7.7	高血压	1.9	7.1
COPD	1.4	5.8	缺血性心脏病	1.3	5.4	COPD	1.8	6.7
缺血性心脏病	1.4	5.6	糖尿病	1.2	5.3	缺血性心脏病	1.5	5.7
椎间盘疾病	1.2	4.7	COPD	1.2	4.9	椎间盘疾病	1.3	4.8
糖尿病	1.0	4.1	椎间盘疾病	1.1	4.6	上呼吸道感染	0.9	3.3
上呼吸道感染	0.7	2.7	肺炎	0.6	2.6	糖尿病	0.8	2.9
急、慢性胃肠炎	0.6	2.3	上呼吸道感染	0.5	2.2	急、慢性胃肠炎	0.7	2.5
肺炎	0.5	2.2	白内障	0.5	2.2	上呼吸道感染	0.7	2.5
骨折	0.5	2.1	急、慢性胃肠炎	0.5	2.2	骨折	0.6	2.4

注：住院率均为按人次数计算。

表1-5-19　不同地区老年人住院医疗机构类型占比（%）

住院医疗机构类型	城乡	城市地区				农村地区			
	合计	合计	东部	中部	西部	合计	东部	中部	西部
基层医疗卫生机构	21.3	13.1	12.3	9.6	17.1	30.1	26.2	35.7	26.5
县/市/区级医院	47.4	41.8	46.3	39.0	39.6	53.5	58.6	47.7	56.6
省/地/市级医院	23.5	36.8	37.8	41.7	31.2	9.5	11.5	8.4	9.6
民营医院	7.1	7.7	3.3	9.0	11.1	6.5	3.5	8.0	6.9
其他	0.5	0.7	0.4	0.6	1.1	0.4	0.3	0.4	0.5

四、需住院未住院

（一）整体情况

在本次调查中，老年人应住院人次数为21 824人次，其中未住院人次数4582人次，需住院未住院比例为21.0%，城市地区和农村地区相同，均为21.0%。在城市地区，中、西部的需住院未住院率均高于东部地区。在农村地区，西部最高，中部其次，东部最低。结果详见表1-5-20。

表1-5-20　不同地区老年人需住院未住院情况

指标	城乡	城市地区				农村地区			
	合计	合计	东部	中部	西部	合计	东部	中部	西部
应住院人次数（人次）	21 824	11 216	3667	3596	3953	10 608	2412	4188	4008
未住院人次数（人次）	4582	2353	549	875	929	2229	455	821	953
未住院比例（%）	21.0	21.0	15.0	24.3	23.5	21.0	18.9	19.6	23.8

注：需住院未住院率均为按人次数计算。

（二）特殊老年人群

在本次调查的老年人中，空巢老年人需住院未住院比例为21.9%，其中，单居老年人未住院比例为23.2%，双居老年人未住院比例为21.6%，均高于非空巢老年人（19.7%）。轻度、中度和重度失能老年人需住院未住院比例分别为21.5%、20.6%和15.2%，自理老年人未住院比例为21.2%。结果详见表1-5-21。

表 1-5-21　不同地区、特征老年人的需住院未住院情况（%）

特殊老年群体	城市地区					农村地区			
	合计	合计	东部	中部	西部	合计	东部	中部	西部
空巢老年人	21.9	21.4	16.0	24.0	23.8	22.4	21.1	19.9	26.5
单居	23.2	23.3	20.0	24.6	24.6	23.2	20.1	20.4	28.3
双居	21.6	21.0	15.1	23.8	23.6	22.2	21.3	19.8	26.0
非空巢老年人	19.7	20.3	13.7	25.1	23.1	19.1	15.9	19.1	20.8
完全自理	21.2	21.2	15.3	24.5	23.9	21.3	19.2	19.6	24.2
轻度失能	21.5	22.4	11.9	26.9	25.3	20.5	21.3	19.6	21.1
中度失能	20.6	16.7	7.9	25.6	21.1	22.1	17.9	23.7	23.4
重度失能	15.2	14.2	16.6	15.2	10.1	16.2	9.8	17.4	19.6

（三）性别分布

男性老年人需住院未住院比例为19.9%，女性为22.1%；在城市和农村地区，女性需住院未住院比例均高于男性。结果详见表1-5-22。

表 1-5-22　不同地区、性别老年人需住院未住院比例（%）

性别	城市地区					农村地区			
	合计	合计	东部	中部	西部	合计	东部	中部	西部
男性	19.9	19.7	13.7	22.7	23.1	20.0	19.1	19.1	21.5
女性	22.1	22.2	16.3	25.7	23.9	22.0	18.8	20.1	25.9

（四）年龄分布

60 ～ 69岁年龄段老年人的需住院未住院的比例为23.8%，城市地区（24.1%）高于农村地区（23.5%）；80岁及以上年龄段老年人的需住院未住院比例为13.8%，城市地区（14.3%）高于农村地区（13.0%）。随着年龄的增加，老年人的需住院未住院比例逐渐降低。结果详见表1-5-23。

表1-5-23　不同地区、年龄组老年人需住院未住院比例（%）

年龄组（岁）	合计	城市地区				农村地区			
		合计	东部	中部	西部	合计	东部	中部	西部
60～69	23.8	24.1	16.6	28.0	27.2	23.5	21.4	22.0	26.4
70～79	19.1	19.2	14.3	21.5	21.6	19.0	17.7	16.9	22.0
≥80	13.8	14.3	11.7	16.7	15.3	13.0	10.3	14.4	13.5

（五）变化趋势

与2013年调查结果相比，老年人需住院未住院比例提高了2.8个百分点，城市地区提高了3.3个百分点，农村地区提高了2.2个百分点。结果详见图1-5-4。

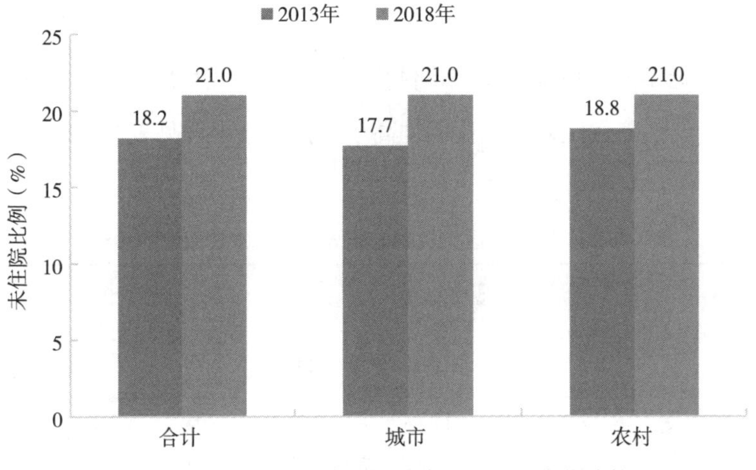

图1-5-4　调查老年人需住院未住院比例变化趋势

第四节　小　　结

一、老年人两周治疗比例增高，特殊老年人需要照顾情况存在差异

与2013年调查相比，两周患病的老年人就诊比例有所增高，其中两周内

就诊比例增幅较大，未就诊比例降低。就诊比例城市地区略高于农村地区，东部高于中、西部；自我医疗和未治疗的比例，西部高于东部，农村高于城市。

在调查的老年人中，老年人生活起居需要照顾的比例为11.8%，农村地区（12.8%）高于城市地区（10.9%），空巢老年人需要照顾的比例为11.3%，低于非空巢老年人（12.6%）。轻度、中度和重度失能老年人需要照顾的比例分别为62.2%、94.5%和96.5%，远高于自理的老年人（7.1%）。

二、老年人两周就诊率和住院率明显增高

本次调查老年人两周就诊率和年住院率分别为40.1%和24.9%，与2013年调查相比，老年人两周就诊率和年住院率明显增高，其中，农村地区住院率增高明显。女性老年人两周就诊率高于男性，高龄高于非高龄。城市地区两周就诊率略高于农村地区，东、西部地区均大于中部地区；城市地区住院率低于农村地区，性别之间无明显差异。需住院未住院比例也增高，城乡比例相同。

在特殊老年群体中，空巢老年人两周就诊率和住院率分别为41.4%和25.1%，高于非空巢老年人（39.3%和24.5%）。高龄老年人就诊率和住院率分别为43.4%和31.1%，轻度、中度和重度失能老年人两周就诊率和住院率分别为63.1%和79.1%、56.3%和51.6%、59.3%和60.1%，均高于自理老年人（38.9%和22.7%）。

三、老年人就医机构以基层医疗卫生机构为主

在本次调查中，老年人两周就诊首选机构主要是基层医疗机构，其次是县/市/区级医院；与2013年调查相比，县/市/区级医院和民营医院就诊比例增高，老年人选择就诊机构最主要的原因是距离近和技术水平高。老年人住院机构主要是在县/市/区级医院，其次是基层医疗卫生机构和省/地/市级医院。

第六章
老龄服务与社会参与

第一节　老龄服务

一、整体情况

在本次调查的老年人中，接受过最多的老龄服务项目是预防保健（30.4%），其次是医疗协助（14.1%）和老年教育（8.6%），文体活动和生活照料分别占4.6%和2.5%。除了文体活动外，其他各项老龄服务比例，农村地区均高于城市地区。但仍有56.8%的老年人没有享受过老龄服务（1人可能接受多项服务）。结果详见表1-6-1。

表1-6-1　不同地区老年人接受老龄服务比例（%）

老龄服务	合计	城市地区				农村地区			
		合计	东部	中部	西部	合计	东部	中部	西部
预防保健	30.4	26.6	31.5	19.4	27.3	34.8	36.1	33.5	35.0
医疗协助	14.1	13.0	14.8	10.5	13.1	15.4	11.7	14.6	19.6
康复护理	1.9	1.6	2.4	1.1	1.1	2.3	1.4	2.1	3.4
精神慰藉	1.8	1.2	1.6	0.7	1.2	2.6	2.3	1.8	3.8
生活照料	2.5	1.4	1.5	0.8	1.7	3.8	2.4	4.3	4.6
文体活动	4.6	6.2	7.0	4.5	6.8	2.7	2.6	2.4	3.0
辅助用品租赁	0.1	0.1	0.2	0.1	0.1	0.1	0.1	0.1	0.1
老年教育	8.6	7.2	7.2	5.4	9.0	10.3	8.9	9.1	12.9
其他	2.9	2.7	3.0	1.9	3.0	3.2	2.8	2.2	4.6
无	56.8	60.1	54.8	69.5	57.7	52.9	55.6	54.4	49.0

二、年龄分布

随着年龄的增长，文体活动的参与率下降；在接受预防保健、医疗协助及老年教育三项活动方面，70 ～ 79岁年龄组的参与比例高于其他年龄组；在接受康复护理、精神慰藉、生活照料以及辅助用品租赁服务等方面，80岁及以上年龄组的比例高于其他年龄组。结果详见表1-6-2。

表1-6-2　不同年龄组老年人接受老龄服务的年龄别分布（%）

年龄组（岁）	预防保健	医疗协助	康复护理	精神慰藉	生活照料	文体活动	辅助用品租赁	老年教育	其他	无
60 ～ 69	29.4	13.8	1.9	1.9	2.3	4.8	0.1	8.2	2.9	58.0
70 ～ 79	33.0	15.0	2.1	1.8	2.7	4.7	0.1	9.8	3.0	53.7
≥80	28.1	13.6	2.2	2.1	3.5	2.8	0.2	7.7	3.0	59.0

第二节　卫生服务满意度调查

一、门诊服务满意度调查

（一）满意度水平

1. 对候诊时间的评价　老年就诊者对候诊时间的评价，63.6%的老年人觉得时间短，28.9%的老年人觉得时间一般，7.5%的老年人认为候诊时间长。与2013年调查结果基本相同。结果详见表1-6-3。

表1-6-3　不同地区老年就诊者对候诊时间的评价结果（%）

就诊时间评价	城乡合计		城市地区		农村地区	
	2018年	2013年	2018年	2013年	2018年	2013年
短	63.6	62.9	56.9	56.4	71.8	70.8
一般	28.9	30.0	34.2	34.4	22.4	24.6
长	7.5	7.1	8.9	9.2	5.8	4.5

2. 对就诊机构环境的评价　老年就诊者对就诊机构环境评价，71.4%的老年人觉得就诊机构环境好，27.7%的老年人觉得就诊机构环境一般，1.0%的老年人觉得就诊机构环境差。与2013年的调查结果相比，评价就诊机构环境好的比例升高了5.8个百分点。结果详见表1-6-4。

表1-6-4　不同地区老年就诊者对就诊机构环境的评价结果（%）

就诊环境评价	城乡合计		城市地区		农村地区	
	2018年	2013年	2018年	2013年	2018年	2013年
好	71.4	65.6	68.4	63.2	75.0	67.9
一般	27.7	33.2	30.3	35.3	24.4	31.1
差	1.0	1.3	1.2	1.5	0.6	1.0

3. 对医务人员态度的评价　86.2%的老年就诊者觉得医务人员态度好，13.3%的老年就诊者觉得态度一般，0.5%的老年就诊者觉得态度差。2013年的调查结果显示，67.3%的老年人觉得医务人员态度好，31.6%的老年人觉得医务人员态度一般，1.1%的老年人觉得医务人员态度差。提示医务人员的服务态度近年有较大改善。结果详见表1-6-5。

表1-6-5　不同地区老年就诊者对医务人员态度的评价结果（%）

医务人员态度评价	城乡合计		城市地区		农村地区	
	2018年	2013年	2018年	2013年	2018年	2013年
好	86.2	67.3	84.0	65.6	89.1	69.3
一般	13.3	31.6	15.5	33.0	10.5	29.8
差	0.5	1.1	0.6	1.3	0.4	0.9

4. 就诊者整体满意度　82.0%的老年就诊者对就诊总体觉得满意，16.3%的老年就诊者觉得一般，1.8%的老年就诊者觉得不满意。2013年调查结果显示，78.8%的老年就诊者觉得满意，19.5%的老年就诊者觉得

一般，1.6%的老年就诊者觉得不满意。提示总的满意度在提高，城乡变化相同。结果详见表1-6-6。

表1-6-6　不同地区老年就诊者对就诊总体情况的满意度（%）

就诊总体评价	城乡合计		城市地区		农村地区	
	2018年	2013年	2018年	2013年	2018年	2013年
满意	82.0	78.8	78.5	77.0	86.2	81.1
一般	16.3	19.5	19.3	21.0	12.4	17.7
不满意	1.8	1.6	2.1	2.0	1.3	1.2

（二）门诊患者不满意的原因

老年就诊者对就诊不满意的原因表明，医疗费用高是老年就诊者对就诊总体情况不满意的主要原因。技术水平低、服务态度差分别排第二、第三位。相比于2013年，2018年农村老年就诊者对于医疗费用不满意的比例有所下降。结果详见表1-6-7。

表1-6-7　不同地区老年就诊者对就诊总体情况不满意的原因构成（%）

最不满意的地方	城乡合计		城市地区		农村地区	
	2018年	2013年	2018年	2013年	2018年	2013年
医疗费用高	43.8	46.0	48.7	46.5	34.5	44.9
技术水平低	21.0	14.7	18.4	14.0	26.1	16.3
服务态度差	12.4	11.0	12.7	12.3	11.8	8.2
收费不合理	—	5.5	—	5.3	—	6.1
等候时间过长	4.0	3.7	5.3	4.4	4.0	2.0
看病手续烦琐	1.7	8.0	2.2	9.6	0.8	4.1
药品种类少	4.6	4.3	3.1	2.6	7.6	8.2
提供不必要的服务	2.0	1.8	3.1	1.8	11.8	2.0
设备条件差	2.0	1.8	0.9	—	4.2	6.1
环境条件差	0.6	1.2	0	1.8	1.7	2.0
其他	7.8	1.8	5.7	1.8	11.8	2.0

二、住院服务满意度

（一）满意度水平

1. 对住院环境的评价　72.3%的老年住院患者觉得住院环境好，25.4%的老年住院患者觉得住院环境一般，2.3%的老年住院患者觉得住院环境差。2013年有67.8%的老年住院患者觉得住院环境好，29.2%的老年住院患者觉得住院环境一般，3.1%的老年住院患者觉得住院环境差。城乡地区老年住院患者对于住院环境评价相似，相比于2013年，2018年老年住院患者认为住院环境好的比例增高。结果详见表1-6-8。

表1-6-8　不同地区老年住院患者对住院环境的评价结果（%）

就诊环境评价	城乡合计		城市地区		农村地区	
	2018年	2013年	2018年	2013年	2018年	2013年
好	72.3	67.8	68.5	63.7	76.4	72.8
一般	25.4	29.2	28.4	32.6	22.2	24.9
差	2.3	3.1	3.1	3.7	1.4	2.3

2. 对医护人员解释问题的态度的评价　84.8%的老年人觉得医务人员解释问题态度好，13.8%的老年人觉得解释问题态度一般，1.4%的老年人觉得解释问题态度差。2013年有80.4%的老年住院患者觉得医务人员解释问题态度好，18.3%的老年人觉得解释问题态度一般，1.2%的老年人觉得解释问题态度差。农村患者对于医务人员解释问题态度的评价要优于城市；相比于2013年，2018年老年人认为医务人员解释问题态度好的比例增高。结果详见表1-6-9。

表1-6-9　不同地区老年住院患者对医护人员解释问题的态度的评价结果（%）

医务人员解释问题态度评价	城乡合计		城市地区		农村地区	
	2018年	2013年	2018年	2013年	2018年	2013年
好	84.8	80.4	82.6	77.7	87.2	83.9
一般	13.8	18.3	15.7	20.7	11.9	15.3
差	1.4	1.2	1.7	1.6	1.0	0.8

3. 对医护人员解释治疗方案清晰程度的评价　82.0%的老年住院患者觉得医务人员解释治疗方案清晰，15.9%的老年住院患者觉得一般，2.1%的老年住院患者觉得差。2013年有79.5%的老年住院患者觉得医务人员解释治疗方案清晰，18.9%的老年住院患者觉得一般，1.6%的老年住院患者觉得差。农村患者对于医务人员解释治疗方案清晰的评价要高于城市，相比于2013年，2018年老年住院患者认为医务人员解释治疗方案清晰的比例增高。结果详见表1-6-10。

表1-6-10　不同地区老年住院患者对医务人员解释治疗方案清晰程度的评价结果（%）

医护人员解释治疗方案评价	城乡合计		城市地区		农村地区	
	2018年	2013年	2018年	2013年	2018年	2013年
好	82.0	79.5	80.6	75.9	83.5	83.9
一般	15.9	18.9	17.1	21.7	14.7	15.3
差	2.1	1.6	2.3	2.3	1.8	0.8

4. 对医护人员倾听病情认真程度的评价　84.1%的老年住院患者觉得医务人员倾听病情认真程度好，14.6%的老年住院患者觉得一般，1.3%的老年住院患者觉得差。2013年有81.5%的老年住院患者觉得医务人员倾听病情认真程度好，17.4%的老年住院患者觉得一般，1.0%的老年住

院患者觉得差。农村患者对于医务人员倾听病情认真程度的评价要优于城市，相比于2013年，2018年老年住院患者认为医务人员倾听病情认真程度好的比例增高。结果详见表1-6-11。

表1-6-11　不同地区老年住院患者对医护人员倾听病情认真程度的评价结果（%）

医务人员倾听病情认真情况评价	城乡合计		城市地区		农村地区	
	2018年	2013年	2018年	2013年	2018年	2013年
好	84.1	81.5	82.7	78.6	85.6	85.2
一般	14.6	17.4	15.8	19.9	13.4	14.4
差	1.3	1.0	1.5	1.5	1.0	0.4

5. *对住院服务的总体满意度*　76.8%的老年住院患者觉得住院服务总体上满意，20.0%的老年住院患者觉得一般，3.2%的老年住院患者觉得差。2013年有68.9%的老年住院患者觉得住院服务总体上满意，26.7%的老年住院患者觉得一般，4.4%的老年住院患者觉得差。农村患者对于住院服务总体上满意度评价要优于城市，相比于2013年，2018年老年人对住院服务总体上满意的比例增高。结果详见表1-6-12。

表1-6-12　不同地区老年住院患者对住院服务总体满意度的评价结果（%）

住院服务总体评价	城乡合计		城市地区		农村地区	
	2018年	2013年	2018年	2013年	2018年	2013年
满意	76.8	68.9	71.1	62.7	82.8	76.7
一般	20.0	26.7	24.9	31.5	14.9	20.8
不满意	3.2	4.4	4.1	5.8	2.3	2.6

（二）住院患者不满意的原因

医疗费用贵是老年住院患者对住院不满意的主要原因。技术水平低和服务态度差分别排第二和第三位。相比于2013年，2018年老年住院患者对于医疗费用不满意的比例有所下降，其中城市下降的幅度大于农村。老年住院患者对于技术水平低、服务态度不满意的比例有所上升，其中农村上升的幅度大于城市。结果详见表1-6-13。

表1-6-13　不同地区老年住院患者对住院不满意的原因构成（%）

最不满意的地方	城乡合计		城市地区		农村地区	
	2018年	2013年	2018年	2013年	2018年	2013年
医疗费用高	38.0	45.5	40.2	47.9	33.9	38.7
技术水平低	26.8	14.6	22.9	11.5	34.4	23.5
服务态度差	16.9	12.4	16.0	12.4	18.8	12.6
收费不合理	—	6.1	—	7.4	—	2.5
等候时间过长	0.9	1.1	0.6	1.2	1.6	0.8
看病手续烦琐	0.9	1.7	1.1	1.5	0.5	2.5
药品种类少	1.6	2.2	1.1	1.8	2.6	3.4
提供不必要的服务	4.5	5.2	5.5	5.9	2.6	3.4
设备条件差	0.7	3.3	1.1	2.6	0	5.0
环境条件差	3.6	2.6	4.4	2.1	2.1	4.2
其他	5.9	5.2	7.2	5.9	3.6	3.4

第三节　社会参与和养老意愿

一、社会参与

调查的老年人参与的主要社会活动包括照看孩子（9.7%）、陪同聊天（8.1%）、环境卫生保护（3.7%）以及社区治安巡逻（2.0%）。其中，照看孩子和陪同聊天的比例，均为农村地区高于城市地区，西部地区高于东、中部地区；社区治安巡逻、环境卫生保护、照料其他老年人以及专业技术志愿服务比例，城市地区高于农村地区。没有参与任何社会活动的老年人占比为76.2%。结果详见表1-6-14。

表1-6-14　不同地区老年人参与社会活动情况（%）

社会活动	城乡合计	城市地区				农村地区			
		合计	东部	中部	西部	合计	东部	中部	西部
社区治安巡逻	2.0	3.0	4.2	1.7	2.8	0.9	1.0	0.7	1.0
照料其他老年人	1.6	1.8	1.9	1.1	2.2	1.5	1.6	1.3	1.5
环境卫生保护	3.7	3.9	4.2	3.1	4.2	3.4	2.7	3.4	4.1
调解纠纷	1.5	1.5	1.6	1.3	1.7	1.5	1.9	1.1	1.6
陪同聊天	8.1	6.8	6.3	5.9	8.6	9.6	9.1	7.2	12.8
专业技术志愿服务	0.7	1.1	1.3	1.1	0.7	0.2	0.3	0.1	0.2
照看孩子	9.7	8.8	9.3	6.7	10.2	10.9	10.1	8.8	13.9
其他	4.6	4.9	5.7	3.9	5.1	4.2	3.7	4.1	4.8
无	76.2	76.5	74.9	80.7	74.4	75.8	76.7	78.7	71.9

二、最希望的养老方式

（一）整体情况

调查的老年人中，90.7%的老年人希望居家养老，5.3%的老年人希望机构养老，4.1%的老年人希望社区养老。农村地区希望居家养老的比例（93.9%）高于城市地区（87.9%）。结果详见表1-6-15。

表1-6-15　不同地区老年人最希望的养老方式（%）

养老方式	城乡合计	城市地区				农村地区			
		合计	东部	中部	西部	合计	东部	中部	西部
居家养老	90.7	87.9	88.3	86.0	89.4	93.9	92.9	93.2	95.5
社区养老	4.1	5.4	4.4	6.8	5.3	2.5	3.1	2.9	1.5
机构养老	5.3	6.7	7.3	7.1	5.3	3.6	4.0	4.0	2.9

（二）性别分布

女性希望居家养老的比例为91.0%，高于男性（90.3%），城乡相同。结果详见表1-6-16。

表1-6-16　不同地区、性别老年人最希望的养老方式（%）

性别	城乡合计			城市地区			农村地区		
	居家	社区	机构	居家	社区	机构	居家	社区	机构
男性	90.3	4.2	5.4	87.8	5.5	6.7	93.2	2.8	4.0
女性	91.0	3.9	5.1	88.1	5.3	6.6	94.5	2.2	3.2

（三）年龄分布

60～69岁年龄段老年人希望居家养老的比例为89.8%，80岁及以上年龄组为93.9%。随着年龄的增长，老年人更加倾向居家养老，希望在社区和机构养老的比例逐渐降低。结果详见表1-6-17。

表1-6-17　不同地区、年龄老年人最希望的养老方式（%）

年龄组（岁）	城乡合计			城市地区			农村地区		
	居家	社区	机构	居家	社区	机构	居家	社区	机构
60～69	89.8	4.6	5.6	86.6	6.2	7.2	93.3	2.9	3.8
70～79	91.3	3.6	5.1	88.8	4.7	6.4	94.3	2.2	3.6
≥80	93.9	2.4	3.7	92.2	3.2	4.6	92.2	3.2	4.6

第四节 小 结

一、老龄服务发展不均衡，社会参与有待提高

本次调查中，老年人接受老龄服务项目最多的是预防保健、医疗协助和老年教育。精神慰藉、康复护理和生活照料比例很低，且文体活动、生活照料和预防保健比例城乡存在差距，提示老龄服务发展不均衡。老年人社会参与比例较低，尤其是社区治安巡逻、调解纠纷、照料其他老年人和专业技术志愿服务等方面。

二、老年人卫生服务满意度增加

本次调查中，老年人对门诊和住院整体满意度均较高，尤其是对就诊时间、医疗机构环境，医务人员解释问题、解释方案和倾听病情等方面感到满意。与2013年调查相比，各方面满意度均有所增高。不满意原因主要是医疗费用高。

第七章
主要发现

第一节　老龄化形势

一、调查老年人比例持续上升

本调查显示，在调查的256 304总人口中，老年人口数为69 342人，60岁及以上老年人比例为27.1%，城市地区老年人比例为28.0%，农村地区为26.0%；65岁及以上老年人比例为18.6%，城市地区为19.3%，农村地区为17.7%。该比例虽然高于我国老年人实际水平（本研究的老年人数据来源于全国第六次卫生服务调查，其属于全国抽样型研究，存在抽样误差），但纵观近6次卫生服务调查，25年来老年人比例呈现持续上升趋势，意味着老龄化进程在不断加剧。这一变化归因于我国政治、经济、文化、教育和医疗卫生水平的不断提高。几十年来，我国卫生事业取得了举世瞩目的成就，基本克服了传染病和寄生虫病，降低了母婴死亡率，人群寿命延长。但我国老年人群规模大，发展速度快，在"未富先老"以及城乡老龄化差异的情况下，达到"健康中国2030"规划纲要目标，健康老龄化将成为重要的挑战。

二、老年人卫生服务需要量大

本研究发现，老年人在行动、自我照顾、平常活动、疼痛或不适及焦虑或抑郁方面有问题的比例分别为20.3%、8.4%、13.9%、35.1%和12.6%；听力和视力有中度及以上问题的比例分别为32.5%和31.4%，失智老年人比例为2.9%；老年人的失能比例为6.7%，其中，轻度失能的比例为3.7%，中度失能的比例为1.1%，重度失能的比例为1.8%，上述指标在农村地区高于城市地区，女性老年人高于男性老年人。相比于2013年，各指标均明显上升。此外，老年人的两周患病率和慢性病患病率分别为55.5%和59.2%，城市地区高于农村地区，相比于2013年分别提高了12.2个和9.0个百分点。综上所述可提示老年人卫生服务需要量大，且有不断增加的趋势。

三、老年人卫生服务需求与利用水平明显提高

本研究发现，老年患者的两周就诊率达到91.8%，6.5%的患者采取自我医疗，1.8%的患者未采取任何治疗措施。与2013年调查相比，老年患者的两周就诊率提高了4.5个百分点；其中，两周内就诊比例提高了7.0个百分点。此外，老年人的两周就诊率和住院率分别为40.1%和24.9%，与2013年数据对比，分别提高了15.4和7.0个百分点；其中，农村地区住院率反超城市地区，可以看出农村地区卫生服务利用水平明显提升。

四、特殊老年人群卫生服务需要到需求和利用的转化偏低

本研究发现，80岁及以上的高龄老年人比例为10.7%；空巢老年人的比例为59.5%，其中，空巢单居老年人的比例为11.1%，空巢双居老年人的比例为48.4%；老年人失能率为6.7%。其中，轻度失能的比例为3.7%，中度失能的比例为1.1%，重度失能的比例为1.8%。这些特殊老年群体自评健康状况差，其功能损伤、两周患病率和慢性病患病率方面均明显高于一般老年人群，其卫生服务需要量大。由于其自身身体原因，高龄老年人两周未治疗和未享有老龄服务比例均高于一般老年人群；空巢老年人未受到照料和需住院未住院的比例均高于一般老年人群；失能老年人在接受预防保健、老年人教育等老龄服务的比例低于一般老年群

体。提示特殊老年人群某些卫生服务需要并未很好地转化为利用。

第二节　卫生服务成效与挑战

一、卫生服务成效

（一）医疗卫生服务体系加强，老年人卫生服务可及性提高

1. *老年人就医更加便捷*　本次调查中，绝大多数老年人家庭距最近医疗机构的距离小于2公里，到达最近医疗机构的时间不超过15分钟，城市地区就医可及性高于农村地区；与2013年调查相比，到达最近医疗机构的时间不超过15分钟的老年人家庭的比例有所上升，农村地区上升比例高于城市地区，就医方便程度得到改善。

2. *老年人就医等候时间缩短*　本次调查中，老年就诊者对候诊时间的评价，63.6%的老年人觉得时间短，相比于2013年，提高了0.7个百分点；城市地区提高了0.5个百分点，农村地区提高了1.0个百分点。

3. *卫生服务满意度增加*　本次调查中，老年人对门诊和住院整体满意度均较高，尤其是对就诊时间、医疗机构环境，医务人员解释问题、解释方案和倾听病情等方面感到满意。与2013年调查相比，各方面满意度均有所提升。不满意原因主要是医疗费用高。

（二）医疗保障制度逐渐健全，老年人卫生服务利用率高

1. *基本医疗保险基本实现全覆盖*　本次调查中，98.6%的老年人参加了基本医疗保险，城乡及东、中、西部地区老年人参保率均稳定在95.0%以上。大病保险参保率为51.4%，农村地区（58.5%）高于城市地区（51.4%）；商业医疗保险和其他医疗保险分别占5.9%和3.1%。

2. *两周就诊率和住院率明显增加*　与2013年调查相比，老年人两周就诊率和住院率明显升高，其中，农村地区住院率升高明显。女性老年人两周就诊率高于男性，高龄高于非高龄。城市地区两周就诊率略高

于农村地区，东、西部地区均大于中部地区；城市地区住院率低于农村地区，性别之间无明显差异。但需住院未住院比例也增高，城乡比例相同。

3. *就医机构比例趋向合理* 在本次调查中，老年人两周就诊首选机构主要是基层医疗卫生机构，其次是县/市/区级医院；与2013年调查相比，县/市/区级医院和民营医院就诊比例增高。老年人选择就诊机构最主要的原因是距离近和技术水平高。老年人住院机构主要是在县/市/区级医院，其次是基层医疗卫生机构和省/地/市级医院。

二、卫生服务挑战与建议

（一）老龄服务发展不均衡，社会参与有待提高

本次调查中，老年人接受老龄服务项目最多的是预防保健、医疗协助和老年教育。精神慰藉、康复护理和生活照料比例很低且文体活动、生活照料和预防保健比例城乡存在差距，提示老龄服务发展不均衡。在以后的政策制定中，应该鼓励地方丰富照顾服务项目、创新和优化照顾服务提供方式，着力保障特殊困难老年人的养老服务需求，确保人人能够享有基本养老服务。继续推进居家养老服务工程，以高龄、空巢和失能老年人为重点，整合建立居家社区养老服务信息平台、呼叫服务系统和应急救援服务机制。同时，实施“互联网＋”养老工程，支持社区、养老服务机构、社会组织和企业利用物联网、移动互联网和云计算、大数据等信息技术，开发应用智能终端和居家社区养老服务智慧平台、信息系统、App应用、微信公众号等，重点拓展远程提醒和控制、自动报警和处置、动态监测和记录等功能，规范数据接口，建设虚拟养老院，来为老龄服务的发展提供动力。

其次，老年人社会参与比例较低（76.2%的老年人没有参加任何社会活动），且社会参与很不均衡。尤其在社区治安巡逻、调解纠纷、照料

其他老年人和专业技术志愿服务等方面。要提高老年人的社会参与，首先就要培育积极的老龄观，引导社会正确认识、积极接纳、大力支持老年人社会参与发展。一方面，鼓励社区招聘老年人从事调解纠纷和社区治安巡逻等社会性工作，鼓励养老机构聘用低龄老年人照料其他高龄、失能、空巢老年人；另一方面，鼓励老年教育进家庭、进社区，让老年人积极面对老年生活，主动参加到社会发展中去。其次，加强老年人力资源开发，鼓励各地制定老年人开发利用专项规划，延迟老年人退休年龄，推动用人单位与受聘老年人依法签订书面协议，并依法保障老年人在生产劳动中的合法收入和健康权益。还要发展老年志愿服务，深入开展“银领行动”，组织老专家、老知识分子参与志愿服务活动。继续加强基层老年协会规范化建设工程，探索发挥基层老年协会在调节涉老纠纷、活跃老年人精神文化生活等方面发挥积极作用。

（二）满足特殊老年群体多样化、多层次的卫生服务需求

对于居家养老的高龄、空巢和失能等特殊老年人群，其身体健康状况低下，需要照顾比例高，而子女由于工作和经济的压力又没时间和条件照顾老年人，这就有必要继续探索建立长期护理保险制度，做好护理补贴工作，也鼓励保险公司开发长期护理产品，满足老年人护理需求，为其子女减轻经济负担；同时鼓励有条件的地方推动高龄、失能老年人家庭开展住宅装修和医疗辅助设备改造，并给予适当补贴，改善和提升居家养老老年人的硬件设施；还要鼓励社区组建医疗队伍，培养高质量医护人员，对社区内的特殊老年人群进行统计，并建立健康档案，定期进行上门体检和医疗服务。

此外，还要推动养老机构提质增效，鼓励社会力量兴办养老机构，全面开放养老服务市场，来满足空巢和失能老年人的卫生服务需求。随着老龄化的不断加剧，空巢和失能老年人的比例会逐渐增加，对生活照料和医疗护理的需求量和专业度要求会越来越高。如何让老年人放心地进入养老机构，得到规范的照护，也是一个需要解决的问题。这一方面需要建立全国养老机构统一的服务质量标准和评价体系，加强质量监管。另一方面，也需要对养老机构护理人员进行严格培训，不仅要培养其照护专业程度，更需要培养其对老年人的人文关怀。提高护理人员的福利待遇，吸引更多人才，打造专业护理人才队伍。

参 考 文 献

[1] 中共中央国务院. 中国老龄工作七年发展纲要（1994—2000年）[EB/OL].（1994-12-14）[2021-02-14]. https://www.hroot.com/d-41932.hr

[2] 全国人民代表大会常务委员会. 中华人民共和国老年人权益保障法（1996年）[EB/OL].（2019-01-08）[2021-02-13] http://www.mca.gov.cn/article/gk/fg/ylfw/202002/20200200024078.shtml

[3] 中共中央国务院. 中共中央国务院关于加强老龄工作的决定[EB/OL].（2016-09-25）[2021-02-13]. http://www.sxmu.edu.cn/ltx/info/1004/1014.html

[4] 中共中央国务院. 中国老龄事业发展“十五”计划纲要（2001—2005年）[EB/OL].（2011-07-22）[2021-02-15]. http://www.gov.cn/zhengce/content/2016-09/23/content_5111148.htm

[5] 中共中央国务院. 中国老龄事业发展“十一五”规划[EB/OL].（2011-09-23）[2021-02-17]. https://www.ndrc.gov.cn/fggz/fzzlgh/gjjzxgh/200709/P020191104623083370132.pdf

[6] 中共中央国务院. 中国老龄事业发展“十二五”规划[EB/OL].（2011-09-22）[2021-02-18]. http://www.gov.cn/gongbao/content/2011/content_1960671.htm

[7] 中共中央国务院. 社会养老服务体系建设规划（2011-2015年）[EB/OL].（2011-12-27）[2021-02-18]. http://www.gov.cn/xxgk/pub/govpublic/mrlm/201112/t20111227_64699.html

[8] 中共中央国务院. 共健康中国2030国规划纲要[EB/OL].（2016-10-25）[2021-02-20]. http://www.gov.cn/xinwen/2016-10/25/content_5124174.htm

[9] 中共中央国务院. 十三五”国家老龄事业发展和养老体系建设规划[EB/OL].（2017-03-28）[2021-02-13]. http://www.mca.gov.cn/article/gk/ghjh/201804/20180400008485.shtml

报告二

老年人自我报告慢性病疾病经济负担分析

首都医科大学公共卫生学院

韩优莉　吴妮娜　李　星　张　柠　李星明　徐丽荣　周雅婷

摘　　要

一、研究背景

人口老龄化进程的加速和疾病谱的转变，导致中国人群慢性病疾病负担快速加重，如何防治慢性病、减轻疾病负担已成为我国目前亟待解决的重大公共卫生问题之一。老年人是慢性病患病的主要群体，分析老年人慢性病疾病经济负担现状及其变化趋势，可以为我国卫生筹资和疾病预防优先重点的确定提供依据，为实现“健康中国”的战略目标提供决策支持。

二、研究内容与方法

本研究利用2013年和2018年两次全国卫生服务调查数据，重点分析老年人自我报告的用于慢性病治疗自付的直接疾病经济负担（以下简称“慢性病疾病经济负担”），这一概念既包含了就医费用中的自付部分，也包含了老年人就医的非医疗花费（自我医疗、交通费、院外医疗等费用）。同时根据老年人口数推算老年人总体的慢性病疾病经济负担，进一步分析未来我国老年人的慢性病疾病经济负担发展趋势。本研究选择糖尿病这一特殊慢性病，初步了解糖尿病疾病经济负担与糖尿病规范化管理之间的关系，以期为相关政策制定提供参考。学者和实际工作者在理解本报告时应注意数据分析的口径和数据的局限性。

三、研究结果

（一）老年人慢性病疾病经济负担构成发生明显变化

从2013年到2018年，两周自我医疗费用、两周门诊自付费用、两周门诊其他费用、住院医药自付费用、住院其他费用的次均费用均有不同程度增长。其中，次均住院医药自付费用增长幅度最小，为12.2%；两周门诊自付费用、两周门诊其他费用的次均费用增长最快，分别为190.2%和193.3%。从2013年、2018年调查老年人慢性病疾病经济负担的构成来看，门诊费用占比大幅增长，住院医药自付费用占比下降。门诊费用占比从51.2%增长到70.7%，门诊自付费用占比从44.8%增至61.8%，住院医药自付费用占比从33.9%下降到15.0%。这可能与目前医保报销中住院报销比例较高而门诊报销比例相对较低有关，也与经济发展水平提升和医保补偿提高所带来的支付意愿的提升有关。从调查老年人人均慢性病疾病经济负担来看，2013年东、中、西部地区和城乡差异总体较小，2018年出现较明显的地区差异，东部地区高于中、西部地区，城市地区远高于农村地区。两周门诊自付费用、两周门诊其他费用均是东部地区和城市地区的增速较快。

（二）高龄老年人慢性病疾病经济负担快速增长

2013年、2018年两次卫生服务调查中，80岁及以上年龄组，即高龄老年人数占比变化较小（2013年、2018年分别为11.1%和10.7%），但是该年龄组老年人的慢性病疾病经济负担增长最快，2018年比2013年占比上涨了6.2个百分点。从慢性病疾病经济负担的构成来看，2013年高龄老年人的自我医疗费用、门诊费用、住院费用的占比分别为8.8%、52.1%和39.1%；2018年高龄老年人的自我医疗费用、门诊费用、住院费用的占比分别为5.7%、81.9%和12.4%。门诊费用占比出现较大幅度增长，且占比高于老年人数最多的60～64岁年龄组（门诊费用占比67.3%），高龄老年人过快增长的慢性病疾病经济负担受门诊自付费用快速增长的影响较大。

（三）特殊慢性病成为老年人慢性病疾病经济负担的主要构成

从慢性病的患病构成看，2013年和2018年，循环系统疾病、内分泌营养和代谢性疾病及免疫性疾病、肌肉骨骼及结缔组织疾病、呼吸系统疾病和消化系统疾病始终是慢性病患病构成的前五位。从各类慢性病的疾病经济负担看，循环系统疾病、肌肉骨骼及结缔组织疾病、恶性肿瘤、呼吸系统疾病、内分泌营养和代谢性疾病及免疫性疾病和消化系统疾病这六类疾病是老年人慢性病疾病经济负担的主要构成部分，2013年和2018年合计占比分别为87.3%和85.1%。

老年人慢性病患病构成和疾病经济负担疾病构成总体呈现较高的一致性。其中肌肉骨骼及结缔组织疾病和恶性肿瘤的疾病经济负担占比明显高于患病人次占比，并且恶性肿瘤的疾病经济负担占比呈现最快的增长速度。恶性肿瘤虽然患病人数相对较少，但其患病周期长且难以治愈，一旦患病所带来的疾病经济负担也很高。恶性肿瘤在慢性病疾病经济负担中的占比从2013年的7.6%增至2018年的13.7%，同时，恶性肿瘤的疾病经济负担中门诊自付费用占比也最高，达78.2%，增长速度最快。

（四）慢性病规范化管理对降低疾病经济负担具有积极作用，有待更加深入地研究

糖尿病是我国基本公共卫生服务均等化中实施规范化管理的重点疾病。2018年调查的老年糖尿病患者中，71.1%已接受规范化管理，并且能够遵医嘱治疗，有23.1%的患者未实现每年4次以上面对面随访的规范化管理。有规范化管理与无规范化管理组相比，糖尿病患者的门诊和住院服务利用更多，次均门诊和住院费用更低。

（五）老年人慢性病疾病经济负担仍面临快速增长的压力

根据当年老年人数推算，2013年和2018年全年老年人慢性病疾病经济负担分别为0.5万亿和2.2万亿。仅考虑老年人数的增长，就可以使老年人的慢性病疾病经济负担到2030年增加至2018年的1.6倍。随着全民医保制度的不断完善和人们支付能力的提高，人们愿意为改善健康状况的医学创新技术支付更多的费用，这也将带来就医费用增长的压力。

通过对老年人慢性病疾病经济负担的分析，提出以下几点建议。

一是加强重点疾病的有效预防和规范化管理。加强疾病的有效预防是减缓老年人疾病经济负担压力的治本之策。重点疾病的有效预防策略有待完善。糖尿病的规范化管理对于降低卫生服务利用，减轻医疗负担具有积极作用。针对慢性病危险因素的干预及规范化管理需要持续开展，同时评估规范化管理对老年人卫生服务利用的疾病经济负担的影响机制，促进重点疾病的有效预防和健康老龄化。

二是完善医疗保险筹资和补偿政策。建立和完善相关医保筹资和补偿机制，如完善慢性病门诊报销政策、调整医保报销目录等；完善补充医疗保险制度和长期护理保险制度，建立多方筹资机制，鼓励社会资本参与服务提供，降低政府和家庭的财政风险，改善老年人的生活质量。

三是确立以重大健康问题为导向的医学创新投入和评价机制。从医学创新投入的角度应更加关注既能改善医疗服务，又可降低医疗成本的创新，特别是重大健康问题的预防和干预措施。同时建立医学创新研究的评估机制，能够将社会中存在的公共卫生难题有效转化为技术创新对象，选择成本-效果好的公共卫生干预措施，保证医疗技术发展研究能够和现实问题接轨，提高成果转化率。

四是建立老年人健康数据监测系统和在线健康管理模式。随着基本公共卫生服务均等化和家庭医生制度的逐渐开展，老年人的健康档案、疾病监测、医疗护理和经济负担等数据形成了能够为老年人健康需求画像的多种数据库，可以为老年人长期护理、家居养老、社区医疗和医保筹资提供详实依据，有必要加强多种数据平台的链接和整合，开发老年人健康评估的指标体系和疾病风险预测模型，探索在线健康管理模式，为实施精准防治和完善卫生政策提供支持。

第一章
前　　言

近20年来，中国人口老龄化进程加快。根据《中华人民共和国2018年国民经济和社会发展统计公报》显示，2018年年末我国60岁及以上老年人数近2.5亿人，占总人口数的17.9%。有学者预计，到2050年左右我国60岁及以上老年人口占比将达到30%～40%，中国将成为全球老龄化最严重的国家之一。

影响我国人口健康的主要问题在发生转变，慢性非传染性疾病成为主要的致死、致残原因。2010年中国的一项疾病负担研究显示，脑卒中、缺血性心脏病和慢性阻塞性肺疾病是最主要的死亡原因。伤残调整生命年（disability- adjusted life year，DALY）损失最主要的原因是心脑血管疾病、癌症、腰背痛和抑郁。饮食危险因素、高血压、烟草暴露、环境空气污染和家庭空气污染是排在前5位的危险因素。疾病负担研究也显示出，影响我国人口健康的主要问题在发生转变。1990年，在33个省（自治区、直辖市）中，有16个省（自治区、直辖市）引起伤残调整生命年损失的最重要原因是下呼吸道感染和早产并发症；2013年27个省（自治区、直辖市）最主要的引起伤残调整生命年损失的原因是心脑血管疾病，如缺血性心脏病、脑卒中，以及慢性阻塞性肺疾病和癌症（肝、胃、肺）。2016年全球疾病负担研究（global burden of diseases，GBD）显示，过去20年，中国人群疾病谱发生快速转变，心脑血管疾病、慢性阻塞性肺疾病、肿瘤等慢性非传染性疾病（以下简称“慢性病”）成为全人群最主要的死因及DALY损失的原因。在60岁及以上老年人中表现更显著，心脑血管疾病导致的死亡在60～69岁老年人中达到30%～40%，在70岁及以上老年人中达到40%～60%。

人口老龄化进程的加速和疾病谱的转变，带来慢性病疾病负担快速加重，如何防治慢性病已成为我国目前亟待解决的重大公共卫生问题之一。疾病负担包括健康损失和经济负担两个方面，疾病经济负担分析将疾病的影响定量化，以便从社会经济的角度进一步分析健康问题，以确定健康规划的重点或优先目标，为合理配置卫生资源提供依据。在老龄化快速发展和疾病谱转变的背景下，分析老年人慢性病疾病经济负担现状及其变化趋势，可以为我国卫生筹资和疾病预防优先重点的确定提供依据，为实现“健康中国”的战略目标提供决策支持。

国家卫生服务调查为开展疾病经济负担研究提供了全国性数据基础，为不同时期的卫生资源配置和卫生改革发展提供了实证依据。卫生服务调查通过回顾性家庭入户调查获取费用数据，费用数据的准确性不如医疗机构记录的数据，但其包含了个人和家庭在一定时期内（门诊为两周、住院为1年）的自我负担的费用信息，以及就医过程中所发生的交通、食宿等非医疗负担，能够完整地估计患者的直接医疗经济负担和直接非医疗经济负担，具有医疗机构和医保数据不可替代的优势。本研究利用2013年和2018年两次全国卫生服务调查数据，分析老年人自我报告的用于慢性病治疗自付的直接疾病经济负担（以下简称“慢性病疾病经济负担”），根据老年人数推算老年人总体的慢性病疾病经济负担，并测算未来我国老年人的慢性病疾病经济负担的发展趋势。

本报告分以下五部分，一是研究对象和概念界定，本研究的研究对象是60岁及以上老年人，根据卫生服务调查数据的可获得性和数据的特点，明确本研究的慢性病疾病经济负担包含老年人自我报告的慢性病治疗自付部分的费用。二是2013年、2018年调查的老年人的慢性病疾病经济负担，主要包括两周自我医疗费用、两周门诊费用和住院自付费用三部分。三是2013年、2018年老年人总慢性病疾病经济负担，基于调查人群老年人慢性病疾病经济负担的相关数据，结合2013年、2018年老年人数、慢性病的两周自我医疗、两周门诊及住院情况，测算2013年、2018年老年人总慢性病疾病经济负担，分为直接医疗负担和直接非医疗负担两部分。四是以糖尿病为例，测算糖尿病患者的疾病经济负担及糖尿病规范化管理的实施状况。五是老年人慢性病疾病经济负担的预测分析，结合人口变化趋势和费用变化趋势，预测2020年、2030年老年人的慢性病疾病经济负担。

卫生服务调查包含了个人和家庭在一定时期内（门诊为两周、住院为1年）的自我负担的费用信息，以及就医过程中所发生的交通、食宿等非医疗负担，是对家庭自付的直接医疗经济负担和直接非医疗经济负担较为完整的记录，具有医疗机构和医保数据不可替代的优势，但由于是回顾性调查，费用数据的准确性不如医疗机构记录的数据。因此，学者和实际工作者在理解本报告数据时应注意数据分析的口径和数据的局限性。

第二章
研究对象与概念界定

第一节 老年人和慢性病的界定

一、老年人

老年人指60岁及以上的人口，具体分为60～64岁、65～69岁、70～74岁、75～79岁、80岁及以上5个年龄组，80岁及以上为高龄老年人。根据国家统计局公布的数据，我国2018年老年人数为2.49亿人；2013年老年人数为2.12亿人。

全国卫生服务调查中，2013年调查老年人61 057人，2018年调查老年人69 342人。调查老年人年龄结构与当年全国的老年人年龄结构基本相同。本研究以卫生服务调查中的老年人为研究对象，分析老年人慢性病患者疾病经济负担。

二、慢性病归类

全国卫生服务调查中，调查疾病种类分为26类，疾病代码为001～132，总计132种。将全国卫生服务调查疾病分类代码表，与全球疾病负担（GBD）慢性病的ICD-9和ICD-10代码表对应，整理得到本研究的慢性病代码表，包括恶性肿瘤、内分泌营养和代谢性疾病及免疫性疾病、血液和造血器官疾病、精神病、神经系统疾病、眼及附器疾病、循环系统疾病、呼吸系统疾病、消化系统疾病、泌尿生殖系统疾病、皮肤和皮下组织疾病、肌肉骨骼系统和结缔组织疾病、先天异常13类（剔除传染病和急性疾病），共计71种疾病（表2-2-1）。本研究中对慢性病的界定是指基于患者自报的经诊断确诊的或其在调查回顾期内因慢性病去就诊，但事实上会存在患者不知晓慢性病患病的情况，基于患者自报的慢性病会存在低估的问题，而目前的研究尚不能提供不同慢性病的患者知晓或不知晓的比例，难以对调查进行调整，所以下文对疾病经济负担的估计也是基于患者知晓的慢性病患病情况。

表2-2-1 慢性病分类表

疾病种类	疾病具体名称	疾病代码
C.恶性肿瘤	鼻咽恶性肿瘤	19
	食管恶性肿瘤	20
	胃恶性肿瘤	21
	结肠恶性肿瘤	22
	直肠和肛门恶性肿瘤	23
	肝恶性肿瘤	24
	胰恶性肿瘤	25
	气管、支气管和肺恶性肿瘤	26
	乳房恶性肿瘤	27
	子宫颈恶性肿瘤	28
	白血病	29
	其他恶性肿瘤	30
E.内分泌、营养和代谢性疾病及免疫性疾病	甲状腺功能亢进症	36
	糖尿病	37
	其他内分泌、营养和代谢性疾病及免疫性疾病	41
F.血液和造血器官疾病	贫血	42
	其他血液和造血器官疾病	43
G.精神病	老年、老年前期器质性精神病	44
	精神分裂症	45
	抑郁症	46
	其他精神障碍	47

续 表

疾病种类	疾病具体名称	疾病代码
H.神经系统疾病	脑膜炎	48
	癫痫	49
	帕金森病	51
	其他神经系统疾病	52
I.眼及附器疾病	青光眼	53
	白内障	54
	角膜疾病	55
	其他眼及附器疾病	56
K.循环系统疾病	慢性风湿性心脏病	60
	心绞痛	61
	其他缺血性心脏病	63
	肺源性心脏病	64
	其他类型心脏病	65
	高血压	66
	脑血管病	67
	下肢静脉曲张	68
	其他循环系统疾病	69
L.呼吸系统疾病	肺炎	73
	慢性咽、喉炎	74
	肺气肿	75
	其他慢性阻塞性肺疾病（含慢性支气管炎等）	76
	哮喘	77
	其他呼吸系统疾病（含急性下呼吸道感染）	78

续　表

疾病种类	疾病具体名称	疾病代码
M. 消化系统疾病	牙疾病	79
	其他口腔或唾液腺及颌疾病	80
	消化性溃疡	82
	阑尾疾病	83
	腹疝	84
	肠梗阻	85
	慢性肝病和肝硬化	86
	胆石症和胆囊炎	87
	其他消化系统疾病	88
N. 泌尿生殖系统疾病	肾炎和肾病	89
	肾盂炎	90
	泌尿系统结石	91
	其他泌尿系统疾病	92
	前列腺增生或炎症	93
	其他男性生殖器官疾病	94
	乳房疾病	95
	输卵管炎和卵巢炎	96
	子宫阴道脱垂	97
	其他女性生殖器官疾病	98
P. 皮肤和皮下组织疾病	皮炎	108
	其他皮肤和皮下组织疾病	109
Q. 肌肉骨骼系统和结缔组织疾病	类风湿关节炎	110
	椎间盘疾病	111
	骨髓炎	112
	其他运动系统疾病	113
R. 先天异常	先天性心脏病	114
	其他先天异常	115

三、糖尿病患者的界定

由于患病率高、并发症多、疾病经济负担重等原因，糖尿病是我国开展慢性病规范化管理重点关注的疾病，本研究以糖尿病为例，进一步分析特定慢性病患者的疾病经济负担特征，从而为慢性病的规范化管理提供实证依据。

糖尿病属于慢性病中的内分泌、营养和代谢性疾病及免疫性疾病，主要分为1型和2型，其中2型糖尿病患者的占比为93%～95%。我国是糖尿病大国，2017年国际糖尿病联盟（International Diabetes Federation，IDF）发布的糖尿病地图显示，中国糖尿病人群已达1.14亿人，居世界首位（IDF DIABETES ATLAS 2017）。我国卫生总费用的研究显示，2014年我国糖尿病医疗费用总量（不包含糖尿病并发症的费用）为803.3亿元，占慢性病医疗费用的4.92%，糖尿病年人均治疗费用2188.7元，占年人均可支配收入的11%。糖尿病的患病率随着年龄增长会有逐渐增高的趋势，60岁及以上更加显著。根据世界卫生组织统计，糖尿病并发症高达100多种，是目前已知并发症最多的一种疾病。课题组前期研究显示，与非糖尿病人群相比，糖尿病患者的外周循环疾病、肾衰竭、视网膜和视力损害、心力衰竭（简称“心衰”）和缺血性心脏病的风险均高于非糖尿病人群（*OR*值分别为3.4、2.5、1.9、1.9和1.6），糖尿病患者发生肿瘤和心衰后的年人均医疗费用高出非糖尿病患者2万～3万元。从前期研究来看，糖尿病患者80%的经济负担来自糖尿病的共患病。结合卫生服务调查的特点，如果仅采用因为糖尿病的两周就诊和住院记录，可能会缺失一部分因糖尿病共患病而就医的患者，但这部分患者的经济负担也是进行糖尿病患者的疾病经济负担研究不可或缺的一部分，也是既往研究中比较缺乏的部分。为了发挥卫生服务调查的优势，全面分析糖尿病患者的疾病经济负担及其影响因素，本研究以糖尿病患者为研究对象，结合其卫生服务利用和糖尿病规范化管理状况，分析糖尿病患者的疾病经济负担。

本研究以两条标准界定糖尿病患者：①患者自报有医生确诊的糖尿病；②在门诊或住院记录中有糖尿病诊断，满足两者之一即界定为糖尿病患者。

第二节　慢性病疾病经济负担的界定和测算

一、慢性病疾病经济负担范围及分类

全国卫生服务调查中包含自我报告的两周自我医疗费用、两周门诊自付费用、两周门诊其他费用、住院医药费用、住院医药自付费用、住院其他费用、院外医疗费用。其中院外医疗费用为2018年卫生服务调查增加的内容，在2013年卫生服务调查中未包含。

本研究的对象是60岁及以上的老年人，多数处于退休阶段，因病休工等生产力损失的情况较少。因此，根据卫生服务调查的特点，本研究的慢性病疾病经济负担不包含间接经济负担，仅包含老年人自我报告的用于慢性病疾病经济负担。

本研究的慢性病疾病经济负担在分析时分两类（表2-2-2）。一是根据调查的内容分为自我医疗费用、门诊费用（门诊自付费用和门诊其他费用）和住院自付费用（住院医药自付费用、院外医疗费用、住院其他费用）。二是根据疾病经济负担的概念分为直接医疗负担和直接非医疗负担，直接医疗负担包括自我医疗费用、门诊自付费用、住院医药自付费用和院外医疗费用；直接非医疗负担包括门诊其他费用和住院其他费用。

表2-2-2　本研究慢性病疾病经济负担范围及分类

分类一	内容	分类二	内容
自我医疗	自我医疗费用	直接医疗负担	自我医疗费用
门诊	门诊自付费用		门诊自付费用
	门诊其他费用		住院医药自付费用
住院自付	住院医药自付费用		院外医疗费用
	住院其他费用	直接非医疗负担	门诊其他费用
	院外医疗费用		住院其他费用

二、慢性病疾病经济负担的测算公式

老年人慢性病疾病经济负担测算包括两方面，一是各年龄组老年人慢性病总体疾病经济负担；二是老年人不同种类（13类）慢性病的疾病经济负担，具体分析从慢性病的直接医疗负担、直接非医疗负担两方面展开。

慢性病的直接医疗负担的计算公式为：

$$DMCi = [PHi \times QHi + PHIi_2 \times QHIi_2 + PVi \times QVi \times 26 + PMi \times QMi \times 26] \times POP$$

慢性病的直接非医疗负担测算公式为：

$$NDMCi = [PHIi_1 \times QHIi_1 + PVIi \times QVIi \times 26] \times POP$$

其中，*DMC*——直接医疗负担，*NDMC*——直接非医疗负担，*i*——某种慢性病。

PHi——某慢性病每次住院治疗的平均自付费用。

$PHIi_1$——某慢性病平均每次住院治疗用于交通、住宿、伙食、陪护等其他的费用。

$PHIi_2$——某慢性病平均每次在医院外接受检查、手术、购买药品、耗材等的费用。

PVi——某慢性病每次门诊的平均自付费用。

PMi——某慢性病每次自我医疗的平均自付费用。

PVIi——某慢性病平均每次门诊用于交通和其他非医疗费的费用。

QHi——12个月内某慢性病住院人次/被调查人数。

QHi_1——12个月内某慢性病住院发生交通、住宿、伙食、陪护等费用的人次/被调查人次。

QHi_2——12个月内某慢性病在医院外接受检查、手术、购买药品、耗材等费用的人次/被调查人次。

QVi——某慢性病两周门诊自付次数/被调查人数。

QMi——某慢性病两周自我医疗的次数/被调查人数。

QVIi——某慢性病两周门诊发生交通和其他非医疗费费用的人次/被调查人次。

POP——某年老年人数。

第三章 调查老年人慢性病疾病经济负担

第一节　调查老年人慢性病疾病经济负担总量

2018年调查老年人（69 685人）慢性病疾病经济负担为6.1亿元，其中直接医疗负担5.4亿元，占88.1%，直接非医疗负担0.7亿元，占11.9%；与2013年（占87.5%）相比，直接医疗负担占比有所增高。2018年直接医疗负担中门诊自付、住院医药自付、自我医疗和院外医疗费用分别占70.1%、17.1%、11.8%和1.0%；直接非医疗负担中门诊其他费用、住院其他费用分别占78.3%和21.7%。门诊自付费用是最主要的自付疾病经济负担。结果详见表2-3-1。

表2-3-1　调查老年人慢性病疾病经济负担

费用类别	2013年		2018年	
	费用（万元）	占比（%）	费用（万元）	占比（%）
直接医疗负担	13 257.0	87.5	54 062.8	88.1
门诊自付费用	6783.6	51.2	37 911.6	70.1
住院医药自付费用	5142.4	38.8	9227.6	17.1
自我医疗费用	1331.0	10.0	6371.8	11.8
院外医疗费用	—	—	551.8	1.0
直接非医疗负担	1896.1	12.5	7328.6	11.9
门诊其他费用	978.8	51.6	5468.9	78.3
住院其他费用	917.3	48.4	1859.7	21.7
合计	15 153.1	100.0	61 391.4	100.0

一、年龄组构成

从年龄构成看，2013年60～64岁年龄组老年人的慢性病疾病经济负担占比较大，这与该年龄组的老年人数占比较大有关，2018年，该年龄组人口进入65～69岁组，同样是2018年总费用占比最大的年龄组。与2013年相比，2018年80岁及以上老年人的慢性病疾病经济负担占比增加，占老年人慢性病疾病经济负担的18.9%。结果详见表2-3-2。

表2-3-2　调查老年人各年龄组慢性病疾病经济负担

年龄组	2013年		2018年	
	费用（万元）	占比（%）	费用（万元）	占比（%）
60～64岁	4357.1	28.8	15 200.4	24.8
65～69岁	3474.9	22.9	15 758.5	25.7
70～74岁	2869.5	18.9	10 861.5	17.7
75～79岁	2529.1	16.7	7946.0	12.9
80岁及以上	1922.3	12.7	11 623.9	18.9
合计	15 152.9	100.0	6 1390.3	100.0

二、疾病构成

2018年调查老年人慢性病疾病经济负担前五位的疾病种类为循环系统疾病（32.8%）、肌肉骨骼及结缔组织疾病（19.5%）、恶性肿瘤（13.7%）、呼吸系统疾病（7.9%）、内分泌营养和代谢性疾病及免疫性疾病（5.6%）。2013年老年人慢性病疾病经济负担前五位的疾病为循环系统疾病（40.1%）、肌肉骨骼及结缔组织疾病（17.3%）、呼吸系统疾病（8.7%）、恶性肿瘤（7.6%）、消化系统疾病（7.4%）。从两次调查疾病经济负担构成变化看，恶性肿瘤疾病经济负担占比增长幅度最大，提高了

6.1个百分点，循环系统疾病占比降幅最大，下降了7.3个百分点。结果详见表2-3-3。

表2-3-3　调查老年人各类慢性病疾病经济负担及构成

疾病类型	2013年		2018年	
	费用（万元）	构成比（%）	费用（万元）	构成比（%）
恶性肿瘤	1148.6	7.6	8412.0	13.7
内分泌营养和代谢性疾病及免疫性疾病	939.2	6.2	3408.0	5.6
血液和造血器官疾病	119.6	0.8	905.6	1.5
精神病	72.0	0.5	235.5	0.4
神经系统疾病	318.8	2.1	1857.9	3.0
眼及附器疾病	511.4	3.4	2282.7	3.7
循环系统疾病	6071.8	40.1	20 124.3	32.8
呼吸系统疾病	1318.6	8.7	4874.4	7.9
消化系统疾病	1115.4	7.4	3430.4	5.6
泌尿生殖系统疾病	739.3	4.9	3352.8	5.5
皮肤和皮下组织病	177.7	1.2	537.6	0.9
肌肉骨骼及结缔组织疾病	2616.1	17.3	11 968.1	19.5
先天异常	4.5	0.0297	2.0	0.0033
合计	15 153.1	100.0	61 391.4	100.0

第二节　调查老年人慢性病疾病经济负担的地区和城乡差异

2018年调查老年人的人均慢性病疾病经济负担，东、中、西部地区分别为10 009.3元、8382.8元和7901.1元，城市地区和农村地区分别为10 882.1元和6505.0元。2013年调查老年人的人均慢性病疾病经济负担，东、中、西部地区分别为2468.7元、2440.3元和2541.9元，城市和农村地区分别为2805.9元和2124.1元。与2013年相比，东部与中、西部地区，城市地区与农村地区的差异增大。结果详见表2-3-4。

表2-3-4　不同地区老年人人均慢性病疾病经济负担

年份	东部地区	中部地区	西部地区	城市地区	农村地区
2013年					
调查人口数（人）	22 308	20 063	18 686	32 031	29 026
疾病经济负担合计（万元）	5507.2	4896.0	4749.9	8987.7	6165.4
人均疾病经济负担（元）	2468.7	2440.3	2541.9	2805.9	2124.1
2018年					
调查人口数（人）	24 835	23 216	21 607	36 734	32 924
疾病经济负担合计（万元）	24 858.1	19 461.5	17 071.9	39 974.4	21 417.0
人均疾病经济负担（元）	10 009.3	8382.8	7901.1	10 882.1	6505.0

第三节　调查老年人慢性病疾病经济负担构成

卫生服务调查分别从自我医疗、门诊和住院三个方面调查疾病治疗的费用发生情况，老年人慢性病疾病经济负担包括自我医疗费用、门诊费用、住院自付费用三部分。其中，自我医疗费用指自购药费用；门诊费用包括门诊自付费用和门诊其他费用两部分；住院自付费用包括住院医药自付费用、住院其他费用、院外医疗费用三部分。

从费用构成来看，2013年、2018年各年龄组老年人慢性病疾病经济负担中，门诊费用占比均为最高，分别为51.2%和70.7%。从不同年龄组来看，2018年，随着年龄的增长，门诊费用占比逐渐增大，80岁及以上组的费用占比最高，为81.9%；同时，老年人的住院自付费用占比随着年龄的增长逐渐降低，80岁及以上组的费用占比下降到12.4%（表2-3-5、表2-3-6）。

表2-3-5　2013年不同年龄组老年人慢性病疾病经济负担及占比

年龄组	自我医疗费用		门诊费用		住院自付费用	
	费用（万元）	百分比（%）	费用（万元）	百分比（%）	费用（万元）	百分比（%）
60～64岁	385.5	8.8	2291.9	52.6	1679.7	38.6
65～69岁	296.5	8.5	1723.4	49.6	1455.0	41.9
70～74岁	265.9	9.3	1425.6	49.7	1178.1	41.1
75～79岁	213.9	8.5	1320.7	52.2	994.5	39.3
80岁及以上	169.3	8.8	1000.6	52.1	752.3	39.1
总体情况	1331.0	8.8	7762.2	51.2	6059.7	40.0

表2-3-6　2018年不同年龄组老年人慢性病疾病经济负担及占比

年龄组	自我医疗费用		门诊费用		住院自付费用	
	费用（万元）	百分比（%）	费用（万元）	百分比（%）	费用（万元）	百分比（%）
60～64岁	1805.6	11.9	10 223.7	67.3	3171.1	20.9
65～69岁	1701.8	10.8	10 728.8	68.1	3327.9	21.1
70～74岁	1328.3	12.2	7409.0	68.2	2124.2	19.6
75～79岁	870.8	11.0	5496.6	69.2	1578.7	19.9
80岁及以上	665.3	5.7	9521.3	81.9	1437.3	12.4
总体情况	6371.8	10.4	43 379.4	70.7	11 639.2	19.0

2013年，老年人慢性病疾病经济负担中血液和造血器官疾病的门诊费用占比最高，为68.8%，恶性肿瘤、眼及附器疾病和先天异常住院自付费用占比高于门诊费用占比，其他疾病住院自付费用占比低于门诊费用占比；2018年，老年人慢性病疾病经济负担中，恶性肿瘤的门诊费用占比最高，为88.4%，各类疾病门诊费用占比均高于住院自付费用占比，并且住院自付费用占比普遍降低，多类疾病的住院自付费用占比低于20%（表2-3-7、表2-3-8）。

表2-3-7　2013年老年人各类慢性病疾病经济负担及其占比

疾病种类	自我医疗费用		门诊费用		住院自付费用	
	费用（万元）	构成比（%）	费用（万元）	构成比（%）	费用（万元）	构成比（%）
恶性肿瘤	22.6	2.0	486.2	42.3	639.9	55.7
内分泌营养和代谢性疾病及免疫性疾病	172.2	18.3	499.7	53.2	267.3	28.5
血液和造血器官疾病	3.8	3.2	82.3	68.8	33.5	28.0
精神病	5.8	8.0	33.4	46.4	32.8	45.5
神经系统疾病	22.5	7.1	161.7	50.7	134.7	42.2
眼及附器疾病	23.8	4.7	187.7	36.7	299.9	58.6
循环系统疾病	660.0	10.9	3169.3	52.2	2242.4	36.9
呼吸系统疾病	102.7	7.8	794.9	60.3	421.0	31.9
消化系统疾病	51.0	4.6	535.2	48.0	529.3	47.4
泌尿生殖系统疾病	45.1	6.1	365.0	49.4	329.1	44.5
皮肤和皮下组织病	18.3	10.3	121.7	68.5	37.7	21.2
肌肉骨骼及结缔组织疾病	203.2	7.8	1325.1	50.7	1087.7	41.6
先天异常	0	0	0.2	4.1	4.3	95.9
总体情况	1331.0	8.8	7762.4	51.2	6059.6	40.0

一、两周自我医疗费用

2018年，调查老年人慢性病两周自我医疗费用为245.1万元，次均费用为168.2元。分年龄组来看，2013年患者的次均门诊费用随年龄增长递增，80岁及以上组的两周自我医疗次均费用最高，比平均值高出15.3%；2018年，在65～79岁组呈现随年龄增长而次均费用增长的趋势，但80岁及以上组的次均费用又下降到所有老年人的平均水平。结果详见表2-3-9。

表2-3-8　2018年老年人各类慢性病疾病经济负担及其占比

疾病种类	自我医疗费用		门诊费用		住院自付费用	
	费用（万元）	构成比（%）	费用（万元）	构成比（%）	费用（万元）	构成比（%）
恶性肿瘤	88.0	1.0	7433.0	88.4	891.0	10.6
内分泌营养和代谢性疾病及免疫性疾病	826.6	24.3	2100.0	61.6	481.3	14.1
血液和造血器官疾病	14.8	1.6	713.5	78.8	177.2	19.6
精神病	31.9	13.5	165.3	70.2	38.3	16.3
神经系统疾病	145.3	7.8	1421.2	76.5	291.5	15.7
眼及附器疾病	178.7	7.8	1413.1	61.9	690.9	30.3
循环系统疾病	2937.0	14.6	13 392.5	66.5	3794.8	18.9
呼吸系统疾病	583.6	12.0	3402.5	69.8	888.3	18.2
消化系统疾病	204.4	6.0	2207.8	64.4	1018.2	29.7
泌尿生殖系统疾病	128.8	3.8	2577.1	76.9	646.9	19.3
皮肤和皮下组织病	66.9	12.4	362.5	67.4	108.2	20.1
肌肉骨骼及结缔组织疾病	1165.8	9.7	8190.8	68.4	2611.5	21.8
先天异常	0	0	1.2	57.6	0.9	42.4
总体情况	6371.8	10.4	43 380.5	70.7	11 639.0	19.0

表2-3-9　不同年份、年龄组老年人两周自我医疗费用

年龄组	2013年			2018年			次均费用增长率（%）
	人次数	总费用（万元）	次均费用（元）	人次数	总费用（万元）	次均费用（元）	
60～64岁	1486	14.8	99.8	4098	69.4	169.5	69.8
65～69岁	1137	11.4	100.3	4186	65.5	156.4	55.9
70～74岁	942	10.2	108.5	2936	51.1	174.0	60.4
75～79岁	725	8.2	113.5	1841	33.5	181.9	60.3
80岁及以上	532	6.5	122.4	1509	25.6	169.6	38.6
总体情况	4822	51.2	106.2	14 570	245.1	168.2	58.4

老年人慢性病两周自我医疗费用2018年排名前五位的疾病为循环系统疾病（46.1%）、肌肉骨骼及结缔组织疾病（18.3%）、内分泌营养和代

谢性疾病及免疫性疾病（13.0%）、呼吸系统疾病（9.2%）、消化系统疾病（3.2%）。2013年排名前五位的疾病为循环系统疾病（49.6%）、肌肉骨骼及结缔组织疾病（15.3%）、内分泌营养和代谢性疾病及免疫性疾病（12.9%）、呼吸系统疾病（7.7%）、消化系统疾病（3.8%）（表2-3-10）。

表2-3-10　不同年份老年人各类慢性病两周自我医疗费用及占比

疾病类型	2013年		2018年	
	自我医疗费用（万元）	占比（%）	自我医疗费用（万元）	占比（%）
恶性肿瘤	0.9	1.7	3.4	1.4
内分泌营养和代谢性疾病及免疫性疾病	6.6	12.9	31.8	13.0
血液和造血器官疾病	0.1	0.3	0.6	0.2
精神病	0.2	0.4	1.2	0.5
神经系统疾病	0.9	1.7	5.6	2.3
眼及附器疾病	0.9	1.8	6.9	2.8
循环系统疾病	25.4	49.6	113.0	46.1
呼吸系统疾病	3.9	7.7	22.4	9.2
消化系统疾病	2.0	3.8	7.9	3.2
泌尿生殖系统疾病	1.7	3.4	5.0	2.0
皮肤和皮下组织病	0.7	1.4	2.6	1.0
肌肉骨骼及结缔组织疾病	7.8	15.3	44.8	18.3
先天异常	0	0	0	0
合计	51.2	100.0	245.1	100.0

按东、中、西部地区分，2018年老年人的慢性病次均两周自我医疗费用东部、中部和西部分别为152.1元、172.5元和177.7元；2013年分别为99.5元、122.2元和96.9元。从2013年到2018年，西部地区老年人的慢性病次均两周自我医疗费用增长最快，增长率为83.4%。其中，西部地区神经系统疾病、呼吸系统疾病、眼及附器疾病、精神病四类疾病的次均费用增长最多，增长率分别为318.1%、171.0%、162.5%和154.1%。此外，恶性肿瘤疾病中部地区的次均自我医疗费用增长速度也较快（表2-3-11）。

表2-3-11 不同年份、地区老年人慢性病两周自我医疗费用

疾病类型	2013年						2018年					
	东部地区		中部地区		西部地区		东部地区		中部地区		西部地区	
	人次数	次均费用（元）	人次数	次均费用（元）	人次数	次均费用（元）	人次数	次均费用（元）	人次数	次均费用（元）	人次数	次均费用（元）
恶性肿瘤	9	313.8	15	240.1	8	282.8	17	442.9	17	620.9	39	404.2
内分泌营养和代谢性疾病及免疫性疾病	135	160.3	183	138.6	146	131.8	549	186.9	554	207.8	450	222.6
血液和造血器官疾病	2	65.0	1	700.0	6	106.7	5	44.0	13	144.4	23	156.5
精神病	3	5.0	6	306.7	5	75.0	12	121.7	14	485.7	21	190.6
神经系统疾病	19	169.7	19	195.9	23	73.9	67	171.3	78	212.6	90	309.0
眼及附器疾病	23	109.3	11	279.1	22	162.6	52	347.8	55	331.0	76	426.8
循环系统疾病	850	88.5	1027	93.0	990	83.9	2643	126.0	2842	145.2	2754	139.4
呼吸系统疾病	113	80.9	107	125.2	206	82.2	321	158.4	361	135.3	560	222.8
消化系统疾病	55	79.7	53	178.4	71	81.2	162	114.2	168	198.4	259	103.4
泌尿生殖系统疾病	25	97.8	29	226.2	38	219.6	64	155.7	79	321.3	86	165.0
皮肤和皮下组织病	9	102.2	11	241.5	20	172.7	32	153.1	48	245.2	57	158.9
肌肉骨骼及结缔组织疾病	150	107.6	160	201.9	272	109.3	522	225.2	570	222.7	910	224.1
先天异常	0	0	0	0	0	0	0	0	0	0	0	0
合计	1393	99.5	1622	122.2	1807	96.9	4446	152.1	4799	172.5	5325	177.7

按城乡分，2018年老年人的慢性病次均两周自我医疗费用城市地区和农村地区分别为186.5元和144.1元；2013年分别为117.7元和89.9元。农村地区老年人的慢性病次均两周自我医疗费用增长较快，增长率为60.3%，城市地区的增长率为58.5%。其中，城市地区神经系统疾病、眼及附器疾病两类疾病的次均费用增长最多，增长率分别为131.2%和103.7%；农村地区精神病、眼及附器疾病、恶性肿瘤、呼吸系统疾病的次均费用增长最多，增长率分别为382.6%、198.2%、152.8%和127.1%（表2-3-12）。

表2-3-12　不同年份城乡老年人各类慢性病两周自我医疗费用

疾病类型	2013年				2018年			
	城市地区		农村地区		城市地区		农村地区	
	人次数	次均费用（元）	人次数	次均费用（元）	人次数	次均费用（元）	人次数	次均费用（元）
恶性肿瘤	18	350.1	14	170.4	29	513.7	44	430.7
内分泌营养和代谢性疾病及免疫性疾病	323	148.9	141	128.7	1127	216.2	426	174.4
血液和造血器官疾病	3	252.7	6	118.7	21	167.5	20	109.0
精神病	9	223.9	5	43.0	29	294.0	18	207.5
神经系统疾病	34	139.3	27	144.8	123	322.0	112	145.2
眼及附器疾病	35	193.4	21	113.9	121	393.9	62	339.7
循环系统疾病	1690	100.3	1177	71.6	4810	150.1	3429	118.9
呼吸系统疾病	217	101.3	209	83.7	603	170.8	639	190.1
消化系统疾病	102	88.0	77	138.0	292	167.6	297	100.0
泌尿生殖系统疾病	60	203.0	32	161.5	103	294.5	126	152.5
皮肤和皮下组织病	22	195.9	18	151.2	82	192.7	55	180.5
肌肉骨骼及结缔组织疾病	307	150.9	275	115.8	945	282.9	1057	171.2
先天异常	0	0	0	0	0	0	0	0
合计	2820	117.7	2002	89.9	8285	186.5	6285	144.1

二、两周门诊费用

2018年，调查老年人慢性病两周门诊费用合计为1668.4万元，包括两周门诊自付费用1458.1万元和两周门诊其他费用210.3万元。

（一）两周门诊自付费用

分年龄组来看，两周门诊自付的人次数和次均费用均增长迅速，2018年调查老年人门诊就诊人次（20 590人次）达到2013年调查老年人（10 691人次）的近2倍；次均两周门诊自付费用为708.2元，比2013年增长190.2%。其中，80岁及以上组老年人的次均两周门诊自付费用增长率最高，为403.7%，其次为65～69岁组，增长率为187.9%（表2-3-13）。

表2-3-13　不同年份、年龄组老年人两周门诊自付费用

年龄组	2013年			2018年			次均费用增长率（%）
	人次数	总费用（万元）	次均费用（元）	人次数	总费用（万元）	次均费用（元）	
60～64岁	3234	76.0	235.1	5606	339.8	606.1	157.8
65～69岁	2509	56.8	226.2	5688	370.4	651.2	187.9
70～74岁	1939	49.2	253.5	4124	246.2	596.9	135.5
75～79岁	1657	44.8	270.2	2704	187.5	693.5	156.7
80岁及以上	1352	34.2	252.8	2468	314.3	1273.4	403.7
合计	10 691	260.9	244.0	20 590	1458.1	708.2	190.2

老年人慢性病两周门诊自付费用2018年排名前五位的疾病为循环系统疾病（31.1%）、肌肉骨骼及结缔组织疾病（18.2%）、恶性肿瘤（17.3%）、呼吸系统疾病（7.7%）、泌尿生殖系统疾病（6.1%）；2013年排名前五位的疾病为循环系统疾病（41.2%）、肌肉骨骼及结缔组织疾病（17.0%）、呼吸系统疾病（10.5%）、消化系统疾病（6.7%）、内分泌营养和代谢性疾病及免疫性疾病（6.6%）。恶性肿瘤门诊自付费用占比增速最

快（表2-3-14）。

表2-3-14　不同年份老年人各类慢性病两周门诊费用及占比

疾病类型	2013年				2018年			
	门诊自付费用（万元）	占比（%）	门诊其他费用（万元）	占比（%）	门诊自付费用（万元）	占比（%）	门诊其他费用（万元）	占比（%）
恶性肿瘤	15.0	5.7	3.7	9.8	252.9	17.3	33.0	15.7
内分泌营养和代谢性疾病及免疫性疾病	17.3	6.6	2.0	5.3	70.9	4.9	9.9	4.7
血液和造血器官疾病	2.8	1.1	0.4	1.1	25.8	1.8	1.6	0.8
精神病	1.2	0.5	0.1	0.3	5.0	0.3	1.4	0.7
神经系统疾病	5.6	2.1	0.6	1.6	49.9	3.4	4.8	2.3
眼及附器疾病	6.0	2.3	1.2	3.2	48.1	3.3	6.3	3.0
循环系统疾病	107.6	41.2	14.3	38.0	453.8	31.1	61.3	29.1
呼吸系统疾病	27.4	10.5	3.2	8.5	112.9	7.7	17.9	8.5
消化系统疾病	17.6	6.7	2.9	7.7	71.7	4.9	13.2	6.3
泌尿生殖系统疾病	12.1	4.6	2.0	5.3	89.3	6.1	9.8	4.7
皮肤和皮下组织病	4.1	1.6	0.6	1.6	12.3	0.8	1.6	0.8
肌肉骨骼及结缔组织疾病	44.4	17.0	6.6	17.6	265.7	18.2	49.4	23.5
先天异常	0.002	0.0008	0.005	0.0133	0.03	0.0021	0.015	0.0071
合计	260.9	100.0	37.6	100.0	1458.1	100.0	210.3	100.0

按东、中、西部地区分，2018年老年人的慢性病次均两周门诊自付费用东部、中部和西部分别为746.5元、788.2元和587.0元，较2013年分别增长了293.3%、160.5%和114.9%。而不同地区不同疾病的次均费用增长速度也有所不同，东部地区为恶性肿瘤增长较高，中部地区为精神病（336.5%）增长较高，西部地区为血液和造血器官疾病（407.2%）增长较高（表2-3-15）。

表2-3-15　不同年份、地区老年人慢性病两周门诊自付费用

疾病类型	2013年						2018年					
	东部地区		中部地区		西部地区		东部地区		中部地区		西部地区	
	人次数	次均费用（元）	人次数	次均费用（元）	人次数	次均费用（元）	人次数	次均费用（元）	人次数	次均费用（元）	人次数	次均费用（元）
恶性肿瘤	59	919.9	30	1328.8	35	1591.2	144	13 548.2	75	2541.4	62	6245.2
内分泌营养和代谢性疾病及免疫性疾病	588	109.9	232	177.7	245	272.4	1078	274.8	526	492.4	512	299.4
血液和造血器官疾病	12	687.5	8	533.5	17	901.9	34	1838.7	30	723.0	38	4574.1
精神病	17	273.2	3	170.0	6	1070.0	41	346.4	22	742.0	37	519.7
神经系统疾病	56	362.1	35	609.6	38	373.1	159	1000.4	106	1501.8	114	1585.2
眼及附器疾病	72	260.2	24	676.2	42	603.7	142	742.2	126	1673.9	130	1265.5
循环系统疾病	2814	138.9	1621	214.5	1795	188.1	4642	338.4	3125	634.3	2992	329.2
呼吸系统疾病	293	270.6	197	411.8	422	268.5	541	720.7	481	798.8	761	466.6
消化系统疾病	157	363.6	103	487.2	147	470.0	303	927.1	297	778.0	364	562.6
泌尿生殖系统疾病	101	304.6	60	581.3	95	578.0	209	2064.7	181	1768.2	187	756.0
皮肤和皮下组织病	41	207.7	29	597.8	47	315.2	116	359.3	112	392.4	117	319.0
肌肉骨骼及结缔组织疾病	457	325.4	313	475.1	479	305.5	925	992.3	714	1048.9	1145	864.5
先天异常	1	20.0	0	0	0	0	0	0	1	150.0	1	150.0
合计	4668	189.8	2655	302.6	3368	273.1	8334	746.5	5796	788.2	6460	587.0

按城乡分，2018年老年人的慢性病次均两周门诊自付费用城市地区和农村地区分别为866.5元和515.0元，2013年分别为252.4元和233.8元。次均两周门诊自付费用城市地区的增长率远高于农村地区。其中城市地区恶性肿瘤的次均费用增长最多，其次是血液和造血器官疾病；农村地区次均费用增长最多的是神经系统疾病，其次是恶性肿瘤（表2-3-16）。

表2-3-16　不同年份城乡老年人各类慢性病两周门诊自付费用

疾病类型	2013年				2018年			
	城市地区		农村地区		城市地区		农村地区	
	人次数	次均费用（元）	人次数	次均费用（元）	人次数	次均费用（元）	人次数	次均费用（元）
恶性肿瘤	84	1084.6	40	1468.3	188	11 555.6	93	3831.2
内分泌营养和代谢性疾病及免疫性疾病	771	144.7	294	207.4	1464	346.9	652	307.7
血液和造血器官疾病	15	586.1	22	866.4	65	3364.6	37	1062.7
精神病	11	220.1	15	610.3	65	507.4	35	479.3
神经系统疾病	84	413.6	45	467.7	227	1351.1	152	1264.9
眼及附器疾病	83	452.8	55	413.2	245	1439.4	153	837.7
循环系统疾病	3420	181.2	2810	162.4	5949	467.1	4810	365.7
呼吸系统疾病	450	348.5	462	253.0	864	800.5	919	476.2
消化系统疾病	193	520.9	214	354.4	469	727.1	495	759.1
泌尿生殖系统疾病	153	531.0	103	381.8	307	2110.9	270	907.0
皮肤和皮下组织病	62	458.2	55	222.9	189	493.0	156	190.9
肌肉骨骼及结缔组织疾病	575	376.2	674	337.5	1283	1294.9	1501	663.0
先天异常	1	20.0	0	0	1	150.0	1	150.0
合计	5902	252.4	4789	233.8	11 316	866.5	9274	515.0

（二）两周门诊其他费用

分年龄组来看，各年龄组两周门诊其他费用的人次数和次均费用均增长迅速，总体次均两周门诊其他费用为102.1元，比2013年增长193.3%。其中，80岁及以上组老年人的次均两周门诊其他费用增长率最高，其次为70～74岁组（表2-3-17）。

表2-3-17　不同年份、年龄组老年人两周门诊其他费用

年龄组	2013年			2018年			次均费用增长率（%）
	人次数	总费用（万元）	次均费用（元）	人次数	总费用（万元）	次均费用（元）	
60～64岁	3257	12.1	37.2	5612	53.5	95.3	156.1
65～69岁	2538	9.5	37.5	5688	42.2	74.3	98.1
70～74岁	1960	5.7	28.9	4129	38.8	94.0	225.2
75～79岁	1673	6.0	36.0	2708	23.9	88.2	144.9
80岁及以上	1379	4.3	31.2	2469	51.9	210.3	574.2
合计	10 807	37.6	34.8	20 606	210.3	102.1	193.3

老年人慢性病两周门诊其他费用2018年排名前五的疾病为循环系统疾病（29.1%）、肌肉骨骼及结缔组织疾病（23.5%）、恶性肿瘤（15.7%）、呼吸系统疾病（8.5%）和消化系统疾病（6.3%）；2013年排名前五的为循环系统疾病（38.0%）、肌肉骨骼及结缔组织疾病（17.6%）、恶性肿瘤（9.8%）、呼吸系统疾病（8.5%）和消化系统疾病（7.7%）（表2-3-14）。

按东、中、西部地区分，2018年东部地区老年人的慢性病次均两周门诊其他费用增长最快，为317.1%。东部地区次均两周门诊其他费用增长率排名前三的疾病为恶性肿瘤（579.8%）、呼吸系统疾病（434.9%）和肌肉骨骼及结缔组织疾病（385.3%）；中部地区的前三位为呼吸系统疾病（198.3%）、内分泌营养和代谢性疾病及免疫性疾病（163.3%）和肌肉骨骼及结缔组织疾病（160.2%）；西部地区的前三位为精神病（416.5%）、神经系统疾病（230.8%）和肌肉骨骼及结缔组织疾病（209.8%）（表2-3-18）。

表 2-3-18　不同年份、地区老年人慢性病两周门诊其他费用

疾病类型	2013年						2018年					
	东部地区		中部地区		西部地区		东部地区		中部地区		西部地区	
	人次数	次均费用（元）	人次数	次均费用（元）	人次数	次均费用（元）	人次数	次均费用（元）	人次数	次均费用（元）	人次数	次均费用（元）
恶性肿瘤	83	297.8	36	237.2	36	108.4	145	2024.5	75	324.9	62	196.7
内分泌营养和代谢性疾病及免疫性疾病	583	7.4	222	33.0	246	32.6	1078	27.3	526	86.9	511	47.1
血液和造血器官疾病	12	132.7	8	16.9	17	121.4	34	207.0	30	25.4	38	226.5
精神病	17	53.8	3	16.7	6	53.3	41	68.8	22	37.8	37	275.3
神经系统疾病	57	24.1	39	49.6	41	75.1	159	63.4	106	87.1	114	248.4
眼及附器疾病	75	66.7	23	123.7	44	91.5	142	58.0	126	162.1	130	261.6
循环系统疾病	2825	13.9	1605	35.0	1806	26.3	4651	39.1	3117	72.9	2996	68.2
呼吸系统疾病	300	29.5	215	40.8	423	34.0	542	157.8	481	121.7	763	46.4
消化系统疾病	158	65.7	110	62.2	156	78.6	303	155.8	298	145.3	364	115.0
泌尿生殖系统疾病	103	50.1	66	99.6	97	83.6	209	204.5	181	203.0	189	99.3
皮肤和皮下组织病	42	42.1	29	98.1	49	31.4	115	49.4	112	36.6	117	57.2
肌肉骨骼及结缔组织疾病	462	44.8	323	75.4	489	42.7	927	217.4	715	196.2	1148	132.3
先天异常	1	50.0	0	0	0	0	0	0	1	150.0	1	0
合计	4718	26.3	2679	47.2	3410	37.0	8346	109.7	5790	105.6	6470	89.1

按城乡分，2018年老年人慢性病次均两周门诊其他费用城市地区和农村地区分别为107.7元和95.2元，城市地区的次均两周门诊其他费用增长更快，比2013年增长275.3%。其中，城市地区次均两周门诊其他费用增长率排名前三的疾病为精神病（1604.9%）、恶性肿瘤（1371.7%）和肌肉骨骼及结缔组织疾病（306.2%），而农村地区增长率最高的为消化系统疾病（233.9%），其次是肌肉骨骼及结缔组织疾病（195.0%）和神经系统疾病（144.3%）（表2-3-19）。

表2-3-19　不同年份城乡老年人各类慢性病两周门诊其他费用

疾病类型	2013年				2018年			
	城市地区		农村地区		城市地区		农村地区	
	人次数	次均费用（元）	人次数	次均费用（元）	人次数	次均费用（元）	人次数	次均费用（元）
恶性肿瘤	89	102.4	66	424.9	189	1507.0	93	487.0
内分泌营养和代谢性疾病及免疫性疾病	756	12.2	295	35.3	1464	34.5	651	74.7
血液和造血器官疾病	15	22.3	22	157.1	65	208.5	37	77.2
精神病	11	10.3	15	78.1	65	175.6	35	69.3
神经系统疾病	89	33.7	48	70.6	228	94.7	151	172.5
眼及附器疾病	86	67.0	56	109.1	245	155.5	153	160.6
循环系统疾病	3428	21.4	2808	24.7	5955	56.3	4809	57.8
呼吸系统疾病	458	31.3	480	36.8	867	116.2	919	85.7
消化系统疾病	204	85.3	220	54.9	470	88.6	495	183.3
泌尿生殖系统疾病	156	49.6	110	110.1	308	200.7	271	134.5
皮肤和皮下组织病	64	34.1	56	70.9	188	77.0	156	12.8
肌肉骨骼及结缔组织疾病	594	47.1	680	55.8	1289	191.3	1501	164.6
先天异常	1	50.0	0	0	1	0	1	150.0
合计	5951	28.7	4856	42.4	11 334	107.7	9272	95.2

三、住院费用

（一）住院医药费用

2018年，调查老年人自我报告慢性病住院医药费用为23 035.9万元，次均住院医药费用为11 262.3元，比2013年增长10.9%；60～64岁组和75～79岁组老年人的次均住院医药费用增长率最高，分别为19.9%和16.8%。2018年调查老年人慢性病住院次均医药费用比《中国卫生健康统计年鉴2019》中2018年公立医院住院患者次均医药费用9976.4元高1285.9元。结果详见表2-3-20。

表2-3-20　不同年份、年龄组老年人住院医药费用

年龄组	2013年			2018年			次均费用增长率（%）
	人次数	总费用（万元）	次均费用（元）	人次数	总费用（万元）	次均费用（元）	
60～64岁	3393	3300.6	9727.5	5005	5839.6	11 667.6	19.9
65～69岁	2971	2991.4	10 068.7	5556	6119.7	11 014.6	9.4
70～74岁	2500	2613.9	10 455.5	4151	4350.8	10 481.3	0.2
75～79岁	2198	2183.7	9934.8	3025	3511.6	11 608.6	16.8
80岁及以上	1738	1914.7	11 016.8	2717	3214.1	11 829.7	7.4
合计	12 800	13 004.2	10 159.6	20 454	23 035.9	11 262.3	10.9

老年人慢性病住院医药费用2018年排名前五位的疾病为循环系统疾病（33.1%）、肌肉骨骼及结缔组织疾病（20.8%）、呼吸系统疾病（9.2%）、消化系统疾病（8.5%）、恶性肿瘤（6.9%）；2013年排名前五位的疾病为循环系统疾病（38.4%）、肌肉骨骼及结缔组织疾病（16.4%）、恶性肿瘤（9.7%）、消化系统疾病（8.1%）、呼吸系统疾病（7.9%）（表2-3-21）。

表2-3-21 不同年份老年人慢性病住院医药费用及占比

疾病类型	2013年		2018年	
	费用（万元）	占比（%）	费用（万元）	占比（%）
恶性肿瘤	1260.8	9.7	1593.0	6.9
内分泌营养和代谢性疾病及免疫性疾病	673.3	5.2	1073.5	4.7
血液和造血器官疾病	60.6	0.5	344.0	1.5
精神病	49.5	0.4	73.6	0.3
神经系统疾病	289.8	2.2	629.5	2.7
眼及附器疾病	607.7	4.7	1321.9	5.7
循环系统疾病	4990.2	38.4	7617.8	33.1
呼吸系统疾病	1028.5	7.9	2120.2	9.2
消化系统疾病	1051.4	8.1	1947.6	8.5
泌尿生殖系统疾病	757.5	5.8	1348.4	5.9
皮肤和皮下组织病	89.6	0.7	178.5	0.8
肌肉骨骼及结缔组织疾病	2137.2	16.4	4786.1	20.8
先天异常	8.2	0.0631	1.8	0.0078
合计	13 004.2	100.0	23 035.9	100.0

按东、中、西部地区分，2018年老年人慢性病次均住院医药费用东部、中部和西部分别为14 864.6元、9799.1元和9659.9元。西部地区老年人的慢性病次均住院医药费用增长最快，为21.3%。其中，东部地区血液和造血器官疾病次均住院医药费用增长最高，为198.8%；而恶性肿瘤东部、中部、西部地区的次均住院医药费用均有所下降，分别降低7.5%、19.3%和29.1%（表2-3-22、表2-3-23）。

按城乡分，2018年老年人慢性病次均住院医药费用城市地区和农村地区分别为13 862.1元和8311.9元，与2013年相比增长率分别为14.0%和12.4%。其中，城市地区血液和造血器官疾病次均住院医药费用增长

表2-3-22　2013年不同地区老年人慢性病次均住院医药费用

疾病类型	东部地区		中部地区		西部地区	
	人次数	次均费用（元）	人次数	次均费用（元）	人次数	次均费用（元）
恶性肿瘤	220	30 427.0	157	24 415.6	76	27 382.4
内分泌营养和代谢性疾病及免疫性疾病	257	8700.1	292	9498.6	232	7427.0
血液和造血器官疾病	20	10 844.7	29	7826.1	23	7067.2
精神病	19	11 354.7	11	8936.4	22	8229.9
神经系统疾病	106	9996.2	102	8964.2	107	8635.1
眼及附器疾病	189	15 230.1	183	11 647.8	177	6028.7
循环系统疾病	1737	11 975.3	1967	8688.7	1690	7106.7
呼吸系统疾病	420	9767.2	433	5777.9	662	5560.0
消化系统疾病	339	12 966.4	305	9571.5	374	8552.9
泌尿生殖系统疾病	228	12 960.4	239	10 248.5	198	10 963.7
皮肤和皮下组织病	46	6141.9	53	5284.0	66	5047.3
肌肉骨骼及结缔组织疾病	532	16 938.9	582	9405.2	694	9922.6
先天异常	4	4125.0	2	14 500.0	7	5208.4
合计	4117	13 326.4	4355	9350.7	4328	7961.0

最高，为240.8%；恶性肿瘤的次均住院医药费用下降10.6%。农村地区先天异常的次均住院医药费用增长最高；恶性肿瘤、血液和造血器官疾病、泌尿生殖系统疾病次均住院医药费用分别下降22.3%、9.2%和3.4%（表2-3-24）。

（二）住院自付费用

住院自付费用包括住院医药自付费用，交通、住宿、伙食、陪护等其他费用（住院其他费用），以及在医院外接受检查、手术、购买药品、耗材等的费用（院外医疗费用）三部分。

表2-3-23　2018年不同地区老年人慢性病次均住院医药费用

疾病类型	东部地区		中部地区		西部地区	
	人次数	次均费用（元）	人次数	次均费用（元）	人次数	次均费用（元）
恶性肿瘤	315	28 150.9	185	19 704.1	176	19 415.3
内分泌营养和代谢性疾病及免疫性疾病	352	10 632.5	467	8254.1	382	8214.5
血液和造血器官疾病	58	32 399.4	61	14 263.2	67	10 313.1
精神病	19	9816.8	27	8977.4	30	10 252.0
神经系统疾病	189	12 575.9	211	9816.2	181	10 204.8
眼及附器疾病	363	15 281.9	323	13 533.6	324	10 185.0
循环系统疾病	2215	12 499.2	3077	8780.2	2383	9012.0
呼吸系统疾病	671	10 367.1	759	6749.5	1147	7953.3
消化系统疾病	484	15 440.5	532	12 232.7	498	11 033.5
泌尿生殖系统疾病	341	16 570.9	334	10 968.4	360	11 584.3
皮肤和皮下组织病	55	15 399.1	87	5573.9	95	4770.2
肌肉骨骼及结缔组织疾病	1040	18 741.2	1234	11 062.4	1410	10 439.0
先天异常	0	0	1	12 000.0	1	5500.0
合计	6102	14 864.6	7298	9799.1	7054	9659.9

2018年调查老年人慢性病住院自付费用合计为11 639.1万元，包括住院医药自付费用9227.6万元、住院其他费用1859.7万元、院外医疗费用551.8万元。2013年调查老年人慢性病住院自付费用合计为6059.7万元，包括住院医药自付费用5142.4万元、住院其他费用917.3万元。

1. 住院医药自付费用　2018年总体次均住院医药自付费用为4506.3元，比2013年增长12.2%。分年龄组来看，2018年各年龄组调查老年人次均住院医药自付费用较2013年均有所增长，较低和较高年龄组增长较

表2-3-24　不同年份城乡老年人各类慢性病次均住院医药费用

疾病类型	2013年				2018年			
	城市地区		农村地区		城市地区		农村地区	
	人次数	次均费用（元）	人次数	次均费用（元）	人次数	次均费用（元）	人次数	次均费用（元）
恶性肿瘤	283	27 665.9	170	28 110.6	404	24 724.2	272	21 843.2
内分泌营养和代谢性疾病及免疫性疾病	563	9929.8	218	5239.0	817	10 212.6	384	6228.0
血液和造血器官疾病	32	7334.7	40	9292.2	113	24 994.1	73	8436.5
精神病	23	10 082.6	29	9075.8	38	10 193.8	38	9187.0
神经系统疾病	207	11 018.1	108	5714.4	390	12 982.0	191	6451.1
眼及附器疾病	337	12 906.8	212	8148.6	583	14 686.2	427	10 905.3
循环系统疾病	3092	11 852.7	2302	5757.4	3761	13 131.6	3914	6844.6
呼吸系统疾病	787	8081.4	728	5391.1	1285	9297.8	1292	7162.5
消化系统疾病	575	11 998.7	443	8159.0	846	14 612.8	668	10 648.6
泌尿生殖系统疾病	414	12 852.1	251	8981.6	564	16 662.1	471	8677.4
皮肤和皮下组织病	98	6076.8	67	4480.2	140	9461.9	97	4746.2
肌肉骨骼及结缔组织疾病	1007	13 822.5	801	9303.8	1931	16 120.1	1753	9545.3
先天异常	7	4785.7	6	8076.5	1	5500.0	1	12 000.0
合计	7425	12 160.8	5375	7395.1	10 873	13 862.1	9581	8311.9

快。60～64岁组在2013年的住院人次数最高，该年龄组人群在2018年进入65～69岁组后，依然是住院人次数最高的一组，且该组人口数占比也较高。2013年，随着年龄的上升，次均住院医药自付费用呈现递减的趋势；2018年，在60～74岁组，次均住院医药自付费用随着年龄的上升也呈现递减的趋势，但80岁及以上组的次均住院医药自付费用略高于

70岁组。结果详见表2-3-25。

表2-3-25　不同年份、年龄组老年人住院医药自付费用

年龄组	2013年			2018年			次均费用增长率（%）
	人次数	总费用（万元）	次均费用（元）	人次数	总费用（万元）	次均费用（元）	
60～64岁	3393	1437.8	4237.5	5005	2525.6	5046.1	19.1
65～69岁	2971	1257.5	4232.4	5568	2677.1	4808.0	13.6
70～74岁	2499	995.7	3984.5	4161	1682.3	4042.9	1.5
75～79岁	2198	846.3	3850.4	3023	1226.5	4057.2	5.4
80岁及以上	1738	605.1	3481.7	2720	1116.2	4103.6	17.9
合计	12 799	5142.4	4017.8	20 477	9227.6	4506.3	12.2

老年人慢性病住院医药自付费用2018年排名前五位的疾病为循环系统疾病（32.7%）、肌肉骨骼及结缔组织疾病（22.1%）、消化系统疾病（8.8%）、恶性肿瘤（7.9%）、呼吸系统疾病（7.5%）；2013年排名前五位的疾病为循环系统疾病（37.1%）、肌肉骨骼及结缔组织疾病（18.1%）、恶性肿瘤（10.8%）、消化系统疾病（8.9%）、呼吸系统疾病（6.5%）（表2-3-26、表2-3-27）。

按东、中、西部地区分，2018年老年人的慢性病次均住院医药自付费用分别为5992.2元、4216.8元和3523.2元，较2013年分别增长了13.8%、10.2%和16.6%。其中，西部地区血液和造血器官疾病次均住院医药自付费用增长最多，为79.7%；恶性肿瘤、皮肤和皮下组织病的次均住院医药自付费用分别下降21.4%和14.1%。东部地区皮肤和皮下组织病的次均住院医药自付费用增长最多，为237.6%；恶性肿瘤、精神病、神经系统疾病、先天异常的次均住院医药自付费用分别下降4.7%、56.6%、11.3%和100%。中部地区血液和造血器官疾病次均自付住院医

药费用增长较多，为48.9%；恶性肿瘤、精神病、先天异常次均住院医药自付费用分别下降17.9%、1.5%和34.5%（表2-3-28）。

按城乡分，2018年老年人的慢性病次均住院医药自付费用城市地区和农村地区分别为5325.9元和3576.3元，较2013年分别增长了21.3%和2.14%。城市地区的血液和造血器官疾病次均住院医药自付费用增长最高，为259.4%；精神病的次均住院医药自付费用下降24.3%。农村地区的先天异常次均住院医药自付费用增长最高；恶性肿瘤、血液和造血器官疾病、精神病、神经系统疾病、皮肤和皮下组织病的次均住院医药自付费用分别下降31.8%、33.0%、10.4%、4.8%和10.2%（表2-3-29）。

表2-3-26　2013年老年人各类慢性病住院自付费用及占比

病种	住院医药自付费用		住院其他费用	
	费用（万元）	占比（%）	费用（万元）	占比（%）
恶性肿瘤	557.3	10.8	82.6	9.0
内分泌营养和代谢性疾病及免疫性疾病	219.9	4.3	47.4	5.2
血液和造血器官疾病	27.6	0.5	5.9	0.6
精神病	21.8	0.4	11.0	1.2
神经系统疾病	113.3	2.2	21.4	2.3
眼及附器疾病	263.9	5.1	36.0	3.9
循环系统疾病	1907.7	37.1	334.7	36.5
呼吸系统疾病	335.9	6.5	85.2	9.3
消化系统疾病	456.9	8.9	72.3	7.9
泌尿生殖系统疾病	275.0	5.3	54.1	5.9
皮肤和皮下组织病	30.6	0.6	7.1	0.8
肌肉骨骼及结缔组织疾病	929.7	18.1	158.1	17.2
先天异常	2.7	0.1	1.6	0.2
合计	5142.4	100.0	917.3	100.0

表2-3-27　2018年老年人各类慢性病住院自付费用及占比

病种	住院医药自付费用		住院其他费用		院外医疗费用	
	费用（万元）	占比（%）	费用（万元）	占比（%）	费用（万元）	占比（%）
恶性肿瘤	730.9	7.9	107.0	5.8	53.2	9.6
内分泌营养和代谢性疾病及免疫性疾病	372.5	4.0	91.4	4.9	17.5	3.2
血液和造血器官疾病	144.0	1.6	30.0	1.6	3.2	0.6
精神病	26.3	0.3	10.5	0.6	1.5	0.3
神经系统疾病	229.1	2.5	46.6	2.5	15.8	2.9
眼及附器疾病	545.7	5.9	105.6	5.7	39.7	7.2
循环系统疾病	3015.7	32.7	604.6	32.5	174.6	31.6
呼吸系统疾病	694.8	7.5	160.3	8.6	33.2	6.0
消化系统疾病	815.6	8.8	151.0	8.1	51.6	9.3
泌尿生殖系统疾病	538.0	5.8	92.4	5.0	16.4	3.0
皮肤和皮下组织病	71.2	0.8	23.5	1.3	13.6	2.5
肌肉骨骼及结缔组织疾病	2043.3	22.1	436.5	23.5	131.7	23.9
先天异常	0.6	0.0065	0.3	0.0161	0	0
合计	9227.6	100.0	1859.7	100.0	551.8	100.0

表 2-3-28　不同年份、地区老年人慢性病次均住院医药自付费用

疾病	2013年						2018年					
	东部地区		中部地区		西部地区		东部地区		中部地区		西部地区	
	人次数	次均费用（元）	人次数	次均费用（元）	人次数	次均费用（元）	人次数	次均费用（元）	人次数	次均费用（元）	人次数	次均费用（元）
恶性肿瘤	220	13 130.9	157	11 183.4	76	12 215.9	315	12 508.6	183	9176.5	176	9599.4
内分泌营养和代谢性疾病及免疫性疾病	257	2976.4	292	2811.7	232	2644.0	351	3380.4	467	3202.3	382	2730.3
血液和造血器官疾病	20	5196.0	29	3386.1	23	3231.5	58	12 822.3	61	5041.8	67	5806.1
精神病	19	5720.0	11	3454.6	22	3257.4	19	2483.0	27	3403.8	30	4124.0
神经系统疾病	106	3922.5	102	3317.2	107	3537.5	189	3478.3	211	4317.5	184	3926.2
眼及附器疾病	189	6567.8	183	5086.5	177	2637.5	367	6209.3	324	5757.4	327	4014.6
循环系统疾病	1737	4495.8	1967	3505.8	1690	2587.1	2218	4859.0	3075	3854.3	2387	3153.6
呼吸系统疾病	420	3112.2	433	1953.2	662	1821.3	670	3575.6	761	2473.2	1150	2321.8
消化系统疾病	339	5760.6	305	4096.7	374	3654.9	484	6495.3	532	5303.8	497	4407.5
泌尿生殖系统疾病	228	4725.1	239	4125.9	198	3468.0	341	7243.2	334	4536.0	365	3823.3
皮肤和皮下组织病	46	2077.0	53	1907.9	66	1660.9	55	7012.9	87	2171.8	96	1426.2
肌肉骨骼及结缔组织疾病	532	7360.4	581	4464.6	694	4015.9	1037	8245.4	1234	4988.6	1414	4050.1
先天异常	4	1075.0	2	5500.0	7	1682.0	0	0	1	3600.0	1	2000.0
合计	4117	5267.3	4354	3827.6	4328	3020.6	6104	5992.2	7297	4216.8	7076	3523.2

表2-3-29　不同年份城乡老年人各类慢性病次均住院医药自付费用

疾病	2013年				2018年			
	城市地区		农村地区		城市地区		农村地区	
	人次数	次均费用（元）	人次数	次均费用（元）	人次数	次均费用（元）	人次数	次均费用（元）
恶性肿瘤	283	10 458	170	15 372.9	403	11 082.3	271	10 490.1
内分泌营养和代谢性疾病及免疫性疾病	563	2970	218	2418.8	816	3419.1	384	2434.9
血液和造血器官疾病	32	3003.2	40	4508.5	113	10 794.9	73	3019.5
精神病	23	3628.3	29	4651.5	38	2746.2	38	4169.6
神经系统疾病	207	3986.6	108	2846.4	392	4517.4	192	2708.4
眼及附器疾病	337	5139.5	212	4278.1	585	5792	433	4777.5
循环系统疾病	3092	4160.9	2302	2698.4	3769	5033.8	3911	2859.7
呼吸系统疾病	787	2297.1	728	2130.2	1287	3050.5	1294	2335.3
消化系统疾病	575	4867.3	443	3996.8	845	5603	668	5121.9
泌尿生殖系统疾病	414	4143.9	251	4121.4	565	5975.4	475	4219.7
皮肤和皮下组织病	98	1697.2	67	2089	140	3769.2	98	1876.3
肌肉骨骼及结缔组织疾病	1007	5831.6	800	4280.3	1931	6573.8	1754	4412.3
先天异常	7	1728.6	6	2495.7	1	2000.0	1	3600.0
合计	7425	4391.5	5374	3501.5	10 885	5325.9	9592	3576.3

2.住院其他费用　分年龄组来看，2018年次均住院其他费用为906.4元，比2013年增长25.9%。与住院医药自付费用的趋势一样，60～64岁组在2013年的住院人次数最高，该年龄组人群在2018年进入65～69岁组后，依然是住院人次数最高的一组。从次均费用来看，2013年80岁及以上组的次均费用最高，达852.5元；2018年60～65岁组的次均费用最高，为979.5元（表2-3-30）。

表2-3-30　不同年份、年龄组老年人住院其他费用

年龄组	2013年			2018年			次均费用增长率（%）
	人次数	总费用（万元）	次均费用（元）	人次数	总费用（万元）	次均费用（元）	
60～64岁	3380	242.0	715.8	5017	491.4	979.5	36.8
65～69岁	2963	197.5	666.7	5567	510.1	916.2	37.4
70～74岁	2486	182.4	733.6	4175	333.7	799.2	8.9
75～79岁	2188	148.2	677.3	3034	278.1	916.5	35.3
80岁及以上	1727	147.2	852.5	2725	246.4	904.3	6.1
合计	12 744	917.3	719.8	20 518	1859.7	906.4	25.9

老年人慢性病住院其他费用2018年排名前五位的疾病为循环系统疾病（32.5%）、肌肉骨骼及结缔组织疾病（23.5%）、呼吸系统疾病（8.6%）、消化系统疾病（8.1%）、恶性肿瘤（5.8%）；2013年排名前五位的疾病为循环系统疾病（36.5%）、肌肉骨骼及结缔组织疾病（17.2%）、呼吸系统疾病（9.3%）、恶性肿瘤（9.0%）、消化系统疾病（7.9%）（表2-3-26、表2-3-27）。

按东、中、西部地区分，2018年老年人慢性病次均住院其他费用分别为1090.8元、848.3元和807.1元，较2013年分别增长了27.1%、23.6%和29.8%。其中，西部地区眼及附器疾病次均住院其他费用增长率较高，为167.7%；恶性肿瘤、精神病、神经系统疾病、皮肤和皮下组织病的次均住院其他费用分别下降24.6%、43.7%、12.1%和4.2%。东部地区皮肤和皮下组织病的次均住院其他费用增长率较高，为342.3%；恶性肿瘤、血液和造血器官疾病、精神病、泌尿生殖系统疾病、先天异常的次均住院其他费用分别下降17.8%、3.0%、53.2%、1.5%和100%。中部地区先天异常的次均住院其他费用增长较高；恶性肿瘤、呼吸系统疾病次均住院其他费用分别下降0.4%和16.8%（表2-3-31）。

表 2-3-31　不同年份、地区老年人慢性病次均住院其他费用

疾病	2013年						2018年					
	东部地区		中部地区		西部地区		东部地区		中部地区		西部地区	
	人次数	次均费用（元）	人次数	次均费用（元）	人次数	次均费用（元）	人次数	次均费用（元）	人次数	次均费用（元）	人次数	次均费用（元）
恶性肿瘤	220	1744.9	155	1779.4	76	2182.8	315	1435.1	185	1772.0	176	1646.1
内分泌营养和代谢性疾病及免疫性疾病	257	621	291	661.8	232	523.7	352	803.8	467	702.6	382	791.9
血液和造血器官疾病	20	1227.5	29	722.8	23	580.0	58	1190.3	61	2805.7	67	896.6
精神病	19	2418.7	11	1054.6	22	2373.2	19	1132.1	27	1600.0	30	1335.2
神经系统疾病	106	640.3	98	543.4	106	878.7	189	971.2	211	670.9	183	772.3
眼及附器疾病	189	657.7	183	805.6	176	501.6	367	767.3	326	1028.5	327	1342.7
循环系统疾病	1732	754.7	1950	595.6	1683	522.0	2218	936.8	3084	750.4	2392	691.2
呼吸系统疾病	419	602.6	431	671.8	661	468.5	671	827.5	763	558.7	1153	538.8
消化系统疾病	337	875.4	302	618.7	373	647.1	484	1092.9	533	1011.7	499	885.9
泌尿生殖系统疾病	226	915.8	238	830.8	198	690.3	341	901.8	332	960.8	364	817.8
皮肤和皮下组织病	46	568.8	53	326.0	66	418.6	55	2515.7	87	669.7	96	400.9
肌肉骨骼及结缔组织疾病	531	1168.1	581	709.3	691	793.5	1045	1694.5	1234	968.5	1423	983.3
先天异常	4	2375.0	2	515.0	7	728.6	0	0	1	3000.0	1	0
合计	4106	858.2	4324	686.3	4314	621.6	6114	1090.8	7311	848.3	7093	807.1

按城乡分，从2013年到2018年，城市地区的次均住院其他费用增长率较高，为36.4%。其中城市地区血液和造血器官疾病的次均住院其他费用增长最高，为228.1%；恶性肿瘤、精神病、先天异常的次均住院其他费用分别下降16.1%、34.1%和100%。农村地区先天异常疾病的次均住院其他费用增长较高；恶性肿瘤、精神病、神经系统疾病、泌尿生殖系统疾病、肌肉骨骼及结缔组织疾病次均住院其他费用分别下降11.0%、33.2%、12.7%、5.2%、5.3%（表2-3-32）。

表2-3-32　不同年份、城乡老年人各类慢性病次均住院其他费用

疾病	2013年				2018年			
	城市地区		农村地区		城市地区		农村地区	
	人次数	次均费用（元）	人次数	次均费用（元）	人次数	次均费用（元）	人次数	次均费用（元）
恶性肿瘤	281	1734.1	170	1990.1	404	1454.3	272	1772.1
内分泌营养和代谢性疾病及免疫性疾病	563	622.6	217	567.3	817	769.4	384	742.2
血液和造血器官疾病	32	536.6	40	1042.0	113	1760.6	73	1388.0
精神病	23	1767.8	29	2382.9	38	1164.6	38	1592.4
神经系统疾病	203	701.5	107	671.7	391	904.9	192	586.7
眼及附器疾病	336	648.4	212	670.4	587	874.9	433	1252.6
循环系统疾病	3076	702.2	2289	518.6	3772	908.0	3922	668.2
呼吸系统疾病	786	587.9	725	537.4	1291	667.7	1296	571.7
消化系统疾病	572	660.8	440	784.7	848	1013.1	668	974.8
泌尿生殖系统疾病	411	724.9	251	970.0	562	867.4	475	919.4
皮肤和皮下组织病	98	388.0	67	493.2	140	1258.2	98	601.7
肌肉骨骼及结缔组织疾病	1004	867.6	799	888.1	1949	1483.2	1753	841.1
先天异常	7	1671.4	6	655.0	1	0	1	3000.0
合计	7392	740.6	5352	691.0	10 913	1010.5	9605	788.1

3.院外医疗费用　2018年院外医疗总费用为551.8万元，次均院外医疗费用为268.7元。分年龄组看，60～64岁组老年人的慢性病次均院外医疗费用最高，为306.8元，其次为80岁及以上组，次均费用为273.4元（表2-3-33）。

表2-3-33　2018年不同年龄组老年人院外医疗费用

年龄组	人次数	总费用（万元）	次均费用（元）
60～64岁	5021	154.1	306.8
65～69岁	5577	140.7	252.3
70～74岁	4178	108.3	259.1
75～79岁	3033	74.1	244.4
80岁及以上	2732	74.7	273.4
合计	20 541	551.8	268.7

老年人慢性病院外医疗费用2018年排名前五位的疾病为循环系统疾病（31.6%）、肌肉骨骼及结缔组织疾病（23.9%）、恶性肿瘤（9.6%）、消化系统疾病（9.3%）、眼及附器疾病（7.2%）（表2-3-27）。

按东、中、西部地区分，2018年老年人的慢性病次均院外医疗费用分别为360.8元、196.8元、263.2元。东部地区的次均院外医疗费用排名前五位的分别是皮肤和皮下组织病、肌肉骨骼及结缔组织疾病、恶性肿瘤、循环系统疾病、眼及附器疾病。中部地区分别是恶性肿瘤、眼及附器疾病、神经系统疾病、消化系统疾病、内分泌营养和代谢性疾病及免疫性疾病。西部地区分别是恶性肿瘤、消化系统疾病、眼及附器疾病、肌肉骨骼及结缔组织疾病、神经系统疾病（表2-3-34）。

按城乡分，2018年老年人的慢性病次均院外医疗费用城市地区和农村地区分别为357.4元、167.8元。城市地区次均院外医疗费用排名前五位的分别是恶性肿瘤、皮肤和皮下组织病、肌肉骨骼及结缔组织疾病、消化系统疾病、神经系统疾病。农村地区分别是恶性肿瘤、眼及附器疾病、消化系统疾病、肌肉骨骼及结缔组织疾病、血液和造血器官疾病（表2-3-35）。

表2-3-34　2018年不同地区老年人慢性病次均院外医疗费用

疾病名称	东部地区		中部地区		西部地区	
	人次数	次均费用（元）	人次数	次均费用（元）	人次数	次均费用（元）
恶性肿瘤	315	853.7	185	651.6	176	807.3
内分泌营养和代谢性疾病及免疫性疾病	351	99.2	468	257.6	382	51.2
血液和造血器官疾病	58	217.2	61	150.8	67	150.6
精神病	19	0	27	144.4	30	376.9
神经系统疾病	189	161.2	211	308.9	185	336.4
眼及附器疾病	367	218.5	326	493.6	328	474.1
循环系统疾病	2221	345.7	3085	159.7	2395	202.6
呼吸系统疾病	670	177.2	763	121.5	1155	104.9
消化系统疾病	486	164.8	533	282.0	501	569.2
泌尿生殖系统疾病	341	160.9	334	137.9	366	172.9
皮肤和皮下组织病	55	2192.7	87	127.9	94	41.4
肌肉骨骼及结缔组织疾病	1046	610.5	1238	135.4	1424	358.6
先天异常	0	0	1	0	1	0
合计	6118	360.8	7319	196.8	7104	263.2

表2-3-35　2018年城乡老年人各类慢性病次均院外医疗费用

疾病名称	城市地区		农村地区	
	人次数	次均费用（元）	人次数	次均费用（元）
恶性肿瘤	404	964.4	272	521.9
内分泌营养和代谢性疾病及免疫性疾病	816	160.9	385	113.3
血液和造血器官疾病	113	190.6	73	141.8
精神病	38	313.2	38	87.0
神经系统疾病	393	353.1	192	99.6
眼及附器疾病	588	318.1	433	483.9
循环系统疾病	3777	336.4	3924	121.1
呼吸系统疾病	1290	168.3	1298	88.9
消化系统疾病	850	369.4	670	300.9
泌尿生殖系统疾病	566	233.6	475	67.3
皮肤和皮下组织病	138	912.1	98	99.5
肌肉骨骼及结缔组织疾病	1952	494.7	1756	200.1
先天异常	1	0	1	0
合计	10 926	357.4	9615	167.8

小结

从次均费用来看，住院费用的增速都相对较慢，次均住院医药费用、次均住院医药自付费用、次均住院其他费用的增速分别为10.9%和12.2%和25.9%。东、中、西部地区的恶性肿瘤次均住院医药自付费用均下降；东部和中部地区的精神病、先天异常次均住院医药自付费用下降。次均两周自我医疗费用、次均两周门诊自付费用、次均两周门诊其他费用的增速分别达58.4%、190.2%和193.3%。老年人慢性病疾病经济负担的增长主要来源于门诊自付费用的快速增长。

第四章
老年人慢性病疾病经济负担现状

第一节　慢性病疾病经济负担总量

2018年调查老年人口共69 658人，慢性病疾病经济负担合计为61 391.4万元，人均慢性病疾病经济负担为8813.3元，与2013年人均慢性病疾病经济负担2481.8元相比有较大幅度的增加。这里指被调查老年人的平均负担，包含了患病人数增加、就诊次数增加和次均负担增加的因素。另外，2018年数据中包含了“本次住院，在医院外接受检查、手术，购买药品、耗材等的费用”，为551.8万元，在2013年调查中未包含此项，减去此部分费用，2018年调查老年人人均慢性病疾病经济负担为8734.0元。

按2018年老年人数2.49亿计算，全年老年人慢性病疾病经济负担为2.2万亿元。按2013年老年人数2.12亿计算，全年老年人慢性病疾病经济负担为0.5万亿元。结果详见表2-4-1。

表2-4-1　不同年份老年人慢性病疾病经济负担总量

指标	2013年	2018年
调查老年人数（人）	61 057	69 658
慢性病疾病经济负担（万元）	15 153.1	61 391.4
人均慢性病疾病经济负担（元）	2481.8	8813.3
老年人数（亿人）	2.1	2.5
老年人慢性病疾病经济负担（万亿元）	0.5	2.2

第二节　老年人慢性病疾病经济负担构成

一、各年龄组老年人慢性病疾病经济负担

分年龄组来看，2018年60～64岁组和65～69岁组老年人的慢性病疾病经济负担最高，分别占26.8%和23.6%；2013年的分别占28.9%和22.4%，且这两个年龄组人数也较多。2018年与2013年相比，80岁及以上老年人的慢性病疾病经济负担增长迅速，占比从2013年的13.7%增加到2018年的21.2%。结果详见表2-4-2。

表2-4-2　不同年份、年龄组老年人慢性病疾病经济负担

年龄组（岁）	2013年				2018年			
	直接医疗负担（万元）	直接非医疗负担（万元）	合计（万元）	占比（%）	直接医疗负担（万元）	直接非医疗负担（万元）	合计（万元）	占比（%）
60～64	1328.5	194.7	1523.1	28.9	4926.9	887.3	5883.8	26.8
65～69	1031.7	151.6	1183.3	22.4	4642.8	584.2	5184.3	23.6
70～74	869.4	112.9	982.4	18.6	3097.0	518.0	3559.4	16.2
75～79	757.8	103.9	861.7	16.3	2489.8	347.5	2838.2	12.9
80及以上	625.2	97.4	722.6	13.7	4755.3	990.2	4669.3	21.2
合计	4612.2	659.6	5271.8	100.0	19 733.9	3254.4	21 987.8	100.0

二、老年人各类慢性病疾病经济负担

从2013年、2018年老年人各类慢性病疾病经济负担的占比来看，排在前六位的疾病始终是循环系统疾病、肌肉骨骼及结缔组织疾病、恶性肿瘤、呼吸系统疾病、消化系统疾病、内分泌营养和代谢性疾病及免疫性疾病，2013年和2018年合计占比分别为87.3%和85.1%。其中恶

性肿瘤疾病经济负担变化幅度最大，由2013年的7.6%增加到2018年的13.7%，占比增加6.1个百分点。结果详见表2-4-3。

表2-4-3　不同年份老年人各类慢性病疾病经济负担

疾病类型	2013年				2018年			
	直接医疗负担（亿元）	直接非医疗负担（亿元）	合计（亿元）	占比（%）	直接医疗负担（亿元）	直接非医疗负担（亿元）	合计（亿元）	占比（%）
恶性肿瘤	337.3	62.3	399.6	7.6	2667.2	364.8	3012.9	13.7
内分泌营养和代谢性疾病及免疫性疾病	292.5	34.2	326.8	6.2	1095.5	131.4	1220.6	5.6
血液和造血器官疾病	36.1	5.5	41.6	0.8	298.3	17.2	324.3	1.5
精神病	20.1	5.0	25.1	0.5	67.7	76.0	84.3	0.4
神经系统疾病	97.7	13.2	110.9	2.1	604.4	110.4	665.4	3.0
眼及附器疾病	154.7	23.3	177.9	3.4	721.4	873.3	817.6	3.7
循环系统疾病	1866.7	245.7	2112.4	40.1	6420.3	497.2	7207.8	32.8
呼吸系统疾病	400.1	58.6	458.7	8.7	1521.3	205.1	1745.8	7.9
消化系统疾病	336.2	51.8	388.1	7.4	1051.3	130.5	1228.6	5.6
泌尿生殖系统疾病	220.4	36.8	257.2	4.9	1076.3	28.6	1200.9	5.5
皮肤和皮下组织病	53.8	8.0	61.8	1.2	168.8	804.5	192.6	0.9
肌肉骨骼及结缔组织疾病	795.5	114.6	910.2	17.3	3670.4	0.3	4286.6	19.5
先天异常	1.0	0.6	1.5	0.0285	0.5	3266.3	0.7	0.0032
合计	4612.2	659.7	5271.8	100.0	19 363.4	6505.5	21 988.2	100.0

第五章
老年糖尿病患者疾病经济负担及规范化管理现状

第一节　老年糖尿病患者的疾病经济负担

与2013年相比，2018年老年糖尿病患者的占比（糖尿病患者占比＝诊断为糖尿病的人/调查老年人数）从8.03%增长到8.9%。根据2013年中国疾病预防控制中心（Center for Disease Control and Prevention，CDC）对17万人的流行病学调查显示，糖尿病患病率为10.9%。本次调查结果低于流行病学调查的患病率。从调查老年人糖尿病患者的构成来看，65～69岁组的人数最多，男性高于女性，城市地区高于农村地区，东部高于中、西部；从调查老年人的糖尿病患者占比来看，70～74岁组的占比最高，为10.4%，男性高于女性，城市地区高于农村地区，东部高于中、西部地区。结果详见表2-5-1。

2013年调查老年人糖尿病患者疾病经济负担为1680.0万元，其中60～64岁组最高，为464.7万元（27.7%），80岁及以上组最低，为177.4万元（10.5%），糖尿病患者年人均负担3427.2元（表2-5-2）。2018年，调查老年人中糖尿病患者的疾病经济负担为4463.4万元，其中60～64岁组最高，为1248.8万元（28.0%），80岁及以上组最低，为381.7万元（8.6%），糖尿病患者年人均负担7172.2元（表2-5-3）。

表2-5-1　2018年老年人糖尿病患者分布情况

分组	人数	构成比（%）	糖尿病患者占比（%）
年龄组			
60～64岁	1734	27.9	7.9
65～69岁	1821	29.3	9.3
70～74岁	1296	20.8	10.4
75～79岁	801	12.9	10.1
80岁及以上	572	9.2	7.7
性别			
男性	3497	56.2	9.9
女性	2727	43.8	8.0
城乡			
农村地区	1862	29.9	5.8
城市地区	4362	70.1	11.6
各地区			
东部地区	2662	42.8	10.7
中部地区	2088	33.6	9.0
西部地区	1474	23.7	6.8
合计	6224	100.0	8.9

表2-5-2　2013年各年龄组老年糖尿病患者的疾病经济负担

年龄组（岁）	直接医疗负担（万元）	构成比（%）	直接非医疗负担（万元）	构成比（%）	合计（万元）	构成比（%）
60～64	394.8	26.7	70.0	34.5	464.7	27.7
65～69	335.6	22.7	37.3	18.2	372.8	22.2
70～74	361.3	24.4	36.5	17.7	397.8	23.7
75～79	227.8	15.4	39.5	19.7	267.3	15.9
80及以上	157.3	10.6	20.1	9.9	177.4	10.5
合计	1476.7	100.0	203.3	100.0	1680.0	100.0

表2-5-3　2018年各年龄组老年糖尿病患者的疾病经济负担

年龄组（岁）	直接医疗负担（万元）	构成比（%）	直接非医疗负担（万元）	构成比（%）	合计（万元）	构成比（%）
60～64	10 921.7	27.9	156.6	28.8	1248.8	28.0
65～69	10 404.7	26.5	143.4	26.3	1183.8	26.5
70～74	9142.0	23.3	126.5	23.2	1040.7	23.3
75～79	5411.5	13.8	67.2	12.4	608.4	13.6
80及以上	3312.7	8.5	50.5	9.3	381.7	8.6
合计	39 192.6	100.0	544.2	100.0	4463.4	100.0

第二节　老年糖尿病患者疾病经济负担的地区差异

一、老年糖尿病患者疾病经济负担的城乡差异

从调查老年人糖尿病患者的次均费用看，2013年，门诊自付费用、门诊其他费用、住院医药自付费用是城市地区高于农村地区，而自我医疗费用、住院其他费用是农村地区高于城市地区；2018年，门诊其他费用、住院医药自付费用、住院其他费用是农村地区高于城市地区，而自我医疗费用、门诊自付费用是城市地区高于农村地区。其中，城市地区次均自我医疗费用的增速最快，为82.5%，次均住院医药自付费用下降；农村地区是次均门诊其他费用的增速最快，次均自我医疗费用下降。结果详见表2-5-4。

二、老年糖尿病患者疾病经济负担的地区差异

分东、中、西部地区来看，各地区的各项次均费用中，东部地区和中部地区均是门诊自付费用的增速最快，增长率分别为115.1%和210.1%，西部地区是门诊其他费用的增速最快，为67.9%。结果详见表2-5-5。

表2-5-4　2013年、2018年老年糖尿病患者各次均费用城乡分布情况

费用类别（元）	2013年		2018年		次均费用增长率（%）	
	城市地区	农村地区	城市地区	农村地区	城市地区	农村地区
自我医疗费用	3130.4	4548.3	5713.3	4383.6	82.5	−3.6
门诊自付费用	8827.8	3890.4	10 274.9	6861.9	16.4	76.4
门诊其他费用	1148.9	605.9	1274.5	1532.5	10.9	152.9
住院医药自付费用	4446.3	4267.5	3426.5	4901.4	−22.9	14.9
住院其他费用	748.4	792.6	969.5	1064.6	29.5	34.3

表2-5-5　2013年、2018年不同地区老年糖尿病患者各次均费用分布情况

费用类别（元）	2013年			2018年			次均费用增长率（%）		
	东部	中部	西部	东部	中部	西部	东部	中部	西部
自我医疗费用	4047.1	4287.5	3954.7	5172.4	5481.1	5378.2	27.8	27.8	36.0
门诊自付费用	2845.7	5035.2	10 695.4	6121.7	15 612.7	8438.6	115.1	210.1	−21.1
门诊其他费用	326.1	1585.7	938.7	535.9	2672.9	1576.5	64.3	68.6	67.9
住院医药自付费用	5210.4	4600.4	3099.6	5599.4	4262.1	3320.1	7.5	−7.4	7.1
住院其他费用	944.1	672.2	629.6	1247.5	991.6	847.7	32.1	47.5	34.6

第三节　糖尿病规范化管理与患者的经济负担

一、老年糖尿病患者的规范化管理状况

我国《2型糖尿病患者健康管理服务规范》规定，对确诊的糖尿病患者，每年提供4次免费空腹血糖检测，至少进行4次面对面随访，以及1次较全面的健康体检。结合全国卫生服务调查问卷，本研究根据规范化管理及患者的行为改变的相关指标将患者分为3组，具体界定标准：①实现规范化管理，并且患者达到遵医行为，具体指标是实现“每年随访4次以上”，随访方式为面对面，并且患者行为达到“服药遵从医嘱”，以及“最近一次空腹测血糖在3个月以内”，命名为“规范化管理A”；

②规范化管理，但未改变患者行为组，具体指标是实现“每年随访4次以上”，随访方式为面对面，但是患者行为未同时达到“服药遵从医嘱”，以及“最近一次空腹测血糖在3个月以内”，命名为“规范化管理B”；③未达到规范化管理，表示没有实现“每年随访4次以上”，并且随访方式为面对面，命名为“未规范管理”。

调查结果显示，2018年调查老年人中，糖尿病患者规范化管理A的最多，有4429人，占71.1%；规范化管理B的有359人，占5.8%；未规范化管理的有1436人，占23.1%。

二、不同规范化管理组患者的服务利用和费用负担

规范化管理A的两周就诊率高于规范化管理B、未规范化管理，规范化管理A的住院率高于规范化管理B、未规范化管理；在费用方面，门诊次均费用中规范化管理B高于未规范化管理、规范化管理A；次均住院医药自付费用规范化管理组（A和B）低于未规范化管理组。结果详见表2-5-6、表2-5-7。

表2-5-6　不同管理分组下糖尿病患者的服务利用情况

	规范化管理A	规范化管理B	未规范化管理
糖尿病患者人数（人）	4429	359	1436
两周就诊率（%）	25.6	10.0	0.6
住院率（%）	87.9	76.3	42.4

注：两周就诊率＝两周就诊人次数/总人数×100；住院率＝住院人次数/总人数×100。

表2-5-7　不同管理分组下糖尿病患者的次均费用（元）

费用类别	规范化管理A	规范化管理B	未规范管理
自我医疗费用	125.4	232.8	127.7
门诊自付费用	239.0	604.7	360.2
门诊其他费用	22.4	110.1	25.4
住院医药自付费用	2188.4	2095.1	2413.3
住院其他费用	602.4	599.6	1112.7

小结

对老年糖尿病患者的分析结果显示，70 ～ 79岁的老年人糖尿病患者所占比例最高，超过了10%。不同性别、地区的糖尿病患者占比也呈现出一定差异，男性糖尿病患者占比高于女性，城市地区高于农村地区，东部高于中、西部地区。从糖尿病患者的疾病经济负担变化来看，次均自我医疗费用和次均门诊自付费用增长速度相对较快。

2018年调查的老年糖尿病患者中，71.1%已接受规范化管理，并且能够遵医嘱治疗，有23.1%的患者未实现每年4次以上面对面随访的规范化管理。有规范化管理与无规范化管理组相比，糖尿病患者的门诊和住院服务利用更多，次均就诊和住院自付费用则更低。可能的原因包括：①由于并发症筛查和血糖实时监测结果，提高了患者入院治疗的概率；②规范化管理使得患者注重健康行为和遵医行为的改变，会对糖尿病控制效果、慢性病并发症的发生、治疗费用等产生影响。于平等（2014）研究显示，通过对糖尿病患者进行长期社区规范化管理后，患者的糖尿病相关知识增加、生活行为方式改变，慢性并发症的发生率和出现慢性并发症时的糖尿病病程与未进行社区规范化管理的社区居民对比有明显差异；曹晓娜等（2014）研究显示，通过规范化管理，对于2型糖尿病患者生活方式、健康教育的改变，在提高糖尿病患者综合管理效果具有重要作用；陈云（2010）的研究也表明通过对糖尿病患者开展规范化管理可以使得治疗费用下降。本研究采用截面数据，研究结果提示，是否实施规范化管理的门诊和住院费用负担有差异；但是，规范化管理的时间长短无法获取，而住院利用需要长期干预后评估效果，截面数据尚不能提供足够证据，产生负担的影响机制仍需要进一步研究和讨论。

第六章
老年人慢性病疾病经济负担预测

一、仅考虑老年人数的预测

本研究采用陈艳玫等学者预测的2020—2030年中国分年龄、分性别的老年人数。根据2018年调查老年人的人均慢性病疾病经济负担，考虑老年人数的增长，测算2020年、2030年老年人慢性病疾病经济负担分别为2.4万亿元和3.5万亿元（表2-6-1、表2-6-2）。仅考虑老年人数的增长可以使慢性病疾病经济负担到2030年增加为2018年的1.6倍。

表2-6-1　2020年、2030年不同年龄组老年人慢性病疾病经济负担预测（亿元）

年龄组	2020年			2030年		
	直接医疗负担	直接非医疗负担	合计	直接医疗负担	直接非医疗负担	合计
60～64岁	4512.4	637.4	5149.8	6997.0	988.4	7985.4
65～69岁	5394.4	613.2	6007.5	6776.5	770.3	7546.8
70～74岁	3908.9	551.4	4460.3	4988.6	703.7	5692.3
75～79岁	2889.2	368.5	3257.7	5282.0	673.7	5955.8
80岁及以上	5528.1	880.3	6408.3	8516.3	1356.1	9872.4
合计	21 325.9	2890.7	24 216.6	30 927.1	4192.2	35 119.3

表2-6-2　2020年及2030年老年人各类慢性病疾病经济负担预测（亿元）

疾病	2020年			2030年		
	直接医疗负担	直接非医疗负担	合计	直接医疗负担	直接非医疗负担	合计
恶性肿瘤	2937.5	380.8	3318.3	4260.1	552.2	4812.2
内分泌营养和代谢性疾病及免疫性疾病	1206.6	137.8	1344.4	1749.8	199.8	1949.6
血液和造血器官疾病	328.5	28.7	357.2	476.5	41.6	518.0
精神病	74.6	18.3	92.9	108.1	26.6	134.7
神经系统疾病	665.6	67.3	732.9	965.3	97.5	1062.9
眼及附器疾病	794.5	105.9	900.5	1152.2	153.6	1305.9
循环系统疾病	7071.1	867.3	7938.4	10 254.6	1257.8	11 512.4
呼吸系统疾病	1675.5	247.3	1922.8	2429.9	358.6	2788.5
消化系统疾病	1157.8	195.3	1353.2	1679.1	283.3	1962.4
泌尿生殖系统疾病	1185.4	137.2	1322.6	1719.0	199.0	1918.0
皮肤和皮下组织病	185.9	26.2	212.1	269.6	38.0	307.6
肌肉骨骼及结缔组织疾病	4042.5	678.6	4721.1	5862.5	984.1	6846.6
先天异常	0.5	0.3	0.8	0.8	0.4	1.2
合计	21 326.2	2890.9	24 217.1	30 927.5	4192.4	35 120.0

二、考虑老年人数和次均费用变化的预测

同时考虑老年人数和次均费用变化，老年人慢性病疾病经济负担为“次均费用预测数×（2018年各项费用人次/2018年调查老年人数）×预测老年人数”，其中各项费用包括自我医疗费用、门诊费用和住院费用，分为直接医疗负担和直接非医疗负担两部分来测算。

本报告分析基于全国卫生服务调查的数据，仅有2013年、2018年两年的数据，且为自我报告数据，难以预测费用变化。卫生总费用是一定时期内社会消耗卫生资源的总和，包括政府卫生支出、社会卫生支

出、个人现金卫生支出三部分，其增长变化趋势能够较好地反映卫生资源消耗和卫生服务利用的变化。因此本研究以卫生总费用中个人现金卫生支出部分（out-of-pocket payment，OOP）数据作为依据，利用人均OOP的增长趋势来对老年人的次均费用进行预测。利用1990—2012年的人均OOP，用指数平滑法（Brown模型）预测得到2013—2030年的人均OOP。以2018年卫生服务调查次均费用为基线，以此增长率预测2020年和2030年的次均费用支出。

自我医疗、门诊和住院的人次方面，以2018年的各项服务利用人次为准。近些年来，随着全民医保制度的不断推进和完善，人们的就医需求得到极大释放，2013—2018年各项费用人次的平均增长速度均较高，考虑到医保基金的资金压力和控费需求，未来就诊、住院人次的增长范围有限（表2-6-3）。

表2-6-3　2013年、2018年各项费用人次数

费用类别	2013年（人次）	2018年（人次）	平均增长速度
两周自我医疗费用	4822	14 570	1.2
两周门诊自付费用	10 691	20 590	1.1
两周门诊其他费用	10 807	20 606	1.1
住院医药自付费用	12 799	20 477	1.1
住院其他费用	12 744	20 518	1.1

根据2018年的两周自我医疗、两周门诊、住院人次和相应的次均费用，考虑老年人数和次均费用的增长，预测2020年、2030年老年人慢性病疾病经济负担分别为2.8万亿元和6.4万亿元，分别是2018年老年人慢性病疾病经济负担的1.3倍、2.9倍（表2-6-4、表2-6-5）。

表2-6-4　2020年、2030年不同年龄组老年人慢性病疾病经济负担预测（亿元）

年龄组	2020年			2030年		
	直接医疗负担	直接非医疗负担	合计	直接医疗负担	直接非医疗负担	合计
60～64岁	5130.9	724.8	5855.7	12 751.7	1801.3	14 553.0
65～69岁	6133.8	697.2	6831.0	12 349.9	1403.8	13 753.7
70～74岁	4444.8	627.0	5071.7	9091.4	1282.5	10 373.9
75～79岁	3285.2	419.0	3704.3	9626.3	1227.8	10 854.1
80岁及以上	6285.8	1000.9	7286.8	15 520.5	2471.4	17 991.9
合计	24 249.2	3287.0	27 536.1	56 363.2	7640.1	64 003.2

表2-6-5　2020年、2030年老年人慢性病疾病经济负担预测（亿元）

疾病	2020年			2030年		
	直接医疗负担	直接非医疗负担	合计	直接医疗负担	直接非医疗负担	合计
恶性肿瘤	3340.2	433.0	3773.2	7763.7	1006.3	8770.0
内分泌营养和代谢性疾病及免疫性疾病	1372.0	156.7	1528.6	3188.9	364.1	3553.0
血液和造血器官疾病	373.6	32.6	406.2	868.3	75.8	944.1
精神病	84.8	20.8	105.6	197.1	48.4	245.5
神经系统疾病	756.9	76.5	833.4	1759.2	177.8	1937.0
眼及附器疾病	903.4	120.4	1023.9	2099.9	279.9	2379.8
循环系统疾病	8040.4	986.2	9026.6	18 688.5	2292.3	20 980.8
呼吸系统疾病	1905.2	281.2	2186.4	4428.3	653.5	5081.8
消化系统疾病	1316.6	222.1	1538.7	3060.1	516.3	3576.4
泌尿生殖系统疾病	1347.8	156.0	1503.9	3132.8	362.7	3495.5
皮肤和皮下组织病	211.4	29.8	241.2	491.4	69.2	560.6
肌肉骨骼及结缔组织疾病	4596.6	771.6	5368.2	10 684.1	1793.4	12 477.5
先天异常	0.6	0.3	0.9	1.4	0.7	2.1
合计	24 249.5	3287.2	27 536.6	56 363.9	7640.5	64 004.4

第七章
讨论与建议

第一节　问题与挑战

一、老年人慢性病疾病经济负担结构变化

相较于2013年，2018年的调查老年人数增长了23.3%，老年人的两周自我医疗、两周就诊和住院人次的增长率均在50%以上，其中两周自我医疗人次的增长率达202.1%；两周自我医疗费用、两周门诊自付费用、两周门诊其他费用、住院医药自付费用、住院其他费用的次均费用均有不同程度增长，住院医药自付费用增长较少，部分疾病，如恶性肿瘤、精神病等住院医药自付费用有所降低，而两周门诊自付费用、两周门诊其他费用的次均费用增长较快，分别为190.2%和193.3%。在老年人数增加、卫生服务利用水平提高和次均自付费用增加共同作用下，老年人慢性病疾病经济负担快速上涨。

从年龄结构看，80岁及以上的老年人慢性病疾病经济负担从2013年到2018年增速较快，尤其是两周门诊自付费用、两周门诊其他费用的增速远超其他年龄组。

从调查老年人的疾病经济负担构成看，直接医疗负担占比2018年与2013年相比略有上涨。2018年疾病经济负担中占比最高的是门诊自付费用，占61.8%，与2013年相比（44.8%）占比有所增加，这可能与医疗保险报销中住院报销比例较高，而门诊报销比例相对较低有关。

从地区和城乡差异看，各项费用次均费用的增速有所差别。两周自我医疗费用是西部地区和农村地区的增速更快；两周门诊自付费

用、两周门诊其他费用是东部地区和城市地区的增速相对较快；住院医药自付费用、住院其他费用是西部地区和城市地区的增速相对较快。

二、老年人慢性病疾病患病构成及相应疾病经济负担构成存在差异

2013年和2018年卫生服务调查结果显示，从慢性病的患病构成看，循环系统疾病、内分泌营养和代谢性疾病及免疫性疾病、肌肉骨骼及结缔组织疾病、呼吸系统疾病和消化系统疾病始终是慢性病患病构成的前五位，循环系统疾病患病人数构成有所下降。从慢性病疾病经济负担看，2018年循环系统疾病、肌肉骨骼及结缔组织疾病、恶性肿瘤、呼吸系统疾病、内分泌营养和代谢性疾病及免疫性疾病、消化系统疾病占比最高。其中恶性肿瘤疾病经济负担增长速度最快，从2013年的7.6%增至2018年的13.7%，而且恶性肿瘤的疾病经济负担中门诊自付费用占比也最高，达78.2%，增长速度最快。

三、面临人口快速老龄化和疾病谱变化对疾病经济负担的双重挑战

我国是世界上老年人数最多的国家，根据《健康中国行动（2019—2030年）》相关数据，我国近1.8亿老年人患有慢性病。未来随着人口老龄化的发展，老年人数将继续增长，所带来的慢性病疾病经济负担也会持续增长。本研究的预测结果显示，根据2018年卫生服务调查的两周自我医疗、两周门诊、住院人次和次均费用，仅考虑老年人数的增长就能使老年人慢性病疾病经济负担到2030年增加到2018年的1.6倍。这势必会对我国社会发展带来一定压力。另外，高龄老年人的慢性病疾病经济负担增长速度也相对较快，随着人口预期寿命的增加，高龄老年人的疾

病经济负担还会进一步增加。

我国老年人数占比上升的同时，慢性病患病率也在上升，循环系统疾病仍是老年人高发的主要慢性病，2018年其在所有慢性病的构成中占比56.6%；第二是内分泌营养和代谢性疾病及免疫性疾病，占比从2013年的9.2%增至2018年的17.1%；第三是肌肉骨骼及结缔组织疾病。占经济负担前三位的疾病同样包括循环系统疾病、肌肉骨骼及结缔组织疾病，而恶性肿瘤跃升到第三位。在这些慢性病的长期影响下，老年人的生活质量下降，并且逐渐会出现功能障碍，由此带来长期照护与健康护理的需求，而目前我国养老体系和社区卫生体系尚不足以支持老年人居家养老和照护的需求，医疗保障体系也缺乏相应的制度设计，对我国的卫生服务和筹资带来应对老龄化和慢性病的双重挑战。

四、面临医药科技发展及患者支付意愿带来的疾病经济负担增加的挑战

从疾病经济负担构成看，恶性肿瘤疾病经济负担的构成增长速度最快，远高于患病人数增加的速度，费用的增加与恶性肿瘤检查和治疗手段的不断发展和应用有着密切的关系。随着人们支付能力的提高，人们也愿意为改善健康状况的医学创新技术支付更多的费用，表现为调查人群自我医疗的意识增加，在费用的变化上也呈现出东部地区相对于中、西部地区，以及城市地区相对于农村地区慢性病疾病经济负担的更加快速的增长。Muphy和Topel（2005）使用个人支付意愿法估计了美国20世纪死亡率下降带来的社会福利的增加，该研究估计美国癌症死亡率降低1%的价值约5000亿美元，人们愿意为更加健康的生活支付更多的费用。因此，用于威胁人群健康疑难重症的科技投入是医学发展的必然要求，但这也将带来疾病经济负担增长的压力。

第二节　研究的局限性

一、自报的患病状况存在低估的问题

本研究中对慢性病的界定是基于患者自报经诊断的慢性病，或患者在调查回顾期内因慢性病就医，但事实上会存在患者不知晓慢性病患病的情况，如国家疾病预防控制中心的慢性病流行病学调查显示中国人群的糖尿病患病率为10.9%，本调查中患者自报疾病估算的糖尿病患者占老年人的比例为8.9%。因此，基于患者自报的慢性病会存在低估的问题，本研究对疾病经济负担的估计是基于患者知晓的慢性病患病情况，具有一定的局限性。

二、自报的医疗费用存在数据的优势和缺陷

卫生服务调查中的费用是患者自报的自我医疗、门诊自付和住院自付费用，其缺陷是自报费用存在回忆偏倚且难以全面体现个人、社会和政府承担的疾病经济负担。但是优势在于，其包含比医保或医疗机构等来源的数据更全面的患者直接医疗和非医疗经济负担的指标，如住院自付费用包括住院医药自付费用，交通、住宿、伙食、陪护等其他费用（住院其他费用），以及在医院外接受检查、手术、购买药品、耗材等的费用（院外医疗费用）三部分，能够填补其他研究在经济负担评估中的不足。

三、疾病经济负担预测有待进一步完善

本研究中对疾病经济负担的预测是基于人口和平均费用的变化，事实上影响经济负担的因素非常复杂，如宏观的医疗和医保政策、医疗方的行为因素、人口结构和健康需求的变化等，受到截面数据影响和量化

指标的限制，这些因素并没有能够纳入预测模型综合考虑，但预测的思路和初步结果，可以为下一步深入调查、评估和预测老年人疾病负担提供研究基础。

第三节 建 议

一、加强重点疾病有效预防和规范化管理

两次卫生服务调查结果显示，老年人慢性病患病构成和疾病经济负担疾病构成总体呈现较高的一致性，老年人慢性病患病较多的前五类疾病的疾病经济负担合计占比超过70%。循环系统疾病、内分泌营养和代谢性疾病及免疫性疾病已经成为慢性病防治的重点，但肌肉骨骼及结缔组织疾病、恶性肿瘤、呼吸系统疾病和消化系统疾病的有效预防策略还有待进一步完善。另外，恶性肿瘤虽然患病率相对低，但患病周期长且难以治愈，一旦患病所带来的疾病经济负担很高，需要给予关注。

在快速老龄化和居民健康需求不断提升的背景下，老年人疾病经济负担还将面临继续增长的挑战。加强疾病的有效预防和全生命周期的健康管理是减缓老年人疾病经济负担压力的治本之策。我国疾病负担研究结果显示，高收缩压、吸烟、高钠饮食、环境颗粒物污染是导致2017年死亡和DALY损失的四大风险因素。这些风险因素都是可防可控的，预防的成本远低于患病后疾病治疗的成本。本研究利用卫生服务调查数据分析显示，实施了糖尿病规范化管理对于降低老年人的门诊和住院负担都有积极影响，只是本研究采用的截面数据不能提供足够证据，住院利用和健康结果还需要长期干预后评估效果。因此，针对慢性病危险因素的干预及全生命周期的健康管理仍需要持续开展，同时评估规范化管理对老年人卫生服务利用的疾病负担的影响机制，促进重点疾病的有效预

防和健康老龄化。

二、完善医疗保险筹资和补偿政策

疾病经济负担的快速增加对于医疗保障资金带来巨大的压力。一是需要建立动态筹资调整机制，二是需要进一步完善门诊慢性病的补偿政策，三是将针对老年人慢性病更加有效的干预项目，纳入保险报销的范围，同时建立多方筹资机制，完善老年人的医疗保险制度和长期护理保险制度。

日本是一个高度老龄化的国家。为了应对人口老龄化，日本很早就设立了老年人医疗保险制度。1973年，日本开始实施老年免费医疗制度，后来迫于财政压力和免费医疗产生的各种问题（如医疗资源浪费），日本于1983年转为实施老年人保健制度。对于老年人保健制度，日本后续又进行了不断地修正，不仅建立了独立于医疗保险制度的护理保险制度（2000年），还于2008年开始实施后期高龄者医疗保险制度。脱离国民健康保险的75岁及以上的老年人或65岁及以上且由日本厚生劳动省认定的特定障碍者自动加入高龄老年医疗制度。该保险的筹资40%来自各医疗保险的援助金，50%来自公共财政（其中国家占80%，都道府县占10%，市町村占10%）和10%来自参保人。如果75岁及以上老年人的年收入超过370万日元，则个人负担30%。其运营主体是由各都道府县及市町村参加的“高龄老年人医疗广域联合会”（以下简称“联合会”）负责，联合会作为保险人来负责被保险人的资格管理、制定保险金、医疗费的给付等事宜。日本实施的老年人医疗保险制度不但改善了老年人的生活质量，而且在一定程度上减小了政府的财政风险。我国目前虽已试点开展长期护理保险和发展商业老年人医疗保险，但尚未设立专门针对老年人的社会医疗保险。未来可以尝试发展多元筹资渠道的老年医疗保险，以应对人口老龄化和不断增长的医疗费用支出。

三、确立以重大健康问题为导向的医学创新投入和评价机制

从医学创新投入的角度应更加关注既能改善医疗服务，又可降低医疗成本的创新，特别是重大健康问题的预防和干预措施。同时建立医学创新研究的评估机制，能够有效将社会中存在的公共卫生难题转化为技术创新对象，选择成本-效果好的公共卫生干预措施，保证医疗技术发展研究能够和现实问题接轨，提高成果转化率。

四、建立老年人健康监测系统和促进在线健康管理的发展

随着基本公共卫生服务均等化和家庭医生制度的逐渐开展，老年人的健康档案、疾病监测、医疗护理和经济负担等数据形成了能够为老年人健康需求画像的多种数据库，可以为老年人长期护理、家居养老、社区医疗和医保筹资提供翔实依据，但目前的数据存储和管理存在信息孤岛、无法对接等问题，有必要探索多种数据平台的链接和整合，开发老年人健康评估的指标体系和疾病风险预测模型，使数据为精准医疗和卫生政策提供支持。

本次调查的糖尿病患者中，仍有23.1%未实现每年4次面对面的规范化管理。2020年新型冠状病毒肺炎疫情期间对慢性病患者进行在线医疗和处方开具，为慢性病患者的健康管理提供了一种便捷、可行的方式。从国际经验来看，人口深度老龄化的日本于2018年将在线医疗添加到国民健康保险计划，以应对糖尿病和高血压患者的日常诊疗需求。南非保险公司Discovery提供保险费折扣，与多家科技公司合作为被保险人提供健康促进工具，如通过智能穿戴设备提供健身服务监测和指导。健康服务提供方式和医保支付的多样化，将传统的面对面监测转变为在线医疗服务，不仅提高了患者利用服务的可及性，增强患者参与自我健康管理

的积极性，还有利于在区域集成初级卫生保健资源，降低服务提供成本，提高卫生系统的成本-效果比。

参 考 文 献

[1] 卓乘风，邓峰. 人口老龄化、区域创新与产业结构升级 [J]. 人口与经济，2018 (1): 48-60.

[2] GONGHUAN VANG，YU WANG，YIXIN ZENG，et al. Rapid health transition in China，1990—2010: findings from the Global Burden of Disease Study 2010 [J]. The Lancet，2013，381 (9882): 1987-2015.

[3] MAIGENG ZHOU，HAIDONGWANG，JUNZHU，et al. Cause-specific mortality for 240 causes in China during 1990-2013: a systematic subnational analysis for the Global Burden of Disease Study 2013 [J]. The Lancet，2016 (10015)，387: 251–272.

[4] Institute for Health Metrics and Evaluation (IHME). GBD Compare Data Visualization [R]. Seattle，WA: IHME，University of Washington，2017.

[5] GBD 2016 DALYs and HALE Collaborators. Global，regional，and national disability-adjusted life-years (DALYs) for 333 diseases and injuries and healthy life expectancy (HALE) for 195 countries and territories，1990—2016: a systematic analysis for the Global Burden of Disease Study 2016 [J]. The Lancet，2017，390 (10100): 1260–1344.

[6] 张毓辉，万泉，柴培培，等. 我国糖尿病医疗费用及筹资负担研究 [J]. 中国卫生经济，2017，36 (4): 17-19.

[7] WANG L，GAO P，ZHANG M，et al. Prevalence and ethnic pattern of diabetes and prediabetes in China in 2013 [J]. JAMA，2017，317 (24): 2515-2523.

[8] 于平，杜雪平，董建琴，等. 2型糖尿病患者社区规范化管理后血糖指标变化及慢性并发症发生情况分析 [J]. 中国全科医学，2014，17 (12): 1423-1426.

[9] 曹晓娜，黄亚茹，崔晓丽，等. 2型糖尿病社区规范化管理对患者生活方式、健康教育、足部护理的影响分析 [J]. 中国卫生事业管理，2014，31 (2): 94-96.

[10] 陈云. 基层社区医院对糖尿病患者实施规范化管理的临床效果与治疗成本 [J]. 中国全科医学，2010，13 (33): 3771-3773.

[11] 陈艳玫，刘子锋，李贤德，等. 2015—2050年中国人口老龄化趋势与老年人口预测 [J]. 中国社会医学杂志，2018，35 (5): 480-483.

[12] MURPHY，KEVIN M，ROBERT H. Topel. The value of health and longevity [J]. Journal of Political Economy，2006，114: 871-904..

[13] MAIGENG ZHOU，HAIDONG WANG，XINYING ZENG，et al. Mortality，morbidity，and risk factors in China and its provinces，1990—2017：a systematic analysis for the Global Burden of Disease Study 2017 [J]. The Lancet，2019，394（10204）：1145-1158.

[14] 邵盼. 日本老年医疗保险制度变革、评估及对中国的启示 [D]. 北京：首都经济贸易大学，2016.

[15] 丁英顺. 日本高龄老年人医疗制度改革及启示 [J]. 前沿，2016，（7）：64-67.

报告三

中国慢性病及其管理模式评价

复旦大学公共卫生学院

应晓华　薛　龙

摘　　要

一、研究背景

慢性非传染性疾病（non-communicable chronic disease，NCD），简称慢性病，指起病隐匿、潜伏期长、病程缓慢、病情迁延不愈、缺乏确切病因证据、无明确治愈指征的疾病总称。当前，慢性病已经成为威胁人类健康、制约全球社会发展的重大问题，也是我国公共健康面临的重要挑战。2012年，我国慢性病导致的死亡人数占全国总死亡人数的87%，占总疾病负担的比例已达到70%。2016年10月25日颁布的《"健康中国2030"规划纲要》，也提出了"重大慢性病过早死亡率较2015年下降30%"等目标。

本研究基于2018年第六次全国卫生服务调查数据，针对高血压与糖尿病等常见慢性病，描述其患病、管理现况，以及不同地区的分布特点，而后选择有代表性的典型管理模式，对其进行评价，为慢性病防控的科学决策提供依据。

二、研究内容与方法

本研究的主要内容包括：①梳理中国近年来的慢性病相关政策，收集与分析国内外慢性病干预策略经验；②明确中国主要慢性病（高血压、糖尿病）的患病现况及特点，危险因素的现况及其特点；③展示中国不同省市慢性病的患病、危险因素及其影响因素水平，分析其差异；④探索不同省市慢性病的管理效果及其影响因素；⑤评价不同区域主要慢性病管理模式效果。

主要研究方法包括：①数据来源，对2018年全国卫生服务调查15岁及以上人群进行分析，样本量为212 318人。同时分析比较了2013年慢性病相关状况，样本量为230 067人。②文献分析，收集国内外文献、政策，梳理慢性病管理的策略与演变趋势。③关键知情人访谈，④政策评价及影响因素等模型构建，如logistic模型、possion模型、Matching方法等。

三、主要研究结果

（一）全球慢性病防控目标和防控策略

1. 慢性病严重性及其防控目标　慢性病已成为影响全球健康最主要的健康问题，WHO资料显示，每年慢性病导致的死亡人数高达4000万人，占全球总死亡人数的70%。因此，慢性病防治成为国际共识，形成了国际目标。在2015年通过的联合国可持续发展目标（sustainable development goals，SDGs）中，明确提出“到2030年，通过预防、治疗和促进身心健康，将非传染性疾病所导致的过早死亡减少三分之一”“加强对滥用药物包括麻醉药品和有害使用酒精的预防和治疗”“酌情在所有国家加强执行《世界卫生组织烟草控制框架公约》”等针对慢性病防控的具体目标。这是全球层面的慢性病防治共识，反过来也会影响国内慢性病防治目标和策略。

2. 慢性病防控策略　2000年以来，全球关于慢性病的防控策略，先为“疾病监测、健康促进与加强卫生保健、针对慢性病危险因素”的干预策略，而后强调慢性病防治，突出预防为主，通过设定国家战略和计划执行，推动慢性病防治。从干预模式上看，主要有社区综合干预、单个危险因素干预及肿瘤筛查三种模式：①社区综合干预模式，是当前慢性病防控的主流模式，强调针对慢性病共同危险因素，采用健康教育、膳食和运动干预等多种策略，减少人群危险因素的暴露，有效降低各种慢性病的发病和死亡风险，具有较好的成本-效果比；②单个危险因素干预模式，目标单一，方法简便，针对性更强，最具有代表性的为禁烟和限酒，尤其是禁烟被证明具有较好的成本-效果比；③肿瘤筛查，较成熟的为宫颈癌、结直肠癌和乳腺癌筛查，但不同国家需要基于其经济水平、发病率高低等，选择相应的筛查技术，制定相应的筛查策略。

（二）中国慢性病防控政策及策略

1. 防控目标　通过《"健康中国2030"规划纲要》等规划，中国明确提出慢性病防控目标：2020年主要慢性病死亡率比2015年降低10%，2030年降低30%。此外，还有其他的癌症死亡率、危险因素控制等目标。

2. 防控政策与策略　①慢性病防治，尤其是高血压、糖尿病管理，是基本公共卫生服务包的最主要内容；②具体防控策略，包括细化健康教育措施、增加对高危人群的干预、扩展慢性病诊疗内涵、扩大慢性病管理主体范畴并加强协同、关注慢性病患者医疗保障、创新管理模式、完善慢性病管理监控与信息化水平等；③建设慢性病防治示范区。

（三）重点慢性病患病率、慢性病管理、危险因素现况

1. 高血压患病及管理　①2018年中国15岁及以上人口中，高血压患病率为18.1%，女性高于男性，城市高于农村，东部高于西部；②与2013年相比，高血压患病率上升了3.9个百分点；③高血压患者的规范服药率达到74.5%，城市高于农村，东部高于西部；④高血压患者的随访率约为73.8%，城市低于农村；⑤有59.3%的高血压患者最近一次的血压正常，城市高于农村。

2. 糖尿病患病及管理　①2018年中国15岁及以上人口中，糖尿病患病率为5.3%（其中的97%为2型糖尿病），女性高于男性，城市高于农村，东部高于西部；②与2013年相比，糖尿病患病率上升了1.8个百分点；③糖尿病患者的规范服药率为81.6%，城市高于农村，东部高于西部；④糖尿病患者的随访率为70.5%，城市低于农村，东部高于西部；⑤最近一次空腹血糖正常率为39.4%，城市高于农村，东部高于西部。

3. 慢性病相关因素　①2018年，中国15岁及以上人群中，刷牙率为92.6%；②每周参加体育锻炼的比例为49.7%，城市高于农村；③2018年吸烟率为24.7%，城市低于农村，与2013年相比，吸烟率下降了0.9个百分点，同时日均吸烟量下降，戒烟率上升；④2018年饮酒率为27.6%；⑤体重指数（body mass index，BMI）不小于24kg/m^2的超重、肥胖人口比例为38.4%，比2013年增加了8个百分点。

（四）不同省市重点慢性病患病差异

1. 不同省市高血压患病及其差异　①2018年各省市高血压患病率在8.4%～26.8%，最高的分别为天津（26.8%）、北京（26.6%）和上海（26.2%）。北部省市比东南沿海省市的高血压患病率更高。②31个省市之间的高血压患病率极差从2013年的21.6%下降到2018年的18.4%，变异系数从0.36降到0.27，显示省市间的绝对差距和相对差距均在缩小。

2. 不同省市糖尿病患病及其差异　①2018年各省市糖尿病患病率为0.98%～10.14%，最高的分别为北京（10.14%）、天津（9.97%）和上海（7.95%）。东南沿海省市糖尿病患病率相对更高。②31个省市之间的糖尿病极差从2013年的7.35%升至2018年的9.16%，变异系数从0.53减小到0.39，显示省市间糖尿病患病率的绝对差距扩大，但相对差距缩小。

3. 不同省市危险因素分布　①长期稳定体育锻炼率：指每周锻炼6次及以上，且每次锻炼时间不低于30分钟的人口构成比。2018年，各省市长期稳定体育锻炼率为12.7%～44.3%，最高为北京、辽宁和宁夏。

与2013年相比，各省市之间的绝对差距扩大，但相对差异缩小。②吸烟率：2018年各省市吸烟率介于15.9%～34.4%，北部高于南部。与2013年相比，各省市吸烟率绝对差距缩小，但相对差距增加。③饮酒率：2018年各省市饮酒率为14.92%～35.74%，东部比西部高，东北、中部省份也相对更高。与2013年相比，各省市之间的饮酒率差距变大。④超重或肥胖率：2018年各省市超重或肥胖率为25.7%～51.9%，东三省、北部相对更高，东南沿海最低。与2013年相比，各省市超重或肥胖率虽然上升，但地区差距却在缩小，反过来说明各地上升趋势一致。

（五）不同省市重点慢性病管理效果

1. 高血压管理　①2018年，不同省市高血压患者规律服药率为32.0%～93.9%，差距极大。最高的为上海、浙江和江苏。东部沿海高，东北等北部地区相对低。与2013年相比，不同省市规律服药率有所下降，省市之间规律服药率差距也在缩小。②2018年不同省市高血压患者随访率为81.9%～94.7%，最高分别为浙江、山东和辽宁。与2013年相比，随访率有所下降，且各地之间的随访率差距有所扩大。提示管理效果及区域公平性都可能在变差。③2018年不同省市高血压患者最近一次血压正常率为33.26%～85.81%，差距较大。血压正常率最高的分别为浙江、上海和江苏。东南沿海的血压正常率相对较高，北方省份相对较低。与2013年相比，血压正常率有所下降，且不同省市之间的差距有所增加，提示管理效果及区域公平性的潜在变化。

2. 糖尿病管理　①2018年，不同省市糖尿病患者规律服药率为44.44%～92.06%。最高的为北京、上海和江苏。东部沿海相对较高，东北等北部地区相对低。与2013年相比，不同省市规律服药率有所下降，省市之间规律服药率差距也在缩小。②2018年不同省市糖尿病患者随访率为65.18%～86.93%。与2013年相比，随访率有所上升，且各地之间的随访率差距正在缩小。③2018年不同省市糖尿病患者最近一次血糖正常率为22.22%～59.30%，差距较大。排名前三的分别为浙江、重庆和海南。东南沿海的血糖正常率相对较高，北方省份相对较低。与2013年相比，血糖正常率有所下降，且不同省市之间的差距有所缩小。

（六）典型地区慢性病管理模式评价

在慢性病管理模式选择中，课题组主要考虑是否符合中国特色、国内权威机构是否认同、是否有客观翔实的干预策略、是否有数据支撑等。基于本次国家卫生服务调查样本区域，结合《中国慢性病防治最佳核心案例》《中国慢性病防治最佳实践案例》，课题组选择如下模式：①大庆模式，②邯郸模式，③镇江模式，④上海模式，⑤高血压诊室标准化血压测量。

其中，前四种干预模式的干预效果指标包括：①慢性病患病率；②患者管理效果指标，包括患者规律服药率、随访率、血压或血糖正常率；③危险因素指标，包括吸烟、饮酒、运动和肥胖指标。

对照组则尽量选择与干预模式所在地的地理、经济接近的周边省份样本；同时，课题组采用倾向得分匹配（propensity score matching，PSM）的matching技术，构建对照组，尽可能减少选择偏倚；课题组还应用双重差分法（difference in difference，DID）理念，对干预组与对照组在2013—2018年的结果指标变化进行比较。

需要说明的是，基于回顾性数据的设计，在研究干预和结局变量之间的因果关系中，很难剔除混杂因素，故本研究中的干预和结果之间的因果关系，尚需要更多证据支撑。

1. *大庆模式内容及评价* ①干预对象与技术：大庆模式主要针对糖尿病高危人群，干预措施包括饮食、运动、健康宣教等综合干预；②对照组：课题组选择了大庆周边的东三省及全国城市作为对照，并进行PSM；③效果：大庆比周边东三省的糖尿病患病率更低，糖尿病患者规律服药、随访及血糖正常率均比对照组更好，且变化趋势更优；④结论：

大庆模式可能对大庆人群造成了潜在影响，集中体现在运动水平较高，糖尿病患病率较低等方面。

2. 邯郸模式内容及评价　①干预对象与技术：邯郸模式的干预措施是依托医学专家及团队，建立“健康小屋”，为心脑血管、糖尿病、恶性肿瘤等患者提供药物、心理、运动、营养、戒烟限酒等综合干预服务。②对照组：选择邯郸周边的京津冀地区作为对照。③效果：与对照组相比，邯郸地区的高血压患病率相对更高，高血压患者的管理效果相对较差；糖尿病患病率相对较低，且糖尿病管理的效果指标相对更好；邯郸地区的吸烟、饮酒、肥胖和体育锻炼水平比对照组相对较差，且有恶化趋势。④结论：邯郸模式在高血压与糖尿病方面的结果差异较大，可能与其重点干预人群差异有关。但邯郸模式未能改变人群慢性病危险因素水平且有恶化趋势，提醒邯郸模式需要更关注一般人群、高血压人群的慢性病管理，尤其是危险因素管理。

3. 镇江模式内容及评价　①干预对象与策略：镇江模式的干预对象是全体居民，其干预策略是基于镇江的“健康城市”规划，营造健康环境、大力发展基层医疗卫生服务，加大人力和财力投入，提高居民的服务可及性等。②对照组：选择镇江周边的江浙沪其他地区作为对照。③效果：与对照组相比，镇江高血压患病率较低，高血压患者的管理效果较好且有更好的变化趋势；糖尿病患病率较高，但糖尿病患者管理效果不明，有好有坏；镇江地区的吸烟、饮酒、肥胖和体育锻炼水平比对照组较差且有恶化趋势。④结论：镇江模式下，高血压防治方面可能有潜在效果，糖尿病防治效果不明。但需要注意的是，与对照组相比，镇江模式未能改变人群慢性病危险因素水平，且有恶化趋势。

4. 上海模式内容与评价　①干预对象与策略：上海模式的干预对象是糖尿病高危人群及糖尿病患者，其干预策略是糖尿病筛查、糖尿病患者的并发症筛查，整合各方力量，构建糖尿病患者的全程健康管理。

②对照组：选择上海周边的江浙地区作为对照。③效果：与对照组相比，上海市糖尿病患病率较高，糖尿病患者的管理效果相对较差，但正处于好转趋势；上海人群的吸烟、饮酒、肥胖和体育锻炼水平比对照组较差，但正在改善，两者的差距正在逐步缩小。④结论：上海模式在糖尿病防治及危险因素控制方面，效果较差；糖尿病防治及危险因素控制，正在不断改善，且改善速度快于对照组，提示有好转趋势。

5. 高血压诊室标准化测压　①干预对象与策略：干预对象为社区居民，干预策略为在社区门诊时采用电子血压计，按照规范流程进行自动测压，并上传血压结果。②对照组：常规测压。③效果：血压值末尾分布无差异，比常规测压结果更为客观真实；与对照组相比，不同人群血压异常检出率更高，更能反映真实血压情况。④结论：标准测压可能比常规测压有更好的准确性。

四、主要结论

（一）慢性病患病率持续上升，慢性病防治任重道远

本研究数据显示，无论是高血压还是糖尿病，其患病率都比2013年高。这种趋势一方面与我国老龄化、工业化、城市化进程有关，另一方面也意味着慢性病的防治会面临巨大挑战。在慢性病患者基数增加的情况下，降低慢性病死亡率，达到“健康中国2030”规划纲要目标及联合国2030可持续发展目标内容，并非轻易之举。此外，吸烟率虽有下降，但饮酒率、超重与肥胖率的上升趋势，可能会增加慢性病防治的难度。在此过程中，也需要关注不同特征人群的危险因素水平，男性在吸烟、饮酒、体育锻炼等方面，均差于女性人群，故将来制定慢性病的防治策略，应更多考虑男性人群，加强对男性人群的健康宣教，增强其依从性。

（二）慢性病防治应关注区域特色，注意数据质量

本研究展示了全国31个省市高血压、糖尿病患病信息，慢性病管理

效果信息等。结果显示，北京、天津与上海3个直辖市的高血压与糖尿病患病率最高；一般而言，纬度越高的省市，慢性病患病率相对较高，但同时，其慢性病管理的效果相对较差，这在超重肥胖、运动等方面尤为明显。这提醒我们，慢性病的患病可能与城市水平、经济水平等有正向关系，也可能与气候条件、生活方式有关系。在慢性病防治中，需要综合权衡不同地区的特点，制定适合区域特征的干预模式。

3个直辖市慢性病患病率较高的另一个原因，可能与这些地区调查对象对于慢性病的认知程度较高有关系，这也意味着，其他地区的慢性病患病率可能会被低估。

（三）加强慢性病综合管理模式中对慢性病危险因素的干预

几大危险因素中，变化趋势有升有降，总体改变程度并不大。吸烟率尽管有所下降，但程度不大；同时，饮酒率、超重与肥胖率的上升趋势，会给慢性病防治带来新的挑战。危险因素水平居高不下是我国慢性病防治中的重要问题。

我国的典型模式，基本上都是综合干预模式。这些模式有的能够降低高血压或糖尿病的患病率，大多数模式都能提升高血压患者或糖尿病患者的规律服药率和随访率，但对于危险因素的影响程度相对较小。邯郸、镇江、上海等其危险因素水平甚至都在上升。综合干预模式由于关注综合效果，往往容易忽视对危险因素的影响程度，但这反过来会影响最终的干预效果。故在慢性病干预尤其在慢性病综合干预中，除了制定一些健康促进、疾病监测、随访等措施以外，更要关注对于危险因素的干预，通过健康宣教、社交平台、文化影响等多种措施，改变个体危险因素水平，提升健康素养，最终改善慢性病管理效果。

（四）创新技术、注重质量，探索慢性病管理新模式

在各地干预中，高血压诊室标准测压及糖尿病并发症筛查等，都取得了良好的干预效果。前者将自动测压与互联网结合，减少了血压测量

与输入过程中由于人为因素导致的测量偏倚和输入偏移，极大改善了数据质量；后者则是把临床中常见的检验技术用于筛查，取得了很好的成本收益效果。慢性病防治内容涵盖健康管理、疾病早发现与诊断、疾病治疗、疾病管理、并发症治疗与转治、康复等全过程服务。在此过程中，需要收集生命全过程的数据，包括行为、生理状况、生化指标、依从性信息等等，快速上传这些信息到特定平台，并将这些信息进行整合，而后利用其进行诊断与治疗。这些对于生命科学、智能穿戴设备、互联网与物联网、诊断与治疗的跨区域性和即时性等，都提出了新的需求。这些都要求我们要打破传统慢性病管理框架，创新思维，探索新型慢性病管理模式，真正做实全生命健康管理和整合型健康服务，才能切实提高慢性病管理效果。

第一章
研究背景、目的与内容

第一节　研究背景

慢性非传染性疾病，简称慢性病，是一类起病隐匿、潜伏期长、病程缓慢、病情迁延不愈、缺乏确切病因证据、无明确治愈指征的疾病总称。当前，慢性病已经成为威胁人类健康、制约社会发展的重大问题，引起国际社会和各国政府高度重视。2011年9月在美国纽约举行的第66届联合国大会高级别会议就以“预防和控制慢性病”为主题，2012年5月WHO在第65届世界卫生大会上审议通过《全球非传染性疾病预防控制综合监测框架和目标草案》，随后拟定了《预防控制非传染性疾病全球行动计划（2013～2020）》。2015年9月25日，联合国可持续发展峰会正式通过可持续发展目标，涵盖经济、社会、健康环境等领域的17项总目标、169个具体目标。其中的一个具体目标即是“到2030年，通过预防、治疗和促进身心健康，将非传染性疾病所导致的过早死亡减少三分之一”。

随着改革开放的发展和深入，我国工业化、城镇化、人口老龄化、环境和生活方式转变等健康影响因素发生了较大改变，慢性病也成为我国重要的公共卫生问题。常见的慢性病包括心脑血管疾病、糖尿病、癌症、慢性呼吸系统疾病等四大类。2012年，我国慢性病导致的死亡人数占全国总死亡人数的87%，占总疾病负担的比例已达到70%，也因此备受关注。在2016年10月25日颁布的《“健康中国2030”规划纲要》，提出了“重大慢性病过早死亡率较2015年下降30%”等目标。

一方面，全国各地都加强了对慢性病管理、治疗的模式探索，积累了大量慢性病防控成功经验和做法。这些因素及城镇化、老龄化等都会改变慢性病患病状况及变化趋势。中国当前慢性病的患病状况、慢性病管理现况、慢性病费用现况及其特点，虽然已有相关文献，但缺乏全面、系统的现况研究证据。另一方面，中国已经初步形成具有中国特色的慢性病预防控制方略，而已发表的公开文献更多聚焦于各地防控模式的具体做法，很少见到对其健康结局指标等方面的有效评价。

本研究拟针对主要的常见慢性病，描述其患病、管理等现况及区域特点，而后选择有代表性的典型管理模式，对其进行评价，为慢性病防控的科学决策提供依据。

第二节　研究目的、内容与方法

一、研究目的

本研究基于2018年全国卫生服务调查数据，结合之前的全国卫生服务调查数据，对高血压、糖尿病为主的慢性病进行描述，分析其患病、危险因素、慢性病管理等相关特征；明确上述变量在各省市之间的差异；收集中国典型慢性病干预模式，分析其模式特点和效果。

研究的具体目标如下。

1．回顾与分析中国近些年的慢性非传染性疾病的相关政策及主要干预策略。

2．明确中国主要慢性病（高血压、糖尿病）患病现况、危险因素、慢性病管理现况。

3．分析各省市慢性病患病现况、危险因素的分布及差异。

4．明确各省市慢性病管理效果、差异及其影响因素。

5．探索典型慢性病管理模式及其效果。

二、研究内容与研究方法

（一）研究内容

1. 梳理中国近年来的慢性病相关政策　研究将通过关键知情人访谈、文献分析等方式，了解政府层面对于慢性病管理的干预策略，包括干预对象、范畴、筹资、干预策略、服务提供模式等内容。

2. 国内外慢性病干预策略经验　通过文献收集与分析，探索国际、国内慢性病的主要问题、挑战、影响因素及其影响程度、干预策略及其演变、干预效果等，为中国后续慢性病干预策略提供借鉴。

3. 中国主要慢性病（高血压、糖尿病）的患病现况及其特点，危险因素的现况及其特点　基于2018年全国第六次卫生服务调查数据，分析当前中国高血压与糖尿病的患病率信息，危险因素（包括吸烟、饮酒、运动、肥胖等）信息，慢性病管理信息（包括管理率、随访次数、服药情况等），慢性病管理效果信息（服药率、随访率、血压/血糖正常率）等；比较在不同年龄组、不同性别之间的差异；通过与2013年数据的比较，明确上述指标的变化趋势。

4. 中国不同省市慢性病的患病、危险因素及其影响因素　基于2018年全国第六次卫生服务调查数据，描述了中国所有31个省（自治区、直辖市）的高血压/糖尿病患病率分布信息，比较31个省（自治区、直辖市）的患病率差异；通过与2013年比较分析，探索区域分布的变化趋势；描述31个省（自治区、直辖市）主要危险因素（吸烟、饮酒、运动、肥胖等）的分布信息，比较省（自治区、直辖市）间的差异及变化趋势。

5. 中国不同省市慢性病的管理效果及其影响因素　基于2018年全国第六次卫生服务调查数据，描述了31个省（自治区、直辖市）的慢性病管理效果状况，包括规律服药率、随访率、血压正常率、血糖正常率的分布状况；比较31个省（自治区、直辖市）上述指标间的差异，以及与2013年相比的变化趋势。

6. *不同区域主要慢性病管理模式评价* 研究基于《中国慢性病防治最佳实践特色案例》，结合专家访谈和2018年全国第六次卫生服务调查数据，挑选大庆、邯郸、上海、镇江四地的慢性病干预模式作为研究对象，进行研究。

（二）研究方法

1. *数据来源* 本研究的主要数据，来源于2018年全国第六次国家卫生服务调查中的慢性病相关信息。本次调查覆盖全国31个省（自治区、直辖市）的156个县（市、区），共94 076户居民。

本研究的分析对象为15岁及以上的调查人口，共计212 318人，其中女性占总数的51.4%，男性占总数的48.6%；同时，本研究也分析了2013年全国第五次国家卫生服务调查的15岁及以上人口，共计230 067人，其中，女性占比为48.8%，男性占比为51.2%。结果详见表3-1-1。

纳入分析的主要信息为个人人口经济学特征（年龄、性别、工作、医保等）、慢性病相关信息（高血压与糖尿病自报患病信息等）、慢性病管理相关信息（服药情况、随访情况、门诊服务等）、慢性病管理效果信息（血压是否正常、血糖是否正常等）、健康行为相关信息（是否吸烟、饮酒及其数量，锻炼等）等。

2. *文献分析* 课题组在中国政府官方网站、WHO官方网站等，检索慢性病管理相关的国内政策和国际策略；通过对中国知网、万方、Web of Science等数据库的查阅，检索相关的慢性病政策、干预策略等文献。分析近些年中国政策、国际策略的主要干预点、干预策略及其演变趋势。

3. *关键知情人访谈* 访谈对象包括：地方慢性病防治管理人员（上海为主）、慢性病防治专家（复旦大学、疾控中心）、决策者（卫健委慢病处等）。

访谈内容主要为：①慢性病防治中的关键技术、保障条件等；②典型的慢性病干预模式、主要的优缺点等；③慢性病相关政策及其演变等。

4. *分析方法*　本研究大量运用了不同类型描述性方法，分析慢性病的患病状况、分布特征，不同区域慢性病患病、危险因素等的分布；运用多元回归模型，探索对于慢性病患病、管理效果等的影响因素；采用matching等方式，比较分析不同模式下的慢性病干预效果差异。

表3-1-1　样本地区状况及15岁及以上的调查样本数量

省（自治区、直辖市）	面积（万千米²）	2013年			2018年		
		常住人口（万人）	人均GDP（元）	15岁及以上调查人口（人）	常住人口（万人）	人均GDP（元）	15岁及以上调查人口（人）
北京	1.7	2115	94 648	2823	2154	94 648	2731
天津	1.1	1472	100 105	4591	1560	100 105	3782
河北	18.8	7333	38 909	5949	7556	38 909	5251
山西	15.6	3630	34 984	5335	3718	34 984	5542
内蒙古	118.3	2498	67 836	4155	2534	67 836	3777
辽宁	14.6	4390	61 996	7204	4359	61 996	6632
吉林	18.7	2751	47 428	5275	2704	47 428	5113
黑龙江	45.5	3835	37 697	6697	3773	37 697	5950
上海	0.6	2415	9093	4305	2424	90 993	4225
江苏	10.3	7939	75 354	9288	8051	75 354	9758
浙江	10.2	5498	68 805	8904	5737	68 805	8817
安徽	14.0	6030	32 001	11 882	6324	32 001	10 554
福建	12.1	3774	58 145	7560	3941	58 145	6716
江西	16.7	4522	31 930	8806	4648	31 930	7916
山东	15.4	9733	56 885	11 304	10 047	56 885	11 520
河南	16.7	9413	34 211	13 824	9605	34 211	11 925
湖北	18.6	5799	42 826	11 438	5917	42 826	10 207

续 表

省（自治区、直辖市）	面积（万千米^2）	2013年			2018年		
		常住人口（万人）	人均GDP（元）	15岁及以上调查人口（人）	常住人口（万人）	人均GDP（元）	15岁及以上调查人口（人）
湖南	21.2	6691	36 943	11 596	6899	36 943	10 483
广东	18.0	10 644	58 833	12 642	11 346	58 833	11 204
广西	23.6	4719	30 741	8897	4926	30 741	8089
海南	3.4	895	35 663	3534	934	35 663	3052
重庆	8.2	2970	43 223	6971	3102	43 223	6841
四川	48.1	8107	32 617	9028	8341	32 617	8549
贵州	17.6	3502	23 151	6124	3600	23 151	5684
云南	38.3	4687	25 322	7632	4830	25 322	7736
西藏	122.8	312	26 326	3203	344	26 326	2747
陕西	20.6	3764	43 117	7582	3864	43 117	6576
甘肃	45.4	2582	24 539	8030	2637	24 539	7211
青海	72.2	578	36 875	3279	603	36 875	3183
宁夏	6.6	654	39 613	4790	688	39 613	4147
新疆	166.0	2264	37 553	7419	2487	37 553	6400
均值	31.0	4371	44 754	7422	4505	47 396	6849

第二章 国内外慢性病防控策略

第一节　全球慢性病防控

一、全球慢性病流行及防控政策环境

（一）慢性病已经成为影响全球健康的最主要问题

2000年9月，联合国全体成员国在千年首脑会议上签署《联合国千年宣言》，并通过为期15年的千年发展目标。此后，世界各国积极行动，相互协作，在卫生领域的具体目标实现上取得显著成效，传染性疾病对人类健康的威胁得到一定控制。

与此同时，慢性非传染性疾病增长和蔓延的势头正悄然而起。20世纪90年代以来，慢性病由于其发病率高、死亡率高、知晓率低、控制率低和疾病经济负担重等特点，已成为严重威胁人类健康、制约社会发展的重大问题。

2015年因心血管疾病、恶性肿瘤、慢性呼吸道疾病和糖尿病造成的过早死亡（70岁以前）共约1300万例，占全球过早死亡总数的43%。世界卫生组织2017年资料显示，目前每年由慢性病相关疾病导致的死亡人数高达4000万人，相当于全球总死亡人数的70%，其中有1500万人的死亡年龄在30～70岁。心脑血管疾病是造成慢性病死亡的罪魁祸首（1770万人），随后依次是恶性肿瘤（880万人）、呼吸系统疾病（390万人）和糖尿病（160万人），四类慢性病所致的过早死亡占总数的80%以上；有85%的慢性病过早死亡集中在发展中国家，其中41%出现在中低收入国家。2017年10月，WHO慢性非传染性疾病全球会议在乌拉圭

首都蒙得维的亚召开。会议报告指出，以心脑血管疾病、恶性肿瘤、糖尿病和慢性呼吸系统疾病为主的慢性病仍然是造成全球疾病负担、威胁人类健康的巨大挑战。据WHO预测，若按照目前的状况继续发展，至2030年每年死于非传染性疾病的人数将增加至5500万人，联合国所制定的到2030年将非传染性疾病所导致的过早死亡减少1/3的目标将难以实现。

（二）慢性病防治的国际共识及国际目标

2011年9月在美国纽约举行的第66届联合国大会预防和控制慢性病高级别会议为全球各国凝聚共识、制定战略提供了重要契机。2012年5月举行的WHO第65届世界卫生大会审议通过《全球非传染性疾病预防控制综合监测框架和目标草案》，旨在建立慢性病综合监测体系，制定慢性病防控的全球目标，提高人们对慢性病的认识。随后，WHO拟定了《预防控制非传染性疾病全球行动计划（2013 ～ 2020）》，并在2013年5月召开的第66届世界卫生大会上通过《全球非传染性疾病预防和控制综合监测框架（含指标）和自愿性目标（2013 ～ 2025）》，以监测非传染性疾病国家战略和计划的执行情况，并评估其进展。

2015年9月25日，联合国可持续发展峰会在纽约总部召开，正式通过可持续发展目标，旨在千年发展目标收官后继续指导2015—2030年全球在社会、经济和环境三个维度的发展问题。可持续发展目标中明确提出“到2030年，通过预防、治疗和促进身心健康，将非传染性疾病所导致的过早死亡减少三分之一”“加强对滥用药物包括麻醉药品和有害使用酒精的预防和治疗”“酌情在所有国家加强执行《世界卫生组织烟草控制框架公约》”等针对慢性病防控的具体目标，以进一步动员政治意愿，提高公众意识，推进全球慢性病防控进程。这也意味着在全球层面形成共识，达成各国关于慢性病防治的共同目标。

二、全球慢性病防控策略

（一）监测、促进与加强卫生保健（2000—2010年）

为应对慢性病患病率和死亡率不断上升及其高昂医疗费用给社会经济带来的严重负担，联合国、WHO等国际组织先后制定了一系列的防控策略，对全球慢性病防控具有指导作用。

2000年，第53届世界卫生大会通过了《预防和控制慢性非传染性疾病全球战略》，确定了疾病监测、健康促进和加强卫生保健为主的慢性病全球防控策略。

随后的十年间，世界卫生组织针对慢性病相关危险因素制定了一系列干预策略，构成了防控慢性病的全球战略框架，包括2003年世界卫生大会通过的《烟草控制框架公约》，2004年世界卫生大会通过的《饮食、身体活动与健康全球策略》，以及2010年世界卫生大会通过的《减少有害使用酒精全球战略》。2008年世界卫生大会批准的《预防和控制慢性病：全球战略的实施》，是对全球战略框架的全面落实，其总目标包括"绘制正在发生的非传染性疾病流行图，并分析这些疾病的决定因素""减少个人和人群受非传染性疾病可变共同危险因素及其决定因素影响的程度""加强个人和人群的能力，以使他们做出更健康的选择和采取促进健康的生活方式"及"加强对非传染性疾病患者的卫生保健"等。

（二）突出预防为主（2011年及以后）

2011年9月，第66届联合国大会《政治宣言》提出，预防是全球防治慢性病对策的基石。大会还通过《全球非传染性疾病预防和控制综合监测框架（含指标）和自愿性目标（2013～2025）》，设立3类25项指标，以监测非传染性疾病的国家战略和计划的执行情况，并评估其进展。作为联合国慢性病防控高级别会议的后续行动，2013年5月召开的第66届世界卫生大会上通过了WHO编制的《预防控制非传染性疾病全球行动计划（2013～2020）》，以落实联合国大会关于预防和控制非传染性疾病问题高级别会议中的承诺。

三、主要慢性病防控模式及其成效

世界各国在慢性病防控中积累了丰富的经验和证据，并开展了大量的防控策略研究以及卫生经济学评估。总体来讲，不同防控措施与防控策略，在同一人群中实施的成本－效果比可能有差别；同一措施与策略在不同人群开展，其成本－效果比也可能有所不同。可以肯定的是，预防性干预，尤其是心脑血管疾病的综合防控干预，其成本－效果比远远优于治疗性干预手段。一般而言，干预策略对疾病的防控效果越好、筛查的灵敏度和特异度越高，需要投入的成本就越高。

（一）社区综合干预模式

以社区人群为基础的综合干预是目前很多学者推荐的慢性病防控策略，被认为最具有成本－效果比。综合干预通常针对慢性病的共同危险因素，采用健康教育、膳食和运动干预等多种策略，减少人群危险因素的暴露，有效降低各种慢性病的发病和死亡风险。其中最具代表性的是芬兰北卡社区“高血压综合防控项目”，英、美两国“心血管疾病等慢性病防控综合干预项目”，瑞典“Norsjö心血管疾病防控项目”，日本秋田地区“高血压和脑卒中综合干预项目”，以及巴基斯坦“社区高血压干预项目”等。这些慢性病综合干预方案在国际上获得了广泛的认可（表3-2-1）。

以芬兰为例，其成功经验包括制定国家层面政策、国家舆论支持、农业部门改变种植结构和方式、食品企业改变加工方式、使用营养标签、超市改变食品摆放模式、加强营养宣传、出台相关物价政策、控制吸烟创造无烟环境等，以较小的成本，有效降低心脑血管疾病的发生，节约了大量的医疗成本。

我国具有代表性的慢性病综合干预项目，包括“天津市1991—1996年慢性病综合干预项目”“北京房山农村心血管病综合干预项目”和上海南汇“脑卒中高危人群筛检与重点干预”等。国内外经验显示，基于社区的慢性病综合干预，无论在发达国家还是发展中国家，都具有较高的性价比，是慢性病防控的首选策略。

表3-2-1　国内外慢性病社区综合干预模式成本-效果比

项目名称	时间	防控病种	成本-效果比
芬兰北卡社区高血压综合防控	1972—1997年	高血压	4628美元/QALY；仅1992年降低疾病损失约3500万美元
英、美心血管疾病等慢性病防控综合干预	1991—1995年	心血管疾病	31英镑/LF
瑞典Norsjö心血管疾病防控	1985—1991年	心血管疾病	1100～4050英镑/LF
美国斯坦福五城市	1972年—	心血管疾病	约3200美元/LF
美国宾夕法尼亚DPP综合干预	1999—2002年	2型糖尿病	3420美元/QALY，每年降低3%的糖尿病医疗总开销
澳大利亚原住民心血管疾病干预	2000年—	心血管疾病	复方药剂干预CER为800～7500澳元/DALY
日本秋田地区高血压和脑卒中综合干预	1964—1987年	高血压/脑卒中	人均iCER约-80美元
巴基斯坦社区高血压干预	2004—2006年	高血压	年均3.99美元/人；23美元/1mmHg收缩压下降
中国天津市1991-1996年慢性病综合干预	1991—1996年	心脑血管疾病	983元/QALY；效益-成本比2.48
中国北京房山农村心血管病综合干预	1992—1997年	心血管疾病	每1元干预成本，可节约4元人民币心血管病治疗费用
中国上海南汇“脑卒中高危人群筛检与重点干预”	1999—2002年	脑卒中	减少1例脑卒中需投入417元人民币，CER12.6

注：QALY：quality adjusted life year，质量调整寿命年；LF：life year，寿命年；DALY：disability-adjusted life year，伤残调整生命年；iCER：incremental cost-effectiveness ratio，增量成本-效果比；CER：cost-effectiveness ratio，成本-效果比。

（二）单危险因素防控模式

慢性病防控常用的措施包括禁烟、限酒、减盐、使用食品警示标签和体力活动干预等。这些措施单独使用时的成本-效果比一般不及社区综合干预项目，但干预目标明确单一，方法更加简单易行，针对性更强，其经济社会效益也已经得到广泛认可。发展中国家可根据自身国情，从简单易行的措施入手，以降低人群慢性病发病风险。目前最具有代表性的慢性病单一防控策略是禁烟和限酒（表3-2-2）。

表3-2-2　国内外慢性病单个危险因素防控成本-效果比

干预策略	成本-效果比（美元/伤残调整生命年）
控烟干预策略	
全球提高33%的香烟价格	13～195（低收入国家：3～42）
尼古丁替代治疗	低收入国家：55～751
非价格干预（包括严禁烟草广告、提高卫生教育信息、禁止在公共场所吸烟）	低收入国家：54～674
限酒干预政策	
提高酒精税	高危酒精高流行区：105～225 高危酒精低流行区：＞2500
禁止酒类广告	134～280（东亚及太平洋地区：123～146）
随机呼气检测	973～1856（撒哈拉以南的非洲：531）
基础医疗保健机构对高危饮酒者进行健康教育	480～819（除撒哈拉以南的非洲，结合酒精税干预：260～533）

对于不同单个危险因素进行防控的干预模式，其成本-效果比相差较大。已有证据显示，相对而言，提高香烟价格最具有成本-效果比。泰国的控烟实践显示，随着烟草税率的持续上升，烟草指数的上升幅度高于物价指数，烟草产量、烟民总数和长期吸烟人数持续下降，烟草公司的总利润先降后升，维持在一定的水平。

需要注意的是，人群吸烟和饮酒习惯往往受到经济、文化和社会的影响，因此禁烟和限酒干预策略的制定和开展需要结合社会实际，因地制宜，并选择性价比较高的干预策略。此外，减盐、食品警示标签以及提高体力活动等慢性病单一防控策略也得到越来越多的重视，在控制肥胖、糖尿病防治、高血压及心脑血管疾病防治中发挥着重要的作用。

（三）肿瘤筛查模式

肿瘤筛查模式是近些年国内外很热门的慢性病干预内容，目前公认适合筛查的癌种包括宫颈癌、结直肠癌和乳腺癌。上述癌症的筛查策略较为成熟，卫生经济学评估显示，其具有好的成本-效果比（表3-2-3）。

对于宫颈癌筛查，采用人乳头瘤病毒（human papilloma virus，HPV）联合宫颈液基薄层细胞学检查（thinprep cytologic test，TCT）是筛查效果最好的技术，但成本高，常见于发达国家或地区。而对于发展中国家来说，价廉、易培训的宫颈染色后观察法也被证明具有良好的成本-效果比。

对于结直肠癌筛查，大便隐血试验（fecal occult blood test，FOBT）、肠镜等技术均具有良好的成本-效果比，也可根据实际情况，进行技术组合，开展结直肠癌筛查。

乳腺癌常用的筛查手段中，乳房钼靶X线摄影（mammography，MAM）筛查是目前早期发现乳腺癌最有效的方法，但其对卫生服务能力水平要求相对较高，成本也较高，常见于发达国家或地区。对于亚洲或发展中国家或地区而言，乳腺癌发病率较低，MAM灵敏度相对较低，需要联合超声成像检查提高检出率。因此，亚洲国家或地区采用MAM筛查乳腺癌的成本尤高。乳腺临床检查（clinical breast examination，CBE）成本低、操作简便，在发病率相对较低、卫生资源配置不足的国家或地区使用具有一定的优势。

表 3-2-3 国内外不同肿瘤筛查方案的成本－效果比

筛查技术	筛查策略	目标人群	成本－效果比/效用
宫颈癌			
VIA/VILI	VIA终身1次	35岁	2.61（秘鲁）
	VIA终身2次	35岁、40岁	2.35（南非）
	VIA终身1次	35岁	0.41（印度）
	VIA终身1次	35岁	2509.08元/LY（中国）
HPV	careHPV@0.5终身1次	35岁	4101.65元/LY（中国）
	careHPV	40岁	3847.35元/LY（中国）
	HPV＋TCT	35岁及以上	3735英镑/LY（英国）
		25～34岁	7968英镑/LY（英国）
		40岁	23 437.44元/LY（中国）
乳腺癌			
MAM	MAM和CBE隔年交替	40～79岁	35 500美元/QALY（美国）
		40～49岁	2 025 100日元/LY（日本）
	2年1次MAM	50～69岁	3555欧元/LY（西班牙）
		40～69岁	61 600美元/QALY（中国香港）
	3年1次MAM	40～80岁	13 352～41 815欧元/QALY（斯洛文尼亚）
CBE	5年1次CBE	40～60岁	1135美元/LYS（印度）
	2年1次CBE	40～60岁	1341美元/LYS（印度）
结直肠癌			
隐血试验	1年1次gFOBT	50岁及以上	9159美元/QALY（加拿大）
	1年1次iFOBT	50岁及以上	611美元/QALY（加拿大）
	FOBT	50～80岁	6222美元/LY（亚洲）
肠镜	10年1次结肠镜检查	50岁及以上	6133美元/QALY（加拿大）
	FSIG	50～80岁	8044美元/LY（亚洲）
	结肠镜检查	50～80岁	7211美元/LY（亚洲）

注：VIA：醋酸染色检查；VILI：复方碘染色检查；gFOBT：化学法检测大便隐血试验；iFOBT：免疫法检测大便隐血试验；FSIG：活动乙状结肠镜检查。

第二节　中国慢性病防控政策及策略

一、中国慢性病流行状况

（一）主要慢性病的流行与死亡状况

当前，中国最主要的慢性病包括心脑血管疾病、恶性肿瘤、糖尿病和慢性呼吸系统疾病四大类。根据全球疾病负担（global burden of disease，GBD）数据，中国2016年这四类主要慢性病标化患病率为20.8%。其中，男性人群患病率略高于女性（21.4%和20.3%）。2016年，四类慢性病患病人数分别为：慢性呼吸系统疾病9365.6万、心脑血管疾病9347.0万、糖尿病8978.3万，肿瘤868.6万。从其发展趋势上看，1990—2016年，全国这四类慢性病标化患病率变化不大。

从死亡率上看，2016年中国四类慢性病合计早死率为18.3%，男性（23.7%）约为女性（12.4%）的两倍。其中，心脑血管疾病和恶性肿瘤的死亡率均接近9%，远高于糖尿病（0.43%）和慢性呼吸系统疾病（1.46%）。1990—2016年，全国四类慢性病合计早死率呈下降趋势，降幅达到36.5%；男性和女性降幅分别为30.5%和44.3%。

（二）主要危险因素流行状况

全球非传染性疾病预防控制综合监测框架中，明确慢性病危险因素包括：酒精摄入多、脂肪摄入多、水果蔬菜摄入少、体重超重和肥胖、身体活动不足、血糖升高、血压升高、总胆固醇升高、盐/钠摄入多以及烟草使用等。下面将基于不同数据来源资料，就吸烟、饮酒、体力活动、肥胖等与本次研究密切相关的危险因素，描述我国目前上述危险因素的流行状况。

1. *吸烟* 中国每天吸烟率及现在吸烟率呈下降趋势。GBD数据显示，1990—2016年全国15岁及以上居民每天吸烟率呈下降趋势，从1990年的30.8%降至2016年的24.3%，其中男性从54.9%降至44.0%，而女性从5.6%降至3.8%。据《中国慢性病及其危险因素监测报告2010》与《中国慢性病及其危险因素监测报告2013》数据显示，2010年全人群吸烟率为28.3%，其中男性为58.7%，远高于女性（2.4%）；2013年全人群吸烟率降至27.3%，其中男性降至51.8%，女性降至2.3%。

2. *饮酒* 中国15岁及以上饮酒者在过去12个月内平均每天酒精消

耗量和有害饮酒率均呈上升趋势。GBD数据显示，中国15岁及以上人群中，目前饮酒者在过去12个月内平均每天酒精消耗量从1990年的13.8g/d上升至2016年的21.6g/d，其中男性从25.2g/d上升至39.6g/d，女性从1.9g/d上升至2.9g/d。《中国慢性病及其危险因素监测报告2007》与《中国慢性病及其危险因素监测报告2013》报告中数据显示，中国有害饮酒率从2007年的3.3%升至2013年的8.8%，其中男性从6.1%上升至10.7%，女性从0.5%上升至1.8%。

3. *超重和肥胖* 中国肥胖、超重的问题越来越严峻。《中国慢性病及其危险因素监测报告2007—2013》数据显示，2007—2013年肥胖率和超重率均呈上升趋势。肥胖率从7.6%上升至14.1%，其中男性从6.6%上升至14.0%，女性则从8.5%上升至14.1%。超重率从25.8%上升至31.0%，其中男性从26.8%上升至33.7%，女性从26.8%上升至31.0%。《中国居民营养与慢性病状况报告2015》数据显示，2002年我国18岁及以上居民肥胖率为7.1%，男性和女性分别为6.6%和12.3%。2012年我国18岁及以上居民肥胖率为11.9%，男性和女性分别为12.1%和11.7%。

4. *体力活动* 从人均运动当量来看，1990—2016年中国25岁及以上居民每天运动量呈下降趋势。1990年中国居民每天运动量为9300 代谢当量（metabolic equivalents，METs），2016年降至8104 METs，其中男性从7499 METs降至6446 METs，而女性则从11 185 METs降至9808 METs。1990—2016年中国居民体力活动不足率从22.2%降至21.2%，但男性却呈现上升趋势，从28.7%升至29.3%。

5. *高血压* 很多研究把高血压作为主要慢性病的危险因素。中国高血压患病率和平均收缩压值均呈上升趋势。《中国慢性病及其危险因素监测报告2007—2013》数据显示，2007—2013年我国居民高血压患病率从23.4%上升至27.8%，其中男性从23.7%上升至29.6%，女性从23.1%上升至26.0%。GBD数据则显示1990—2016年，我国25岁及以上居民平均收缩压从121.20mmHg上升至125.37mmHg，其中男性从122.50mmHg上升至127.47mmHg，女性从120.08mmHg上升至123.21mmHg。

（三）慢性病早死归因

可归因于危险因素的慢性病过早死亡人数，用以描述慢性病相关危险因素与上述四类主要慢性病过早死亡的关系，并确定造成死亡最多的危险因素。

高血压、吸烟是造成全国心脑血管疾病过早死亡的前两位危险因素。吸烟造成的心脑血管疾病早死人数呈上升趋势；同时吸烟还是导致恶性肿瘤早死最多的危险因素。从趋势上看，相比1990年，2016年吸烟造成的肿瘤早死人数增长了45.1%；高血压和体重指数（BMI）为全国糖尿病早死的最主要危险因素，且造成的早死人数均呈上升趋势，上升幅度高达146.6%，其次为吸烟。

二、中国慢性病防控体系

（一）自上而下的垂直防控网络

中国慢性病防控体系是自上而下的垂直管理模式，包括医疗机构、疾病预防与控制中心、健康教育、妇幼保健等机构。同时，国家癌症中心、国家心血管病中心、各级防办、各类学会等社团也承担着相应的任务，有着较为复杂的上、下级行政或业务指导关系（图3-2-1）。慢性病防控的最终执行者是基层医疗卫生机构，即社区卫生服务中心、乡镇卫生院以及社区卫生服务站和村卫生室。这种自上而下的垂直管理模式有其“上传下达”的优势，在区、县层面形成了以基层医疗卫生机构为防控主体，区县疾控中心、综合医院为业务指导的慢性病管理模式。但是，在当前基层医疗卫生机构专业人员缺乏，整体素质不高的情况下，如果各管理和业务指导部门未厘清各自的责任和义务，势必导致基层医疗卫生机构重复工作、压力大、效率不高、质量低。

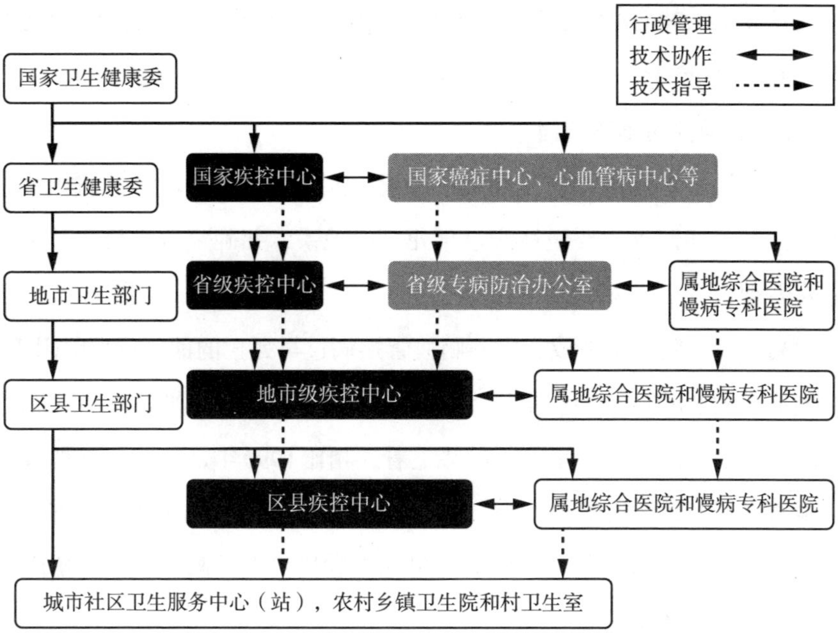

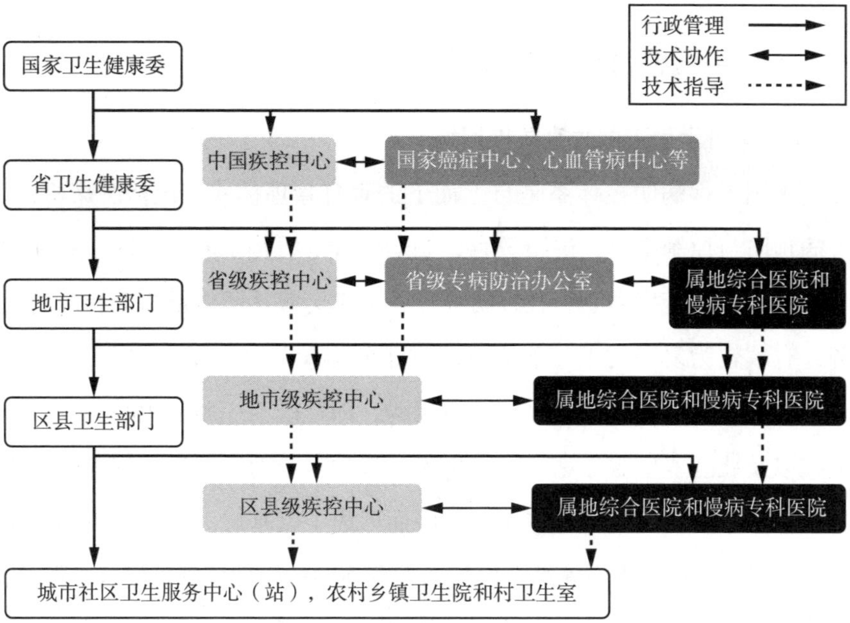

图3-2-1　中国慢性病防控体系

（二）不同机构防控内容与防控流程

中国慢性病防控工作主要包括三个方面：慢性病及其危险因素调查和监测、一般人群健康教育和健康促进、高危人群分级管理。慢性病及其危险因素调查和监测是对我国慢性病的发病、死亡数据及慢性病危险因素的流行数据进行采集和分析，其数据来源主要是各类系统的监测数据（如慢性病死因监测系统、卫健委死因登记系统、全国县及县以上医疗机构死亡病例报告系统、全国肿瘤登记系统、全国慢性病及行为危险因素监测等）及连续的大型抽样调查（如全国高血压抽样调查、全国糖尿病抽样调查、全国卫生服务调查等）。监测数据中，目前全国代表性比较好的是慢性病死因监测系统和全国慢性病及行为危险因素监测的数据。针对一般人群的慢性病防控策略，主要是从控制慢性病共同行为危险因素入手，即控制烟草使用、促进饮食和加强身体活动三个方面来开展。对于高危及患病人群的慢性病防治，尤其是高血压和糖尿病现患病例的管理，是我国慢性病防控的重点。

以高血压分级管理为例，基本流程是获得社区人群的基本健康信息，如高血压史、家族史、实验室检测、体格检查、治疗情况等信息，依据国家卫生部门制定标准，将高血压患者筛选出来，建立健康档案；而后依据《中国高血压防治指南》的要求，根据心血管病风险分层，将高血压患者分为一级、二级、三级，建立社区医生与心血管病专家共同参与的高血压社区分级管理模式；针对不同等级患者给予不同频度和强度的健康管理，包括健康教育，血压测量和医学实验室检查（如血尿常规、血糖、血脂、肝肾功能、心电图、眼底等），行为干预，规范用药和随访等；根据患者血压改变情况每年调整1次管理级别。

（三）慢性病防治中不同部门协同

中国慢性病防控尚在探索有效的多部门合作机制。我国目前已认识到慢性病防控不只是卫生部门的工作，而是需要全社会支持，涉及社会保障、卫生、财政、宣传、商业、教育、人事、立法、执法、农业和食品等多个部门。2012年，卫生部、国家发展改革委、财政部等15个部委联合印发了《中国慢性病防治工作规划（2012—2015年）》，提出了多部门合作机制，规定了各有关部门的职责。但由于缺乏具有可操作性的合作方式，多部门合作并未在工作中落到实处。全民健康生活方式的开展和慢性病综合防控示范区建设，使得覆盖地区进行了多部门合作机制的探索，有些地区成效显著。

（四）慢性病防治人力

中国基层专业技术人员缺乏，素质不高。中国慢性病防控在垂直管理模式下面临以下几个主要问题：①疾控中心缺乏实践经验，对基层指导能力不足；②医疗机构缺乏开展公共卫生职能的政策、人员、经费和有效的双向转诊制度；③基层医疗卫生机构任务多，专业技术人员缺乏，素质不高，服务能力薄弱，患者管理质量不理想。分级诊疗制度的重建使得我国以基层医疗卫生机构为防控主体的慢性病防控模式正在快速形成，需要学习日本的经验，注重基层专业保健队伍的建设。

（五）慢性病防治信息

中国慢性病防控数据及利用有限。中国已经建立起有效的传染病专报系统，但肿瘤登记系统只覆盖大约300个县区，心脑血管疾病登记系统刚刚起步；行为危险因素监测每3年开展1次，但信息的开放度和利用度均不够。因而缺乏长期、高质量的基础调查数据和大规模的干预试验证据为政府提供决策依据，对已经实施的一些健康促进活动的效果也无法进行高效而准确的评估。

三、中国慢性病防控策略

中国正面临日益严重的人口老龄化以及慢性病日益高发的问题，其慢性病防控立法仍在逐步推进的过程中。2009年“新医改”以来，我国致力于构建以发展公共政策为主的慢性病防控体系，大大加快了慢性病防控立法的步伐，慢性病相关政策发文数量明显增加。在此期间，共计颁布了100多个国家和地区级重要政策文件，超过以往的总和，主要的政策内容如下。

（一）基于健康改善的防控目标

我国的防控策略与防控目标，必须基于本国的实际状况，也受到国际社会和国家承诺方面的约束，尤其是《联合国2030可持续发展目标》的影响。而在国内层面，也出台了相应文件，具体包括《中国落实2030年可持续发展议程国别方案》和《“健康中国2030”规划纲要》，这些都针对心脑血管疾病、恶性肿瘤、糖尿病和慢性呼吸系统疾病等四类主要慢性病及其影响因素，就其致死率、过早死亡率等，制定了具体的控制目标（表3-2-4）。

表3-2-4　中国慢性病防治目标

领域	指标	联合国2030可持续发展目标	“健康中国2030”规划纲要目标		
			2015年	2020年	2030年
慢性病死亡	主要慢性病过早死亡率	减少1/3	基准值	比2015年降低10%	比2015年降低30%
	癌症5年生存率	—	—	—	提高15%
慢性病危险因素	15岁及以上人群吸烟率	加强执行《世界卫生组织烟草控制框架公约》	—	—	降低到20%
	酒精	加强对滥用药物和有害酒精使用的预防和治疗	加强限酒健康教育，控制过度使用，减少酗酒		
	人均每天食盐摄入量	—	基准值	—	降低20%
	超重、肥胖	—	增长速度明显放缓		
	居民健康素养水平	—	10%	20%	30%
	经常参加体育锻炼人数	—	3.6亿人（2014）	4.35亿人	5.3亿人

（二）慢性病管理为国家基本公共卫生服务重要内容

在2009—2018年，共颁布与更新了8次国家基本公共卫生服务文件，人均公共卫生服务经费从2009年的15元，上涨到2018年的55元。而慢性病管理，早在2009年就成为第一版《国家公共卫生服务项目》的重要内容，包括高血压患者健康管理与糖尿病患者健康管理。而2009年开始的10个公共卫生服务项目中，老年人保健、健康教育、建立居民健康档案、重型精神疾病管理等都与慢性病管理息息相关（表3-2-5）。

表3-2-5　不同年份国家基本公共卫生服务内容

年份	类别	服务对象	项目及内容
国家疾病公共卫生服务规范（2009年版）	慢性病管理	高血压、糖尿病等慢性病高危人群	进行指导
		35岁及以上人群	实行门诊首诊测血压
		确诊高血压和糖尿病患者	进行登记管理，定期进行随访，每次随访要询问病情、进行体格检查及用药、饮食、运动、心理等健康指导
	高血压患者健康管理	辖区内35岁及以上原发性高血压患者	①高血压筛查；②对原发性高血压患者，乡镇卫生院、村卫生室、社区卫生服务中心（站）每年要提供至少4次面对面的随访；③高血压患者每年应至少进行一次较全面健康检查，可与随访相结合
	2型糖尿病患者健康管理	辖区内35岁及以上2型糖尿病患者	①2型糖尿病筛查；②对确诊的2型糖尿病患者，乡镇卫生院、村卫生室、社区卫生服务中心（站）要提供每年至少4次的面对面随访；③2型糖尿病患者每年至少应进行一次较全面的健康检查，可与随访相结合
国家基本疾病公共卫生服务规范（2011、2014—2018）	高血压、糖尿病管理：同上		

2013年，国家基本公共卫生服务项目增加了中医药健康管理项目，其中的65岁及以上老年人中医药健康管理内容，强调中医体质辨识和治未病服务，其实质也是中医特色的慢性病管理。到了2017年，增加了健康素养促进行动，也与慢性病管理有紧密联系。

对于典型的高血压与糖尿病管理，2017年，其内容明确为四部分：高血压与糖尿病的筛查、随访评估、分类干预、健康体检。主要包括对高血压患者与糖尿病患者提供每年至少4次的面对面随访、至少1次的全面健康体检等，并将之作为公共卫生服务绩效考核的重要指标。

事实上，研究显示，慢性病管理成为国家基本公共卫生服务的最主要内容，高血压、糖尿病工作量就占据基本公共卫生服务工作量的50%以上，与慢性病相关的服务所占比例更高。

（三）中长期规划的慢性病防治：目标、防控措施、危险因素干预措施

1. *“十三五”慢性病管理目标*　卫生体系的中长期规划（如《国务院“十二五”期间深化医药卫生体制改革规划暨实施方案》《卫生事业发展“十二五”规划》《“十三五”卫生与健康规划》《“健康中国2030”规划纲要》等），均提出了慢性病管理方面的具体目标、指标及防控措施（表3-2-6）。例如，高血压的规范管理率在2015年为不低于40%，到2022年和2030年，不得低于60%和70%。

2. *慢性病及高血压防控措施*　从防控策略上看，与“十二五”规划相比较，“十三五”强调，慢性病综合防控要以政府为主导、基层为重点，35岁及以上人群首诊测血压从“十二五”的“在各级医疗机构推行”发展为“十三五”的“全面实施”，再到“健康中国”行动的“全面落实”；对于慢性病高危人群，从“十二五”的“加强发现”细化为“十三五”的开展“患病风险评估”、提出到2030年实现“全人群、全生命周期的慢性病健康管理”。

同时，“十三五”细化了健康生活方式的具体内容，包括饮食、运动、改善不良生活习惯、心理健康等，并提出以家庭为单位干预。

表3-2-6 卫生体系规划纲要关于慢性病防治内容

年份	发文机构	标题	主要内容
2012	国务院	“十二五”期间深化医药卫生体制改革规划暨实施方案	到2015年，高血压、糖尿病患者规范化管理率达到40%以上；加强健康促进与教育，实施国民健康行动计划，倡导健康的生活方式
2012	国务院	卫生事业发展“十二五”规划	“十二五”时期卫生事业发展指标：重点慢性病防治核心信息人群知晓率≥50%；高血压和糖尿病患者规范化管理率≥40%全面实施慢性病综合防控策略，加强慢性病高危人群发现和预防性干预工作，开展高血压、糖尿病等基层综合防控，在各级医疗机构推行35岁及以上首诊患者测量血压制度，在80%以上的社区、乡镇医疗卫生机构开展血糖测定服务。支持贫困地区高血压患者和糖尿病患者免费药物治疗。创建慢性病综合防控示范区；大力开展“全民健康生活方式”行动，实施高危人群健康管理、生活方式指导和干预
2016	国务院	“十三五”卫生与健康规划	与2015年相比，2020年因心脑血管疾病、癌症、慢性呼吸系统疾病和糖尿病导致的过早死亡率年降低10%；高血压和糖尿病患者健康管理人数分别达到1亿人和3500万人；实施慢性病综合防控。完善政府主导的慢性病综合防控协调机制，优化防控策略，建立以基层为重点的慢性病防控体系，加强国家综合防控示范区建设，覆盖全国15%以上的县（市、区）。全面实施35岁及以上人群首诊测血压，逐步开展血压血糖升高、血脂异常、超重肥胖等慢性病高危人群的患病风险评估和干预指导；深入开展全民健康教育和健康促进活动，提高全民健康素养。引导群众加强自我健康管理，深入推进以减盐、减油、减糖、健康口腔、健康体重、健康骨骼为重点的全民健康生活方式行动，广泛宣传合理膳食、适量运动、戒烟限酒、心理平衡等健康科普知识，开展家庭和高危个体健康生活方式强化指导和干预

续　表

年份	发文机构	标题	主要内容
2016	中共中央国务院	“健康中国2030”规划纲要	与2015年相比，重大慢性病过早死亡率2020年降低10%、2030年降低30%；实施慢性病综合防控战略，加强国家慢性病综合防控示范区建设。基本实现高血压、糖尿病患者管理干预全覆盖。到2030年，实现全人群、全生命周期的慢性病健康管理；推进全民健康生活方式行动，强化家庭和高危个体健康生活方式指导及干预，开展健康体重、健康口腔、健康骨骼等专项行动，到2030年基本实现以县（市、区）为单位全覆盖
2019	国务院	关于实施健康中国行动的意见	到2022年，健康促进政策体系基本建立，全民健康素养水平稳步提高，健康生活方式加快推广，重大慢性病发病率上升趋势得到遏制；到2030年，全民健康素养水平大幅提升，健康生活方式基本普及，居民主要健康影响因素得到有效控制，因重大慢性病导致的过早死亡率明显降低；全方位干预健康影响因素；防控重大疾病（全面落实35岁及以上人群首诊测血压制度，加强高血压、高血糖、血脂异常的规范管理）
2019	健康中国行动推进委员会	健康中国行动（2019—2030年）（上一条的细化）	倡导18岁及以上成人定期自我监测血压，血压正常高值人群和其他高危人群经常测量血压；30岁及以上居民高血压知晓率2022年≥55%、2030年≥65%；高血压患者规范管理率2022年≥60%、2030年≥70%；高血压治疗率及高血压控制率持续提高

（四）慢性病防控具体策略与措施

在卫生部相关部门颁布的各类慢性病防控专项文件中，主要的慢性病防控措施如下。

1. 细化健康教育具体措施　关口前移，广泛宣传慢性病防治知识，促使人们自觉养成良好的健康行为，推进全民健康生活方式；深入推进全民健康素养促进行动、健康中国行等活动；开展“三减三健”（减盐、减油、减糖、健康口腔、健康体重、健康骨骼）等专项行动。

2. 提高高危人群干预要求　拓展服务，及时发现管理高风险人群，加强慢性病高风险人群（血压、血糖、血脂偏高和吸烟、酗酒、肥胖、超重等）检出和管理；各级各类医疗卫生机构对35岁及以上人群全面实施首诊测血压制度，发现高血压患者和高危人群，及时提供干预指导；提出开展个性化健康干预和患病风险评估，社区卫生服务中心和乡镇卫生院逐步开展超重肥胖、血压血糖升高、血脂异常等慢性病高危人群的患病风险评估和干预指导等。

3. 新增规范诊疗的内涵　推广慢性病防治适宜技术，在慢性病防治工作中坚持中西医并重；落实分级诊疗，优先将慢性病患者纳入家庭医生签约服务范围；提高诊疗服务质量，持续改进医疗质量和医疗安全。全面实施临床路径管理，规范诊疗行为，优化慢性病诊疗流程。

4. 扩大健康管理责任主体并加强协同　除医疗卫生机构外，明确政府、家庭、个人在慢性病防治中的职责，尤其强调个人方面，行为改善等职责；构建慢性病防治结合工作机制，疾病预防控制机构、医院和基层医疗卫生机构要建立健全分工协作、优势互补的合作机制，促进医防协同，实现全流程健康管理；加强慢性病防治机构和队伍能力建设。

5. 关注患者医疗保障问题　完善医保和救助政策，探索基层医疗卫生机构对慢性病患者按人头打包付费；保障药品生产供应，探索慢性病患者的长处方、延伸处方等；发挥中医药在慢性病防治中的优势和作用；探索适合慢性病患者的医保付费方式、处方和诊疗模式。

6. 创新慢性病管理模式　控制危险因素，营造健康支持性环境；建设健康的生产生活环境；完善政策环境；推动慢性病综合防控示范区创新发展。以国家慢性病综合防控示范区建设为抓手，培育适合不同地区特点的慢性病综合防控模式。

7. 完善慢性病监测与信息化管理水平　统筹社会资源，创新驱动健康服务业发展。动员社会力量开展防治服务；促进医养融合发展；促进慢性病全程防治管理服务与居家、社区、机构养老紧密结合；推动互联网创新成果应用。

8. 完善相关科研的内容　增强科技支撑，促进监测评价和研发创新。完善监测评估体系，整合单病种、单因素慢性病及其危险因素监测信息，实现相关系统互联互通；推动科技成果转化和适宜技术应用；开展慢性病社会决定因素与疾病负担研究，探索有效的慢性病防控路径。

（五）建设慢性病综合防控示范区

1. 示范区建设是慢性病防治的平台与载体　慢性病综合防控示范区是上述慢性病防治策略的载体、平台与典范，故我国在不同层面，进行了一系列示范区建设，以探索适合中国特色的、基于社区的综合慢性病防控模式。

2. 示范区建设目标　在全国建立一批慢性病综合防控示范区，总结并推广不同地区的慢性病特色防控模式，带动全国慢性病综合防控工作。

3. 示范区建设原则　政府主导、部门协作、全社会参与；预防为主、中西医并重、提供全人群全生命周期的慢性病防治管理服务。

4. 具体工作内容　在《指导方案》的指导下，由《管理办法》明确详细的工作内容，并赋予权重进行指标审核和动态管理。

四、中国慢性病社区管理模式

国内的社区健康管理实践，根据管理对象差异，可分为重点人群健康管理和一般人群健康管理。重点人群健康管理主要涵盖慢性病患者、孕产妇、儿童、老年人保健、癌症患者照护、社区康复等，一般人群健康管理则关注以全生命周期管理为导向。

（一）重点人群社区健康管理：慢性病防治为导向

北京、上海和厦门，都形成了各具特色的社区重点人群健康管理模式，服务对象主要是慢性病患者或签约家庭医生的居民。三地的社区重点人群健康管理主要由全科医生（团队）提供，上级医疗卫生机构或疾病预防控制为指导，为不同患者建立健康档案、健康宣教、病情监测、中医预防保健等服务，同时实行分级管理，双向转诊等模式（表3-2-7）。

表3-2-7　以慢性病为导向的社区健康管理模式总结

地区	管理内容	管理组织与提供	管理对象	管理效果
厦门	制定慢性病治疗和干预方案，病情监测，对患者随访，普及健康知识	1位专科医生、1位社区卫生服务机构的全科医生和1位健康管理师提供服务的“三师共管”模式。专科医生根据慢性病患者实际情况制定治疗和干预方案；全科医生实施方案并根据数据进行监控；健康管理师负责与患者进行沟通，进行健康宣讲	签约家庭医生的居民	截至2017年6月，厦门市签约居民在签约机构就诊比例60.77%，200万人“下沉”到社区首诊，群众满意度显著提高
北京昌平	健康随访、健康教育、高危患者制定一对一方案	社区卫生服务中心、区疾控中心提供服务。区疾控中心专业人员进行慢性病管理业务指导；社区卫生服务中心人员定期随访、危险因素监测、健康宣传，对慢性病和高危人群分级管理，一对一健康管理，制定个性化方案	糖尿病、高血压、脑卒中、肿瘤、超重肥胖患者	高血压患病率和肥胖患病率均有下降趋势
上海静安	社区中医药人员培训、慢性病管理、健康评估、中医预防保健	区中医院、二级医疗机构、社区卫生服务中心提供服务。区中医院承担中医预防保健指导、“治未病”研究、业务指导；二级医疗机构进行健康风险评估、健康咨询；社区卫生服务中心提供规范中医保健服务	慢性病患者、老年人、妇女儿童、精神病患者	全区共有27 651人次在各服务机构得到“治未病”预防保健服务；积极开展体质辨识干预取得一定成效
上海闵行	生理、心理、社会、精神方面进行评估	医院的心内科护士、心血管主治医生、心理咨询师及社区医生提供服务。由临床经验丰富的医生对社区医生进行培训，社区医生指导患者进行运动康复，制定科学的饮食习惯和生活方式，情绪管理等	心脏病术后康复人群	降低患者再入院率，提高患者药物依从性，改善其生活质量及减轻负面情绪

（二）一般人群社区健康管理：全生命周期管理为导向

以全生命周期管理为导向的社区健康管理，其对象主要是全人群，服务的提供者是全科医生、健康管理师和护士；结合社区健康管理的4个环节（风险评估、健康干预、跟踪监测、效果评价），对人群实行流行病学调查－制定具体方案－实施方案－评估效果－改进干预方式，形成一个完整的无限循环的模式，同时制定健康管理方案时考虑生物学、心理学、社会学、运动、睡眠、体质辨识等因素，全面保障居民的健康，这与健康的定义不谋而合（表3-2-8）。

表3-2-8　以全生命周期管理为导向的社区健康管理

理论	管理内容	管理组织与提供	管理对象	管理效果
PDCA循环的社区健康管理	建立健康档案、风险评估、健康干预、追踪访问、远程监测、效果评价、改进干预	全科医生、健康管理师进行管理。将社区健康管理的4个环节与PDCA循环的4个过程结合，全科医生从7个角度（生活方式、睡眠质量、心理、慢性病、运动、功能医学、中医体质辨识）进行风险评估，9个方面进行健康干预，10个模块对人群健康进行监测	全人群	社区居民建档率达80%，65岁及以上老年人建档率90.6%，为辖区内老年人和学龄前儿童安排免费体检
“4CH8”模式	建立健康档案、风险评估、健康干预、效果评价	全科医生进行管理。针对健康管理4个环节，全科医生建立4个健康管理家园（儿童、妇女、老年人、慢性病），对8个模块检测（生物学、心理学、社会学、睡觉、眼保健、体重、膳食、体质分析）	全人群	社区居民危险因素在逐年减少，高血压管理率由16.13%提高到54.07%，糖尿病管理率由4.95%提高到20.47%，相关知识知晓率、健康行为形成率等显著提高，慢性病管理效率得到提高
PRECEDE-PROCEED Model健康管理模式	健康教育、健康促进	社区医生、社区护士进行管理。社会学诊断、流行病学诊断、行为和环境诊断、管理和政策诊断、实施、过程评价、影响评价、结局评价9个阶段入手，及时跟踪监测干预效果并改进干预手段	全人群	减轻医护人员工作量，在社区护理、疼痛领域及健康教育领域取得良好效果

我国人口基数大，地区之间经济发展不均衡，贫富差异较大，不能完全照搬国外的模式，我国各地可以根据当地居民的健康状况、需求、卫生资源情况开展具有当地特色的社区健康管理，降低慢性病发病率，减轻疾病负担，提高人们的健康水平。

第三节 小　结

一、全球认识到慢性病严重性，形成相应防控目标

慢性病已成为影响全球健康最主要的健康问题。WHO资料显示，每年慢性病导致的死亡人数高达4000万人，占全球总死亡人数的70%。因此，慢性病防治成为国际共识，形成了国际目标。在2015年通过的联合国可持续发展目标（sustainable development goals，SDGs）中，明确提出“到2030年，通过预防、治疗和促进身心健康，将非传染性疾病所导致的过早死亡减少三分之一”“加强对滥用药物包括麻醉药品和有害使用酒精的预防和治疗”“酌情在所有国家加强执行《世界卫生组织烟草控制框架公约》”等针对慢性病防控的具体目标。这是全球层面的慢性病防治共识，反过来也会影响国内慢性病防治目标和策略。

二、全球慢性病防控策略

2000年以来，全球关于慢性病的防控策略，先为疾病监测、健康促进与加强卫生保健，针对慢性病危险因素的干预策略；后强调慢性病防治突出预防为主，通过设定国家战略和计划执行，推动慢性病防治。从干预模式上看，主要有社区综合干预、单个危险因素干预及肿瘤筛查三种模式。①社区综合干预模式是当前慢性病防控的主流模式，强调针对慢性病共同危险因素，采用健康教育、膳食和运动干预等多种策略，减少人群危险因素的暴露，有效降低各种慢性病的发病和死亡风险，具有

较好的成本-效果比；②单个危险因素干预模式目标单一，方法简便，针对性更强，最具有代表性的为禁烟和限酒；③肿瘤筛查较为成熟的为宫颈癌、结直肠癌和乳腺癌筛查，但不同国家和地区需要基于其经济水平、发病率高低等，选择相应的筛查技术，制定相应的筛查策略。

三、中国慢性病防控目标

通过《"健康中国2030"规划纲要》等规划，中国明确提出慢性病防控目标为2020年主要慢性病死亡率比2015年降低10%，2030年降低30%。此外，还有其他的癌症死亡率、危险因素控制等目标。

四、中国慢性病防控政策与策略

包括：①慢性病防治，尤其是高血压、糖尿病管理，是基本公共卫生服务包的最主要内容；②具体防控策略，包括细化健康教育措施、增加对高危人群的干预、扩展慢性病诊疗内涵、扩大慢性病管理主体范畴并加强协同、关注慢性病患者医疗保障、创新管理模式、完善慢性病管理监控与信息化水平等；③建设慢性病防治示范区。

第三章
中国重点慢性病、慢性病管理及其健康影响因素

本章关注调查人群高血压和糖尿病的相关情况，主要健康相关因素及高血压和糖尿病管理情况。重点描述15岁及以上调查人口的高血压、糖尿病和吸烟、饮酒的情况，调查人口的锻炼和刷牙等情况，18岁及以上调查人口的超重和肥胖等健康危险因素，对高血压和糖尿病患者管理情况，并与2013年卫生服务调查进行比较。

第一节　高血压管理与治疗

本节主要描述15岁及以上调查人口（总计212 318人，其中，男性103 176人，女性109 142人）高血压的患病和管理情况。与2013年的调查方式相同，调查人口的患病情况来自调查人口基于医生已诊断的相关疾病自我报告，不包括尚未经医疗机构诊断但可能患高血压的患者。

一、自报高血压患病率

（一）整体情况

15岁及以上调查人口中，自报患有高血压病的人口数为38 514人，患病率为18.1%，其中，城市地区自报高血压患病率（18.9%）高于农村地区（17.3%），东部城市地区的高血压患病率最高，为20.6%，西部农村地区最低，为14.9%。结果详见表3-3-1。

表3-3-1　调查地区15岁及以上人口自报高血压患病率

研究项目	城乡合计	城市地区				农村地区			
		小计	东部	中部	西部	小计	东部	中部	西部
调查人口数（人）	212 318	113 519	45 155	34 167	34 197	98 799	28 533	33 523	36 743
自报患病人口数（人）	38 514	21 408	9283	6840	5285	17 106	5433	6204	5469
患病率（%）	18.1	18.9	20.6	20.0	15.5	17.3	19.0	18.5	14.9

（二）变化趋势

比较2013年和2018年两次国家卫生服务调查结果，15岁及以上调查人口自报高血压患病率明显增加，从2013年的14.2%上升到2018年的18.1%，上升了3.9个百分点，其中，城市地区自报高血压患病率上升了2.7个百分点，农村地区上升了5.0个百分点。

（三）分性别和年龄比较

15岁及以上调查人口中，男性自报高血压患病率为17.7%，女性为18.6%；其中，城市地区男性自报高血压患病率（19.0%）高于女性（18.8%），但农村地区男性（16.2%）低于女性（18.4%）；从年龄分布来看，65岁及以上年龄组的患病率最高，为40.2%，35岁以下年龄组的患病率最低，为0.5%。结果详见表3-3-2。

表3-3-2　调查地区15岁及以上自报高血压患者性别、年龄分布（%）

年龄组（岁）	城乡合计			城市地区			农村地区		
	小计	男性	女性	小计	男性	女性	小计	男性	女性
15～34	0.5	0.7	0.2	0.5	0.8	0.2	0.4	0.7	0.2
35～44	4.0	5.4	2.7	3.9	5.7	2.3	4.2	5.1	3.3
45～54	13.3	13.7	12.9	13.3	14.7	12.1	13.3	12.8	13.8
55～64	26.8	26.0	27.6	28.1	28.7	27.6	25.3	23.1	27.5
65及以上	40.2	36.8	43.4	42.8	39.9	45.5	37.0	33.2	40.9
合计	18.1	17.7	18.6	18.9	19.0	18.8	17.3	16.2	18.4

与2013年调查相比，15岁及以上调查人口中，男性、女性及各年龄组的自报高血压患病率均明显升高。结果详见表3-3-3。

表3-3-3 不同年份调查15岁及以上自报高血压患者年龄、性别分布（%）

年龄组（岁）	合计		男性		女性	
	2018年	2013年	2018年	2013年	2018年	2013年
15～34	0.5	0.3	0.7	0.4	0.2	0.2
35～44	4.0	3.8	5.4	4.5	2.7	3.2
45～54	13.3	11.9	13.7	11.8	12.9	12.0
55～64	26.8	23.7	26.0	22.0	27.6	25.3
65及以上	40.2	37.0	36.8	34.5	43.4	39.4
合计	18.1	14.2	17.7	13.6	18.6	14.9

（四）各省市自报高血压患病率

1. *各省市自报高血压患病率现状* 2018年，各省市样本人群的自报高血压患病率介于8.41%～26.81%。自报高血压患病率最高的3个省市分别为：天津市（26.81%）、北京市（26.62%）和上海市（26.15%）；自报高血压患病率最低的三个省市则为：西藏（8.41%）、海南（10.19%）和广西（10.88%）。全国各省市中，东北地区的高血压患病率相对较高；纬度越高，高血压患病率也相对越高。此外，直辖市的高血压患病率明显高于其他省。

2. *各省市自报高血压患病率变化* 与2013年相比，2018年自报高血压患病率从14.19%上升到18.14%，上升了3.95个百分点；其中，河南省、内蒙古自治区和贵州省增幅位列前三，分别上升了7.98个、7.93个和7.62个百分点，上海市、山东省和西藏自治区自报高血压患病率呈下降趋势，分别下降了1.42个、0.35个和0.27个百分点。

3. *各省市自报高血压患病率差异及其变化* 2018年，所有省市的自报高血压患病率极差为18.40%，变异系数为0.27；2013年各省市自报高血压患病率的极差为21.63%，变异系数为0.36。与2013年相比，自报高血压患病率的极差变小，而变异系数变大，说明省市之间的绝对差距缩小，相对差距扩大。

二、血压测量

调查15岁及以上自报高血压患者最近一次测量血压的时间，47.5%的患者在1周及以内，其中，城市地区（53.2%）高于农村地区（40.4%），中部城市地区最高，为54.4%，中部农村地区最低，为36.6%。结果详见表3-3-4。

表 3-3-4　调查15岁及以上自报高血压患者最近一次测量血压的时间构成（%）

最近一次血压测量时间	城乡合计	城市地区				农村地区			
		小计	东部	中部	西部	小计	东部	中部	西部
≤1周	47.5	53.2	52.8	54.4	52.3	40.4	44.1	36.6	41.1
1～3周	31.1	27.7	30.2	25.2	26.4	35.4	36.8	35.6	33.6
1～2个月	9.8	8.2	7.8	8.2	8.9	11.9	10.5	12.4	12.7
3～5个月	7.0	6.4	5.6	6.8	7.0	7.9	6.1	9.4	8.0
6～11个月	2.6	2.5	1.9	3.0	3.1	2.8	1.5	3.9	2.7
≥12个月	1.9	2.0	1.6	2.4	2.2	1.7	1.0	2.1	1.9

三、服药频率

（一）整体情况

调查15岁及以上自报高血压患者的服药情况显示：74.5%的患者规律服用降压药物，其中，城市地区高于农村地区，东部城市地区最高，为86.1%，西部农村地区最低，为60.2%；同期，有16.9%的患者偶尔或必要时服用降压药；此外，从不服用降压药的患者占2.9%。结果详见表3-3-5。

表3-3-5 调查15岁及以上自报高血压患者服药频率构成（%）

服药频率	城乡合计	城市地区				农村地区			
		小计	东部	中部	西部	小计	东部	中部	西部
规律服用（按照医嘱）	74.5	80.0	86.1	78.9	70.5	67.7	73.9	68.9	60.2
偶尔或必要时服用	16.9	13.6	9.5	14.5	19.7	21.1	18.1	19.7	25.6
间断服用药量不足	5.7	4.2	2.7	4.0	6.9	7.6	5.6	7.7	9.4
从不服用	2.9	2.3	1.7	2.6	2.9	3.7	2.4	3.8	4.8

（二）各省市高血压患者自报规律服药率比较

1. 各省市高血压患者自报规律服药率现状　2018年高血压患者自报规律服药率在32.03%～93.85%；排名前三的省市分别为上海（93.85%）、浙江（91.97%）和江苏（89.05%），排名后三的省市分别为西藏（32.03%）、新疆（52.24%）和黑龙江（59.18%）。

东南沿海的自报规律服药率相对较高，而东北等北部地区高血压患者的自报规律服药率相对较低，西部新疆、西藏等地的规律服药率最低。

2. 各省市高血压患者自报规律服药率变化　与2013年相比，2018年高血压患者自报规律服药率从76.14%下降到74.50%，下降了1.64个百分点；新疆、辽宁和宁夏降幅位列前三，分别下降了24.84个、12.26个和7.95个百分点，其中涨幅排名前三的省市分别为西藏、内蒙古和青海，分别上升了31.67个、7.34个和7.22个百分点。

3. 各省市高血压患者自报规律服药率差异及其变化　2018年高血压患者自报规律服药率极差为61.82%，变异系数为0.17；2013年极差为

92.98%，变异系数为0.23。与2013年相比，无论是极差还是变异系数均变小，说明省市之间的高血压患者规律服药率绝对差距和相对差距都在缩小。

四、随访情况

本次调查新增内容，包括“随访频次”“随访形式”“随访机构”和“随访内容”的调查。

（一）随访频次

调查15岁及以上自报高血压患者随访情况显示：28 419人获得随访，占自报高血压患者的73.8%，其中，城市地区低于农村地区，东部农村地区最高，为86.8%，中部城市地区最低，为56.9%。其中，55.3%的患者得到4次及以上的随访，其中，城市地区（45.9%）低于农村地区（67.0%），东部农村地区最高，为72.9%，中部城市地区最低，为36.2%；此外，有26.2%的患者未获得随访。结果详见表3-3-6。

表3-3-6　调查15岁及以上自报高血压患者随访次数构成（%）

随访次数（次）	城乡合计	城市地区				农村地区			
		小计	东部	中部	西部	小计	东部	中部	西部
1	4.8	5.7	5.1	5.9	6.4	3.7	2.8	4.0	4.4
2	6.1	6.4	5.6	6.9	7.1	5.6	4.4	6.2	6.2
3	7.6	7.2	5.9	7.9	8.4	8.2	6.7	7.9	10.2
≥4	55.3	45.9	54.5	36.2	43.4	67.0	72.9	65.0	63.4
未随访	26.2	34.8	28.8	43.1	34.8	15.4	13.2	16.9	15.9

（二）各省市高血压患者自报随访率

根据《国家基层高血压防治管理指南》高血压长期随访管理：①未达标患者随访频率：每2～4周，直至血压达标；②已达标患者随访频率：每3个月1次。结合2013年和2018年《家庭健康调查表》和本项目研究内容，可将近3个月内测过血压患者视为随访过的患者，因此，高血压患者随访率＝3个月内测量过血压的高血压患者/高血压患者，高血压患者均按前文高血压标准。

1. 各省市高血压患者自报随访率现状　2018年高血压患者自报随访率在81.98%～94.72%；排名前三的省市分别为浙江（94.72%）、山东（92.15%）和辽宁（92.01%），排名后三的省市分别为湖北（81.98%）、湖南（82.33%）和江西（82.74%）。

2. 各省市高血压患者自报随访率变化　与2013年相比，2018年高血压患者自报随访率从93.58%下降到88.45%，下降了5.13个百分点；陕西、青海和广西降幅位列前三，分别下降了11.44个、7.89个和7.80个百分点，其中只有甘肃上升了2.78个百分点。

3. 各省市高血压患者自报随访率差异及其变化　2018年高血压患者自报随访率极差为12.74%，变异系数为0.04；2013年极差为9.74%，变异系数为0.03。与2013年相比，无论是极差还是变异系数均变大，说明省市之间的高血压患者自报随访率绝对差距和相对差距都在增加。

（三）随访形式

调查的15岁及以上自报高血压患者随访形式显示：58.3%的患者在医疗机构获得随访，其中，城市地区（59.6%）高于农村地区（56.9%），东部城市地区最高，为68.1%，中部城市地区最低，为49.5%；同期，有20.9%的患者由家庭签约医生入户随访，其中，城市地区（14.2%）低于农村地区（27.3%），西部农村地区最高，为34.2%，东部城市地区最低，为9.7%。结果详见表3-3-7。

表3-3-7　调查15岁及以上自报高血压患者最近一次高血压随访形式构成（%）

随访形式	城乡合计	城市地区				农村地区			
		小计	东部	中部	西部	小计	东部	中部	西部
家庭签约医生入户	20.9	14.2	9.7	21.6	14.6	27.3	15.6	32.0	34.2
其他医生入户	9.6	8.6	8.5	8.0	9.2	10.7	12.9	8.6	10.6
医疗机构	58.3	59.6	68.1	49.5	54.8	56.9	67.3	53.9	49.8
电话随访	8.3	14.5	10.6	18.2	17.8	2.3	1.9	2.5	2.5
网络随访	0.1	0.1	0.1	0	0.3	0	0	0	0
其他	2.8	3.0	3.0	2.6	3.4	2.7	2.3	2.9	2.8

（四）随访机构

调查的15岁及以上自报高血压患者随访机构显示：在社区卫生服务站随访的患者占62.9%，其中，城市地区（48.5%）低于农村地区（76.8%），中部农村地区最高，为79.3%，中部城市地区和西部城市地区均最低，为48.2%。同期，在社区卫生服务中心随访的患者占28.6%，其中，城市地区（39.8%）高于农村地区（17.9%），中部城市地区最高，为40.6%，中部农村地区最低，为14.4%。结果详见表3-3-8。

表3-3-8　调查15岁及以上自报高血压患者随访机构构成（%）

随访机构	城乡合计	城市地区				农村地区			
		小计	东部	中部	西部	小计	东部	中部	西部
社区卫生服务站	62.9	48.5	48.9	48.2	48.2	76.8	73.5	79.3	77.4
社区卫生服务中心	28.6	39.8	40.0	40.6	38.5	17.9	21.5	14.4	18.0
县及以上机构	6.0	8.9	8.8	8.1	10.0	3.1	3.1	3.8	2.4
健康管理机构	0.2	0.2	0.1	0.5	0.2	0.2	0.1	0.3	0.3
其他	2.3	2.5	2.2	2.7	3.1	2.0	1.8	2.1	2.0

（五）随访内容

调查的15岁及以上自报高血压患者最近一次获得的随访内容分别

为：血压测量（97.2%）、生活方式指导（89.9%）、询问病情（91.0%）和了解用药情况（92.8%）；城市地区随访内容中，血压测量情况最高，生活方式指导最低；农村地区随访内容中，血压测量最高，生活方式指导最低。结果详见表3-3-9。

表3-3-9　调查15岁及以上自报高血压患者最近一次随访内容构成（%）

随访内容	城乡合计	城市地区				农村地区			
		小计	东部	中部	西部	小计	东部	中部	西部
血压测量	97.2	95.3	94.9	95.8	95.3	99.1	99.1	99.2	99.0
生活方式指导	89.9	88.7	87.8	89.8	89.1	91.0	91.4	90.4	91.3
询问病情	91.0	90.6	90.8	90.7	90.1	91.3	91.9	90.8	91.2
了解用药情况	92.8	92.6	92.9	93.2	91.3	93.0	94.2	92.6	92.3

五、自报血压正常率

（一）整体情况

调查15岁及以上自报高血压患者自报血压是否正常的情况显示：59.3%的患者自报血压正常，其中，城市地区高于农村地区，东部城市地区最高，为71.4%，西部农村地区最低，为42.8%；此外，有1.9%的患者不知道自己血压情况。结果详见表3-3-10。

表3-3-10　调查15岁及以上高血压患者自报血压情况构成（%）

自报血压是否正常	城乡合计	城市地区				农村地区			
		小计	东部	中部	西部	小计	东部	中部	西部
是	59.3	65.6	71.4	61.0	61.3	51.5	60.2	51.5	42.8
否	38.8	32.5	27.0	36.9	36.7	46.6	38.5	46.1	55.3
不知道	1.9	1.9	1.6	2.1	2.0	1.9	1.3	2.3	2.0

（二）各省市高血压患者自报血压正常率比较

根据2013年和2018年《家庭健康调查表》内容，结合本项目研究内容，血压正常率＝最近一次测量血压正常的高血压患者/高血压患者，高血压患者均按前文高血压标准。

1. 各省市高血压患者自报血压正常率现状　2018年高血压患者自报血压正常率为33.26%～85.81%；排名前三的省市分别为浙江（85.81%）、上海（84.52%）和江苏（73.68%），排名后三的省市分别为青海（33.26%）、西藏（35.06%）和内蒙古（39.75%）。

高血压患者中，东南沿海地区的血压正常率相对较高，北方省市、中西部省市的血压正常率相对较低，区域差异较为明显。

2. 各省市高血压患者自报血压正常的变化情况　与2013年相比，2018年高血压患者自报血压正常率从63.47%下降到59.33%，下降了4.14个百分点；河北、青海和湖北降幅位列前三，分别下降了19.13个、15.73个和14.77个百分点，涨幅排名前三的省市分别为海南、福建和浙江，分别上升了6.91个、4.39个和4.19个百分点。

3. 各省市高血压患者自报血压正常率及其变化　2018年高血压患者血压正常率极差为52.55%，变异系数为0.23；2013年极差为47.42%，变异系数为0.19。与2013年相比，无论是极差还是变异系数均变大，说明省市之间的高血压患者血压正常率绝对差距和相对差距都在增加。

第二节　糖尿病管理与治疗

本节主要描述15岁及以上调查人口（总计212 318人，其中，男性103 176人，女性109 142人）糖尿病的患病和管理情况。与2013年的调查方式相同，调查人口的患病情况来自调查人口基于医生已诊断的相关疾病自我报告，不包括尚未经医疗机构诊断但可能患糖尿病的患者。

一、自报糖尿病患病率

（一）整体情况

15岁及以上调查人口中，自报患有糖尿病的人口数为11 280人，患病率为5.3%，其中，城市地区自报糖尿病患病率（6.6%）高于农村地区（3.9%），东部城市地区的糖尿病患病率最高，为7.0%，西部农村地区最低，为2.8%。结果详见表3-3-11。

表3-3-11　调查地区15岁及以上人口自报糖尿病患病率

调查项目	城乡合计	城市地区				农村地区			
		小计	东部	中部	西部	小计	东部	中部	西部
调查人口数（人）	212 318	113 519	45 155	34 167	34 197	98 799	28 533	33 523	36 743
自报患病人口数（人）	11 280	7442	3162	2353	1927	3838	1374	1442	1022
患病率（%）	5.3	6.6	7.0	6.9	5.6	3.9	4.8	4.3	2.8

（二）变化趋势

比较2013年和2018年两次国家卫生服务调查结果，15岁及以上调查人口自报糖尿病患病率有所增加，从2013年的3.5%上升到2018年的5.3%，上升了1.8个百分点，其中，城市地区自报糖尿病患病率上升了1.7个百分点，农村地区上升了1.8个百分点，如图3-3-1所示。

（三）分性别和年龄比较

15岁及以上调查人口中，男性自报糖尿病患病率（5.1%）低于女性（5.5%），其中，城市男性自报高血压患病率（6.7%）高于女性（6.4%），但农村男性（3.4%）低于女性（4.4%）；从年龄分布看，65岁及以上年龄组的患病率最高，为11.4%，35岁以下年龄组的患病率最低，为0.2%。

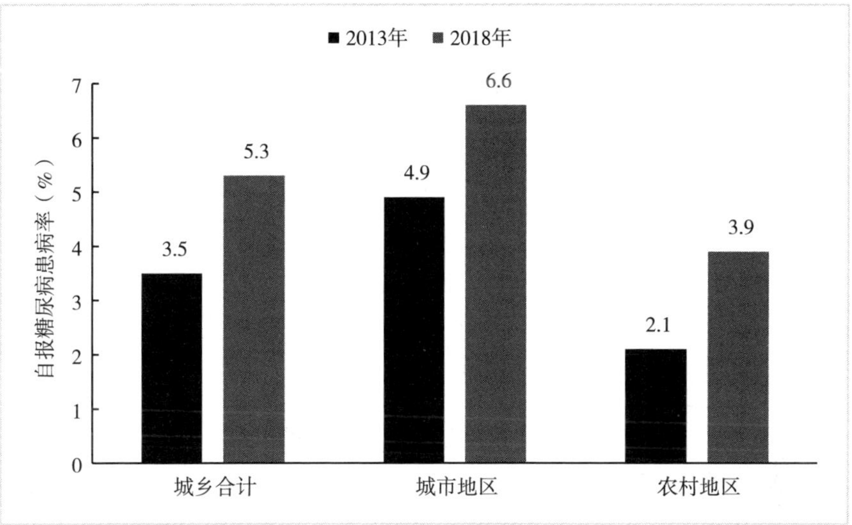

图3-3-1　调查15岁及以上人口自报糖尿病患病率变化趋势

结果详见表3-3-12。

表3-3-12　调查15岁及以上自报糖尿病患病率性别、年龄分布（%）

年龄组（岁）	城乡合计			城市地区			农村地区		
	小计	男性	女性	小计	男性	女性	小计	男性	女性
15～34	0.2	0.2	0.2	0.2	0.3	0.2	0.2	0.1	0.2
35～44	1.4	1.6	0.9	1.6	1.9	0.9	1.1	1.3	0.8
45～54	3.8	4.3	3.2	4.5	5.3	3.4	3.2	3.4	3.0
55～64	8.6	8.1	9.0	10.6	10.8	10.3	6.6	5.1	7.5
65及以上	11.4	9.8	12.5	14.5	13.5	15.3	7.8	5.7	9.1
合计	5.3	5.1	5.5	6.6	6.7	6.4	3.9	3.4	4.4

与2013年调查相比，15岁及以上调查人口中，男性、女性及各年龄组的自报糖尿病患病率均明显升高。结果详见表3-3-13。

表3-3-13　不同年份调查15岁及以上自报糖尿病患者的年龄、性别分布（%）

年龄组（岁）	合计		男性		女性	
	2018年	2013年	2018年	2013年	2018年	2013年
15～34	0.2	0.1	0.2	0.1	0.2	0.1
35～44	1.4	0.9	1.6	1.2	0.9	0.6
45～54	3.8	3.0	4.3	3.3	3.2	2.8
55～64	8.6	6.2	8.1	5.5	9.0	6.9
65及以上	11.4	8.6	9.8	7.5	12.5	9.6
合计	5.3	3.5	5.1	3.3	5.5	3.7

（四）糖尿病类型

本次调查新增“糖尿病类型”，选项有“1型糖尿病”“2型糖尿病”“其他”和“不清楚”。

1. 整体情况　15岁及以上自报糖尿病患者中，1型糖尿病患者占3.0%，其中，城市地区低于农村地区，中部农村地区最高，为3.5%，东部城市地区最低，为2.3%；同期，2型糖尿病患者占81.9%；此外，不清楚自己糖尿病类型的患者占14.7%。结果详见表3-3-14。

表3-3-14　调查15岁及以上自报糖尿病患者糖尿病类型构成（%）

糖尿病类型	城乡合计	城市地区				农村地区			
		小计	东部	中部	西部	小计	东部	中部	西部
1型糖尿病	3.0	2.9	2.3	3.3	3.3	3.4	3.2	3.5	3.4
2型糖尿病	81.9	83.7	85.2	82.6	82.7	78.4	80.3	77.7	76.7
其他	0.4	0.5	0.4	0.7	0.5	0.2	0.1	0.3	0.4
不清楚	14.7	12.9	12.1	13.4	13.5	18.0	16.4	18.5	19.5

2. 2型糖尿病患者情况

（1）整体情况：15岁及以上自报糖尿病患者中，自报患有2型糖尿病的人口数为9240人（81.9%），其中，城市地区高于农村地区，东部城市地区最高，为85.2%，西部农村地区最低，为76.7%。结果详见表3-3-15。

表3-3-15　调查地区15岁及以上自报糖尿病患者2型糖尿病情况

调查情况	城乡合计	城市地区				农村地区			
		小计	东部	中部	西部	小计	东部	中部	西部
自报糖尿病人口数（人）	11 280	7442	3162	2353	1927	3838	1374	1442	1022
2型糖尿病人口数（人）	9240	6231	2694	1943	1594	3009	1104	1121	784
患病率（%）	81.9	83.7	85.2	82.6	82.7	78.4	80.3	77.7	76.7

（2）分性别和年龄比较：调查15岁及以上自报2型糖尿病患者显示：男性2型糖尿病患者占比（84.7%）高于女性（79.5%），无论是城市还是农村地区，男性2型糖尿病患者占比均高于女性；从年龄分布来看，65岁及以上年龄组患者占比最高，为82.3%，35岁以下年龄组最低，为75.0%。结果详见表3-3-16。

表3-3-16　调查15岁及以上不同性别、年龄自报糖尿病患者2型糖尿病占比（%）

年龄（岁）	城乡合计			城市地区			农村地区		
	小计	男性	女性	小计	男性	女性	小计	男性	女性
15～34	75.0	81.0	69.6	80.4	86.2	74.1	65.6	69.2	63.2
35～44	81.1	83.1	77.5	82.9	84.2	80.2	77.9	81.0	73.2
45～54	82.3	84.5	79.6	85.1	86.0	83.8	78.7	82.2	74.9
55～64	81.5	84.2	79.1	83.2	86.8	79.5	78.4	78.3	78.4
65及以上	82.3	85.3	80.0	83.8	86.9	81.3	78.6	80.9	77.1
合计	81.9	84.7	79.5	83.7	86.6	81.0	78.4	80.3	77.0

（五）各省市自报糖尿病患病率

1. 各省市自报糖尿病患病率现状　2018年，各省市样本人群自报糖尿病患病率在0.98%～10.14%。自报糖尿病患病率最高的三个省市分别为北京市（10.14%）、天津市（9.97%）和上海市（7.95%）；自报糖尿病患病率最低的三个省市分别为西藏自治区（0.98%）、青海省（1.73%）和贵州省（3.06%）。

从区域上看，自报糖尿病患病率最高的省市，集中在东部沿海；中西部省市的自报糖尿病患病率相对较低。

2. 各省市自报糖尿病患病率变化　与2013年相比，2018年全国自报糖尿病患病率从3.41%上升到5.35%，上升了1.94个百分点。全国所有省市的自报糖尿病患病率均出现上升，其中，河南省、天津市和四川省增幅位列前三，分别上升了3.77个、3.02个和2.81个百分点。

3. 各省市自报糖尿病患病率差异及其变化　2018年不同省市自报糖尿病患病率极差为9.16%，变异系数为0.39；2013年极差为7.35%，变异系数为0.53。与2013年相比，极差变大，变异系数变小，说明省市之间的自报糖尿病患病率绝对差距增大，但相对差距缩小。

二、血糖测量

调查15岁及以上自报糖尿病患者最近一次测量空腹血糖的时间，43.4%的患者1周以内测过血糖，其中，城市地区（46.8%）高于农村地区（36.8%），西部城市地区最高，为48.8%，中部农村地区最低，为34.9%。结果详见表3-3-17。

表3-3-17　调查15岁及以上自报糖尿病患者最近一次测量空腹血糖的时间构成（%）

测量时间	城乡合计	城市地区				农村地区			
		小计	东部	中部	西部	小计	东部	中部	西部
≤1周	43.4	46.8	44.8	47.8	48.8	36.8	38.3	34.9	37.6
1～3周	31.8	29.8	31.8	29.5	27.1	35.5	37.7	34.3	34.3
1～2个月	10.8	9.8	10.8	8.7	9.3	12.7	11.8	12.7	13.8
3～5个月	8.2	7.7	7.4	7.9	7.8	9.2	8.3	10.8	8.0
6～11个月	3.2	3.0	2.7	2.8	3.9	3.5	2.5	4.6	3.1
≥12个月	2.7	2.9	2.5	3.4	3.1	2.3	1.4	2.6	3.1

三、服药频率

（一）整体情况

调查15岁及以上自报糖尿病患者服药情况显示：81.6%的患者规律服用降糖药物，其中，城市地区（84.0%）高于农村地区（77.5%），东部城市地区最高，为88.6%，西部农村地区最低，为72.2%；同期，有11.3%的患者偶尔或必要时服用降糖药；此外，从不服用降糖药的患者占2.9%。结果详见表3-3-18。

表3-3-18　调查15岁及以上自报糖尿病患者服药频率（%）

服药情况	城乡合计	城市地区				农村地区			
		小计	东部	中部	西部	小计	东部	中部	西部
规律服用（按照医嘱）	81.6	84.0	88.6	82.7	78.0	77.5	81.8	76.8	72.7
偶尔或必要时服用	11.3	10.1	7.2	10.1	14.7	13.6	11.1	14.3	16.0
间断服用药量不足	4.1	3.2	2.0	3.7	4.7	5.7	4.7	5.6	7.2
从不服用	2.9	2.7	2.2	3.5	2.6	3.1	2.3	3.3	4.0

（二）各省市糖尿病患者自报规律服药率比较

1. 各省市糖尿病患者自报规律服药率现状　2018年糖尿病患者自报规律服药率在44.44%～92.06%；排名前三的省市分别为北京市（92.06%）、上海市（91.96%）和江苏省（91.06%），排名后三的省市分别为西藏自治区（44.44%）、新疆维吾尔自治区（59.03%）和贵州省（68.97%）。

2. 各省市糖尿病患者自报规律服药率变化　与2013年相比，2018年糖尿病患者自报规律服药率从88.2%下降到81.6%，下降了6.6个百分点；新疆、宁夏和辽宁降幅位列前三，分别下降了30.8个、14.9个和12.3个百分点，只有4个省市出现增长，分别为西藏自治区、青海省、甘肃省和内蒙古自治区，分别上升了22.2个、12.6个、4.6个和0.9个百分点。

3. 各省市糖尿病患者自报规律服药率差异及其变化　2018年糖尿病患者自报规律服药率极差为47.62%，变异系数为0.12，2013年极差为74.63%，变异系数为0.16。与2013年相比，无论是极差还是变异系数均变小，说明省市之间的糖尿病患者自报规律服药率绝对差距和相对差距都在变小。

四、随访情况

本次调查新增内容，包括“随访频次”“随访形式”“随访机构”和“随访内容”的调查。

（一）随访频次

调查15岁及以上自报糖尿病患者随访情况显示70.5%自报糖尿病患者获得随访。其中，城市地区低于农村地区，东部农村地区最高，为85.4%，中部城市地区最低，为57.8%。有51.4%的患者获得4次及以上的随访，其中，城市地区（44.4%）低于农村地区（65.0%），东部农村地区最高，为70.9%，中部城市地区最低，为35.3%；此外，有29.5%的患者未获得随访。结果详见3-3-19。

表3-3-19　调查15岁及以上自报糖尿病患者随访次数构成（%）

随访次数（次）	城乡合计	城市地区				农村地区			
		小计	东部	中部	西部	小计	东部	中部	西部
0	29.5	35.5	29.6	42.2	37.0	17.8	14.6	19.1	20.5
1	5.3	6.1	5.1	7.4	6.1	3.9	3.3	3.6	4.9
2	6.3	6.9	6.3	7.5	7.0	5.3	4.8	6.8	4.0
3	7.4	7.1	6.4	7.5	7.9	8.0	6.4	9.4	8.1
≥4	51.4	44.4	52.6	35.3	42.1	65.0	70.9	61.0	62.5

（二）各省市糖尿病患者自报随访率比较

《国家基层糖尿病防治管理指南（2018）》建议糖尿病患者长期随访管理频率为每月2次，1次测空腹血糖，1次测餐后血糖。结合2013年和2018年《家庭健康调查表》和本项目研究内容，可将近1个月内测过血糖患者视为随访过的患者，因此，糖尿病患者随访率＝1个月内测量过血糖的糖尿病患者/糖尿病患者，糖尿病患者均按前文糖尿病标准。

1. *各省市糖尿病患者自报随访率现状*　2018年糖尿病患者自报随访率在65.18%～86.93%；排名前三的省市分别为辽宁省（86.93%）、黑龙江省（83.04%）和西藏自治区（81.48%），排名后三的省市分别为安徽省（65.18%）、青海省（65.45%）和江西省（67.13%）。

2. *各省市糖尿病患者自报随访率变化*　与2013年相比，2018年糖尿病患者自报随访率从71.50%上升到74.69%，上升了3.19个百分点；青海省、西藏自治区和甘肃省涨幅位列前三，分别上升了23.8个、14.8个和14.5个百分点，跌幅排名前三的省市分别为海南省、北京市和宁夏回族自治区，分别下降了10.6个、6.0个和3.7个百分点。

3. *各省市糖尿病患者自报随访率差异及其变化*　2018年糖尿病患者自报随访率极差为21.75%，变异系数为0.07，2013年极差为43.94%，变异系数为0.12。与2013年相比，无论是极差还是变异系数均变小，说明省市之间的糖尿病患者自报随访率绝对差距和相对差距都在变小。

（三）随访形式

调查15岁及以上自报糖尿病患者随访形式显示59.4%的患者在医疗机构获得随访。其中，城市地区（59.4%）高于农村地区（59.3%），东部城市地区最高，为69.1%；中部城市地区最低，为47.1%；同期有18.9%的患者由家庭签约医生入户随访。其中，城市地区（14.5%）低于农村地区（25.8%），西部农村地区最高，为32.3%；东部城市地区最低，为10.4%。结果详见表3-3-20。

表3-3-20　调查15岁及以上自报糖尿病患者最近一次糖尿病随访形式构成（%）

随访形式	城乡合计	城市地区				农村地区			
		小计	东部	中部	西部	小计	东部	中部	西部
家庭签约医生入户	18.9	14.5	10.4	21.4	14.1	25.8	17.9	29.1	32.3
其他医生入户	7.4	6.6	6.6	6.3	7.2	8.6	10.0	6.9	9.1
医疗机构	59.4	59.4	69.1	47.1	55.5	59.3	66.9	58.1	50.3
电话随访	11.3	16.4	11.2	22.4	19.4	3.5	3.2	3.1	4.4
网络随访	0.1	0.1	0	0.1	0.3	0	0.1	0	0
其他	2.9	2.9	2.7	2.7	3.5	2.8	2.0	2.9	3.8

（四）随访机构

调查15岁及以上自报糖尿病患者随访机构显示在社区卫生服务站随访的患者占52.8%。其中，城市地区（41.9%）低于农村地区（69.5%），西部农村地区最高，为71.5%，西部城市地区最低，为38.3%；同期，在社区卫生服务中心随访的患者占33.4%，其中，城市地区（42.3%）高于农村地区（19.9%），西部城市地区最高，为44.5%，中部农村地区最低，为16.8%。结果详见表3-3-21。

表3-3-21　调查15岁及以上自报糖尿病患者随访机构构成（%）

随访机构	城乡合计	城市地区				农村地区			
		小计	东部	中部	西部	小计	东部	中部	西部
社区卫生服务站	52.8	41.9	44.2	41.4	38.3	69.5	68.0	69.6	71.5
社区卫生服务中心	33.4	42.3	39.9	44.3	44.5	19.9	23.3	16.8	19.4
县及以上机构	11.2	13.1	13.6	11.2	14.3	8.3	7.4	10.9	6.0
健康管理机构	0.3	0.3	0.3	0.4	0.3	0.2	0.3	0.1	0.4
其他	2.3	2.4	2.1	2.8	2.6	2.1	1.1	2.7	2.7

（五）随访内容

调查15岁及以上自报糖尿病患者最近一次获得的随访内容分别为：空腹血糖测量（93.7%）、生活方式指导（92.9%）、询问病情（92.7%）和了解用药情况（94.2%）；城市随访内容中，了解用药情况最高，空腹血糖测量最低；农村随访内容中，空腹血糖测量最高，询问病情最低。结果详见表3-3-22。

表3-3-22　调查15岁及以上自报糖尿病患者最近一次随访内容构成（%）

随访内容	城乡合计	城市地区				农村地区			
		小计	东部	中部	西部	小计	东部	中部	西部
空腹血糖测量	93.7	91.2	88.9	93.9	92.5	97.4	96.8	97.9	97.5
生活方式指导	92.9	91.5	90.7	92.9	91.5	94.9	95.3	94.4	95.1
询问病情	92.7	92.4	92.5	92.7	91.7	93.3	93.8	92.0	94.5
了解用药情况	94.2	94.1	94.2	94.5	93.5	94.4	95.8	93.2	94.1

五、自报血糖正常率

（一）整体情况

调查15岁及以上自报糖尿病患者最近一次空腹血糖是否正常的情况显示39.4%的患者自报血糖正常。其中，城市地区（41.5%）高于农村地区（35.4%），东部城市地区最高，为44.2%，西部农村地区最低，为33.0%；此外，有3.0%的患者不知道自己血糖情况。结果详见表3-3-23。

表3-3-23　调查15岁及以上糖尿病患者自报空腹血糖情况构成（%）

自报血糖是否正常	城乡合计	城市地区				农村地区			
		小计	东部	中部	西部	小计	东部	中部	西部
是	39.4	41.5	44.2	36.3	43.5	35.4	38.8	33.8	33.0
否	57.5	55.4	53.1	60.3	53.3	61.6	59.6	62.9	62.4
不知道	3.0	3.1	2.7	3.4	3.2	3.0	1.6	3.3	4.6

（二）糖尿病患者自报血糖正常率比较

根据2013年和2018年《家庭健康调查表》内容，结合本项目研究内容，血糖正常率＝最近一次测量血糖正常的糖尿病患者/糖尿病患者，糖尿病患者均按前文糖尿病标准。

1. 各省市糖尿病患者自报血糖正常率现状　2018年糖尿病患者自报血糖正常率在22.22%～59.30%；排名前三的省市分别为浙江省（59.30%）、重庆市（50.25%）和海南省（50.00%），排名后三的省市分别为西藏自治区（22.22%）、青海省（23.64%）和黑龙江省（26.61%）。

东南沿海各省市的血糖正常率相对较高，东北、北部地区各省市的血糖正常率相对较低。

2. 各省市糖尿病患者自报血糖正常率变化　与2013年相比，2018年糖尿病患者自报血糖正常率从47.85%下降到39.38%，下降了8.5个百分点；西藏自治区、安徽省和辽宁省跌幅位列前三，分别下降了33.3、20.6和17.9个百分点，有5个省市出现增长，分别为内蒙古自治区、浙江省、福建省、江西省和甘肃省，分别上升了6.7个、5.2个、2.6个、0.1个和0.11个百分点。

3. 各省市糖尿病患者自报血糖正常率差异及其变化　2018年糖尿病患者自报血糖正常率极差为37.08%，变异系数为0.22，2013年极差为40.82%，变异系数为0.21。与2013年相比，极差变小，变异系数变大，说明省市之间的糖尿病患者自报血糖正常率绝对差距变小，相对差距变大。

第三节　慢性病相关影响因素

一、刷牙

（一）整体情况

调查地区人口总计256 303人，自报刷牙人口数237 422人，刷牙率为92.6%，其中，城市地区刷牙率（94.9%）高于农村地区（90.1%），中部城市刷牙率最高，为96.2%，西部农村地区最低，为89.1%。结果详见表3-3-24。

表3-3-24　调查地区人口自报刷牙率

项目	城乡合计	城市地区				农村地区			
		小计	东部	中部	西部	小计	东部	中部	西部
调查人口数（人）	256 303	134 080	52 826	40 099	41 155	122 223	34 675	41 492	46 056
刷牙人口数（人）	237 422	127 296	50 279	38 556	38 461	110 126	31 821	37 252	41 053
刷牙率（%）	92.6	94.9	95.2	96.2	93.5	90.1	91.8	89.8	89.1

（二）分性别和年龄比较

调查地区人口中，男性刷牙率（91.5%）低于女性（93.7%），无论城市还是农村，男性刷牙率均低于女性；从年龄分布来看，随着年龄的增长，刷牙率从35岁以下年龄组的99.4%下降到65岁及以上年龄组的86.4%。结果详见表3-3-25。

表3-3-25 调查地区每天刷牙人口性别、年龄分布（%）

年龄（岁）	城乡合计			城市地区			农村地区		
	小计	男	女	小计	男	女	小计	男	女
15～34	99.4	99.1	99.6	99.6	99.5	99.8	99.0	98.6	99.4
35～44	99.1	98.8	99.4	99.5	99.2	99.7	98.6	98.1	99.0
45～54	98.3	97.6	98.9	99.1	98.7	99.6	97.5	96.7	98.3
55～64	95.7	94.3	97.1	97.8	96.6	98.8	93.4	91.8	95.1
65及以上	86.4	85.1	87.7	92.0	90.7	93.1	79.8	78.6	81.1
合计	92.6	91.5	93.7	94.9	94.0	95.8	90.1	88.8	91.4

二、体育锻炼

（一）体育锻炼率

1. 整体情况　15岁及以上调查人口总计212 318人，自报“每周参加体育锻炼”的人口为105 977人，体育锻炼率为49.9%，其中，城市地区高于农村地区，中部城市地区最高（62.0%），中部农村地区最低（36.1%）。结果详见表3-3-26。

表3-3-26　调查地区15岁及以上人口体育锻炼率

项目	城乡合计	城市地区				农村地区			
		小计	东部	中部	西部	小计	东部	中部	西部
调查人口数（人）	212 318	113 519	45 155	34 167	34 197	98 799	28 533	33 523	36 743
体育锻炼人口数（人）	105 977	68 611	27 040	21 187	20 384	37 366	11 610	12 101	13 655
锻炼率（%）	49.9	60.4	59.9	62.0	59.6	37.8	40.7	36.1	37.2

2. 变化趋势　比较2013年和2018年两次国家卫生服务调查结果显示，15岁及以上调查人口体育锻炼率明显升高，从2013年的27.8%上升到2018年的49.9%，上升了22.1个百分点，其中城市地区上升18.5个百分点，农村地区上升24.2个百分点，如图3-3-2所示。

3. 分性别和年龄比较　15岁及以上调查人口中，男性体育锻炼率（48.6%）低于女性（51.1%），无论城市还是农村，男性体育锻炼率均低于女性；从年龄分布看，45～54岁年龄组最低，为45.4%，35岁以下年

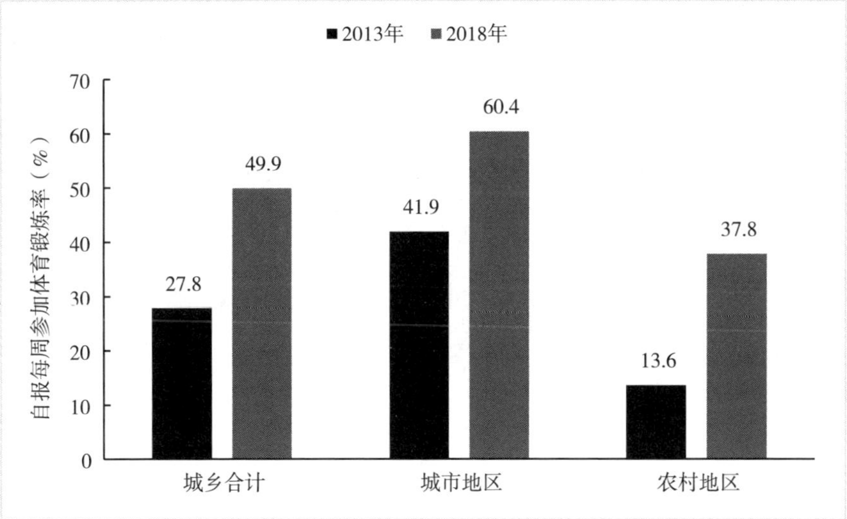

图3-3-2　调查15岁及以上人口自报每周参加体育锻炼率变化趋势

龄组最高，为53.6%。结果详见表3-3-27。

表3-3-27 每周参加体育锻炼人口的年龄、性别分布（%）

年龄（岁）	城乡合计			城市地区			农村地区		
	小计	男	女	小计	男	女	小计	男	女
15～34	53.6	53.3	53.9	58.7	59.1	58.3	47.2	46.1	48.3
35～44	47.4	44.3	50.3	56.7	54.0	59.2	34.9	31.6	38.1
45～54	45.4	41.9	48.5	58.1	54.4	61.5	33.0	30.2	35.8
55～64	50.8	48.9	52.7	63.4	61.7	64.9	36.9	35.3	38.5
65及以上	52.3	53.9	50.7	64.2	65.9	62.6	38.0	40.1	36.0
合计	49.9	48.6	51.1	60.4	59.4	61.4	37.8	36.6	39.0

（二）锻炼频率

调查15岁及以上的参加锻炼人口的周均锻炼次数显示50.1%的被调查者回答“从不锻炼”。其中，城市地区（39.6%）低于农村地区（62.2%），中部农村地区最高，为63.9%，中部城市地区最低，为38.0%。同期，周均参加“6次及以上体育锻炼”人口占28.8%；此外，“不足1次”占1.7%。结果详见表3-3-28。

表3-3-28 调查15岁及以上参加锻炼人口的周均锻炼次数构成（%）

周均锻炼次数（次）	城乡合计	城市地区				农村地区			
		小计	东部	中部	西部	小计	东部	中部	西部
≥6	28.8	36.0	34.3	38.6	35.7	20.5	20.5	19.5	21.5
3～5	10.0	11.6	12.0	10.8	11.8	8.1	10.1	8.1	6.5
1～2	9.4	10.9	11.4	10.7	10.5	7.7	8.7	7.2	7.4
≤1	1.7	1.9	2.1	1.9	1.6	1.5	1.4	1.3	1.8
0	50.1	39.6	40.1	38.0	40.4	62.2	59.3	63.9	62.8

（三）锻炼时间

1. 整体情况　调查15岁及以上参加锻炼人口的次均锻炼时间，东、中、西部地区分别为49.7、52.3和51.1分钟。其中，中部城市地区最高，为57.1分钟，西部农村地区最低，为43.5分钟。结果详见图3-3-3。

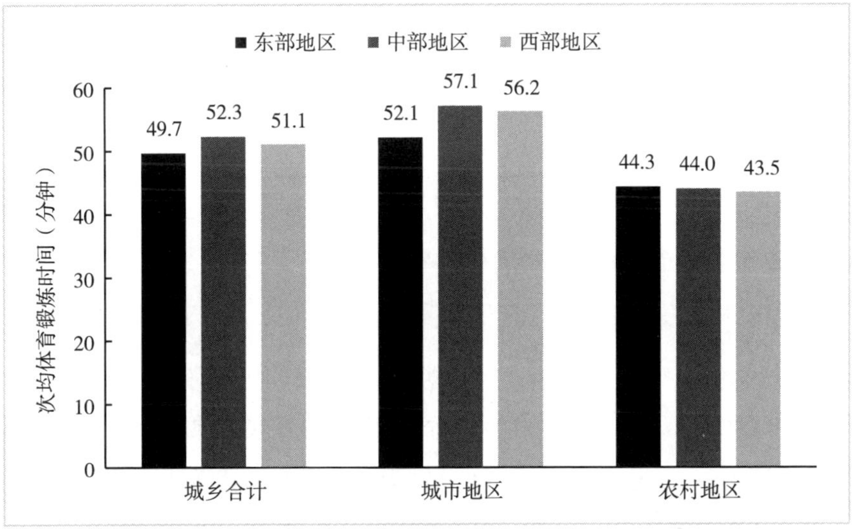

图3-3-3　不同地区调查15岁及以上参加锻炼人口次均锻炼时间

2. 分性别和年龄比较　调查15岁及以上的参加锻炼人口的次均锻炼时间，男性次均锻炼时间（52.1分钟）高于女性（50.0分钟），无论是城市地区还是农村地区，男性次均锻炼时间均高于女性；从年龄分布来看，男性和女性随年龄增长，次均锻炼时间也随之增加。结果详见表3-3-29。

表3-3-29　调查15岁及以上参加锻炼人口的次均锻炼时间（分钟）

年龄组（岁）	城乡合计		城市地区		农村地区	
	男	女	男	女	男	女
15～34	49.8	43.3	54.6	46.4	42.2	38.6
35～44	49.8	47.7	52.4	49.2	44.0	44.5
45～54	50.1	51.7	53.5	54.3	44.2	47.2
55～64	54.1	54.8	58.5	58.8	45.9	47.1
65及以上	55.4	51.6	61.1	56.2	44.6	41.7
合计	52.1	50.0	56.6	53.4	44.1	43.7

（四）各省市长期稳定体育锻炼率

我国体育总局发表的《全民健身指南》指出，为了取得理想的体育健身活动效果，每周应进行150分钟以上的中等强度运动或75分钟以上的大强度运动;《中国高血压防治指南》中生活方式干预部分也明确，每周应进行4～7次、每次30～60分钟为中重强度体育活动。结合本次调查内容，我们纳入的长期稳定体育锻炼人群标准为：每周锻炼6次及以上且每次锻炼时间30分钟以上。

1. *各省市自报长期稳定体育锻炼率现状*　2018年不同省市自报长期稳定体育锻炼率在12.74%～44.27%；排名前三的省市分别为北京市（44.27%）、辽宁省（33.75%）和宁夏回族自治区（33.3.%）；排名后三的省市分别为：贵州省（12.74%）、青海省（14.04%）和福建省（19.54%）。

2. *各省市自报长期稳定体育锻炼率变化*　与2013年相比，2018年自报长期稳定体育锻炼率从12.61%上升到26.21%，上升了13.6个百分点；其中，所有不同省市均出现不同程度增幅，宁夏回族自治区、西藏自治区和云南省增幅位列前三，分别上升了20.2个、19.7个和19.4个百分点。

3. *各省市自报长期稳定体育锻炼率差异及其变化*　2018年不同省市自报长期稳定体育锻炼率极差为31.53%，变异系数为0.22；2013年极差为29.82%，变异系数为0.45。与2013年相比，极差变大，变异系数变小，说明省市之间的自报长期稳定体育锻炼率绝对差距变大，但相对差距变小。

三、吸烟

（一）吸烟率

1. 整体情况　调查15岁及以上人口总计212 318人，自报吸烟的人口数为52 453人，吸烟率为24.7%。其中，城市地区吸烟率（23.0%）低于农村地区（26.7%），西部农村地区吸烟率最高，为27.9%，东部城市地区最低，为21.1%。结果详见表3-3-30。

表3-3-30　调查地区15岁及以上人口吸烟率

项目	城乡合计	城市地区				农村地区			
		小计	东部	中部	西部	小计	东部	中部	西部
调查人口数（人）	212 318	113 519	45 155	34 167	34 197	98 799	28 533	33 523	36 743
吸烟人口数（人）	52 453	26 108	9545	7969	8594	26 345	7186	8912	10 247
吸烟率（%）	24.7	23.0	21.1	23.3	25.1	26.7	25.2	26.6	27.9

2. 变化趋势　比较2013年和2018年两次国家卫生服务调查结果，15岁及以上调查人口吸烟率有所下降，从2013年的25.6%下降到2018年的24.7%，下降了0.9个百分点，其中，城市地区吸烟率下降了1.3个百分点，农村地区下降了0.3个百分点（图3-3-4）。

3. 分性别年龄比较　15岁及以上调查人口中，男性吸烟率（48.7%）高于女性（2.0%），无论是城市地区还是农村地区，男性吸烟率均远远高于女性；从年龄分布看，45～54岁年龄组吸烟率最高，为

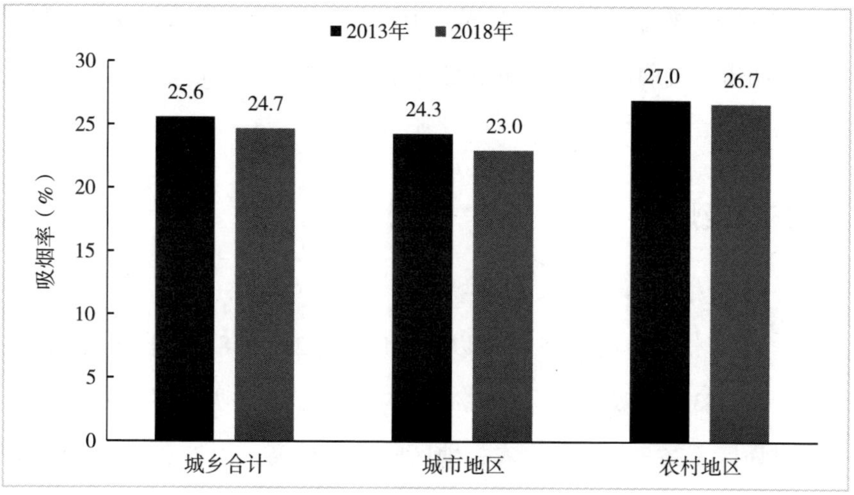

图3-3-4　调查15岁及以上人口吸烟率变化趋势

28.4%，35岁以下年龄组吸烟率最低，为19.5%。结果详见表3-3-31。

表3-3-31　调查15岁及以上人口按性别和年龄分组吸烟率（%）

年龄（岁）	城乡合计			城市地区			农村地区		
	小计	男性	女性	小计	男性	女性	小计	男性	女性
15～34	19.5	39.8	0.6	18.8	38.4	0.7	20.5	41.5	0.3
35～44	26.6	53.8	1.2	24.6	50.5	1.0	29.2	58.0	1.4
45～54	28.4	56.9	1.8	27.2	55.4	1.7	29.5	58.3	2.0
55～64	28.2	54.5	2.9	27.1	53.5	2.5	29.5	55.4	3.5
≥65	21.1	39.6	3.2	18.2	34.8	2.7	24.5	45.1	3.9
合计	24.7	48.7	2.0	23.0	46.1	1.8	26.7	51.7	2.3

（二）各省市自报吸烟率比较

1. 各省市自报吸烟率现状　2018年不同省市自报吸烟率在15.91%～34.41%；排名前三的省市分别为贵州省（34.41%）、内蒙古自治区（33.39%）和云南省（29.29%），排名后三的省市分别为：西藏自治区（15.91%）、上海市（19.43%）和新疆维吾尔自治区（19.47%）。

2. 各省市自报吸烟率变化　与2013年相比，2018年自报吸烟率从25.62%下降到24.47%，下降了1.2个百分点；其中，22个省市自报吸烟率下降，下降排名前三的省市分别为上海市、江苏省和辽宁省，下降幅度分别为3.5个、3.2个和3.0个百分点，此外，宁夏回族自治区、新疆维吾尔自治区和青海省增幅位列前三，分别上升了3.4个、3.0个和1.9个百分点。

3. 各省市自报吸烟率差异及其变化　2018年不同省市自报吸烟率极差为18.50%，变异系数为0.16；2013年极差为19.11%，变异系数为0.14。与2013年相比，极差变小，变异系数变大，说明省市之间的自报吸烟率绝对差距变小，但相对差距增大。

（三）开始吸烟年龄

1. 整体情况　调查15岁及以上吸烟人口开始吸烟的平均年龄，结果显示：东部地区调查对象开始吸烟年龄（21.3岁）大于中部（21.2岁）和西部地区（20.8岁）。其中，西部城市地区调查对象开始吸烟时年龄最小，为20.2岁，东部农村地区最大，为21.8岁。结果详见图3-3-5。

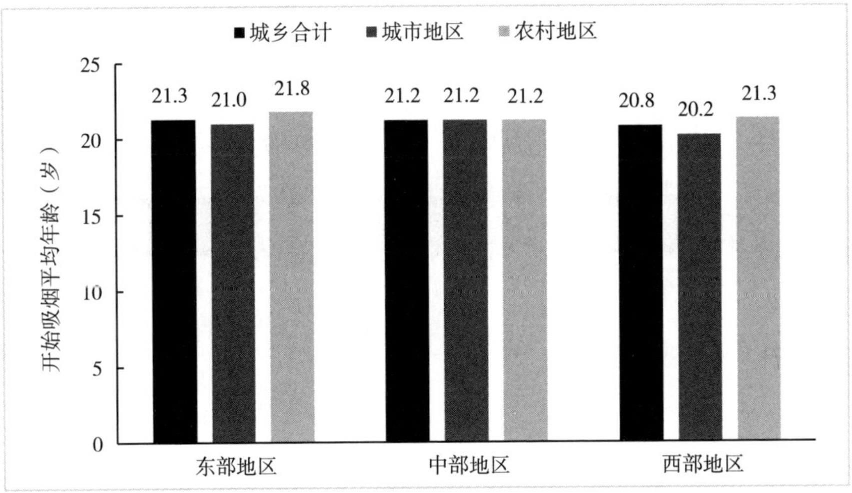

图3-3-5　不同地区调查15岁及以上吸烟人口开始吸烟平均年龄

2. 变化趋势　比较2013年和2018年两次国家卫生服务调查结果，15岁及以上吸烟人口开始吸烟的平均年龄降低，从2013年的21.4岁降低到2018年的21.1岁。结果详见图3-3-6。

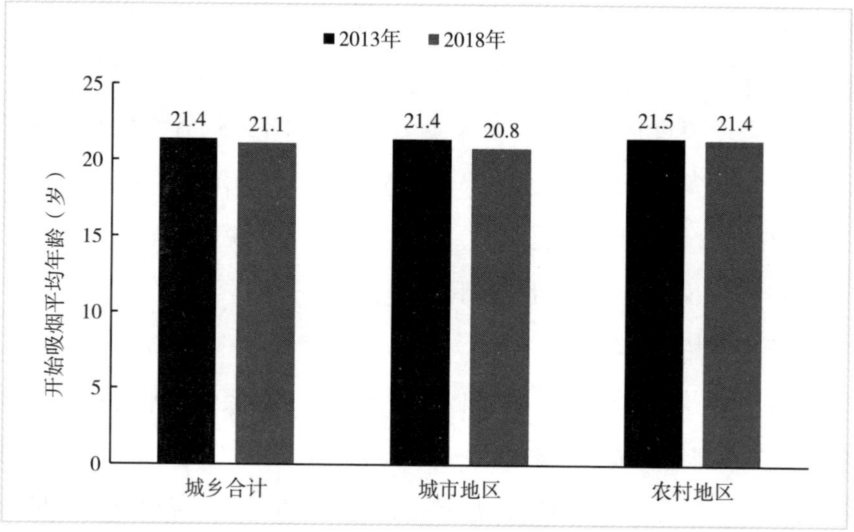

图3-3-6　调查15岁及以上吸烟人口开始吸烟的平均年龄的变化趋势

3. 分性别和年龄比较　15岁及以上吸烟人口中，男性和女性开始吸烟的平均年龄分别为20.8岁和27.3岁，无论是城市地区还是农村地区，男性开始吸烟年龄均低于女性；从年龄分布上看，35岁及以下年龄组中，男性调查对象开始吸烟的平均年龄为19.2岁，女性为20.3岁；65岁及以上年龄组中，男性为22.4岁，女性为28.4岁。结果详见表3-3-32。

（四）日均吸烟量

1. 一般情况　调查15岁及以上吸烟人口的日均吸烟量显示：东部地区调查对象日均吸烟量（17.2支）高于中部地区（16.9支）、西部地区（16.1支）。其中，东部农村地区调查对象日均吸烟量最高，为18.2支，

表3-3-32　调查15岁及以上不同年龄、性别吸烟人口开始吸烟平均年龄（岁）

年龄组	城乡合计		城市地区		农村地区	
	男性	女性	男性	女性	男性	女性
15～34	19.2	20.3	19.2	20.4	19.2	20.2
35～44	20.4	23.7	20.4	23.7	20.5	23.7
45～54	20.7	27.3	20.4	28.6	21.0	26.2
55～64	21.0	28.2	20.6	29.7	21.5	27.0
65及以上	22.4	28.4	22.0	27.6	22.7	29.1
合计	20.8	27.3	20.5	27.4	21.1	27.1

中部和西部城市地区最低，均为15.9支。结果详见图3-3-7。

2. 变化趋势　比较2013年和2018年两次国家卫生服务调查结果，15岁及以上吸烟人口的日均吸烟量有所下降，从2013年的17.0支下降到2018年的16.7支。结果详见图3-3-8。

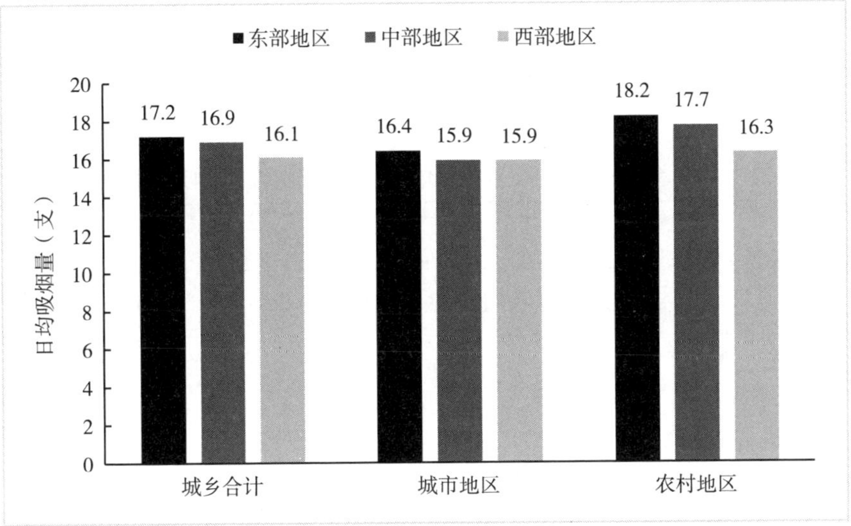

图3-3-7　不同地区调查15岁及以上吸烟人口的日均吸烟量

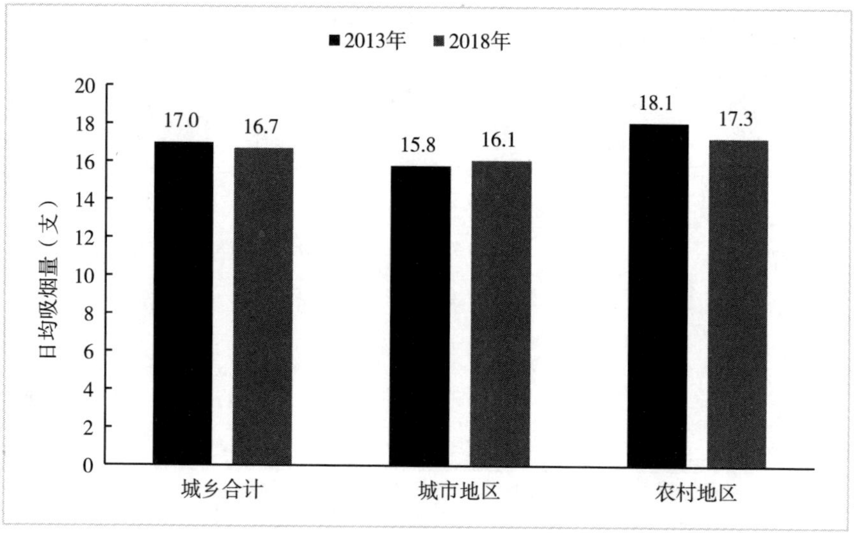

图3-3-8　调查15岁及以上吸烟人口日均吸烟量的变化趋势

3. 分性别和年龄比较　15岁及以上吸烟人口中，男性调查对象日均吸烟量（16.9支）高于女性（12.0支），无论是城市地区还是农村地区，男性日均吸烟量均高于女性；从年龄分布上看，男性45～54岁年龄组日均吸烟最高，为18.5支，女性55～64岁年龄组日均吸烟最高，为13.7支。结果详见表3-3-33。

表3-3-33　调查15岁及以上不同年龄、性别吸烟者日均吸烟量（支）

年龄组（岁）	城乡合计		城市地区		农村地区	
	男性	女性	男性	女性	男性	女性
15～34	13.9	7.9	13.3	7.6	14.5	8.8
35～44	16.3	11.3	15.5	12.7	17.2	10.1
45～54	18.5	12.1	17.7	11.7	19.2	12.5
55～64	18.3	13.7	17.8	13.8	18.9	13.6
65及以上	16.0	11.4	15.7	11.3	16.2	11.5
合计	16.9	12.0	16.3	11.9	17.5	12.2

（五）戒烟情况

1. 一般情况　调查15岁及以上吸烟人口的戒烟情况显示：东、中、西部地区调查对象戒烟率分别为14.7%、9.9%和11.6%，其中，东部城市地区调查对象戒烟率最高，为15.5%，中部农村地区最低，为9.8%。结果详见图3-3-9。

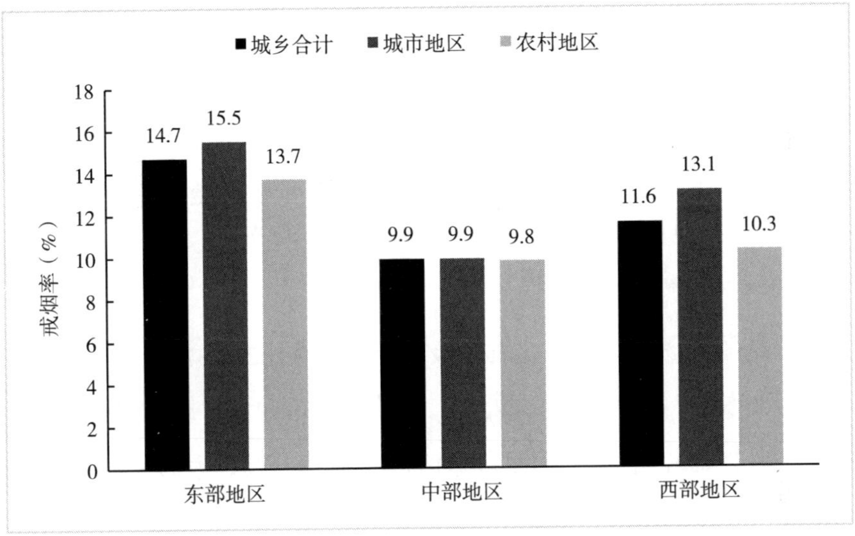

图3-3-9　不同地区调查15岁及以上吸烟人口的戒烟率

2. 分性别和年龄比较　15岁及以上调查人口中，城市地区调查对象戒烟率（13.1%）高于农村地区（11.1%）；男性调查对象戒烟率（12.1%）高于女性（11.1%），无论是城市地区还是农村地区，男性调查对象戒烟率均高于女性；从年龄分布上看，随着年龄的增长，调查对象的戒烟率也随之升高。结果详见表3-3-34。

表3-3-34　15岁及以上不同年龄、性别调查对象戒烟率（%）

年龄组（岁）	城乡合计			城市地区			农村地区		
	合计	男	女	合计	男	女	合计	男	女
15～34	3.1	3.0	11.2	3.4	3.1	14.6	2.9	2.9	0
35～44	4.8	4.8	4.0	5.3	5.3	6.1	4.2	4.2	2.0
45～54	7.9	8.0	4.7	8.1	8.3	3.6	7.8	7.8	5.6
55～64	13.9	14.1	8.8	14.2	14.4	10.0	13.5	13.9	7.9
65及以上	25.3	25.9	17.5	29.3	29.9	20.3	21.4	21.9	15.0
合计	12.1	12.1	11.1	13.1	13.1	12.8	11.1	11.1	9.5

四、饮酒

（一）饮酒率

1. 整体情况　调查地区15岁及以上人口总计212 318人，饮酒的人口数为58 546人，饮酒率为27.6%，其中，城市和农村地区调查对象饮酒率均为27.6%，东部农村地区调查对象饮酒率最高，为29.9%，西部农村最低，为26.2%。结果详见表3-3-35。

表3-3-35　调查地区15岁及以上人口饮酒率

项目	城乡合计	城市地区				农村地区			
		小计	东部	中部	西部	小计	东部	中部	西部
调查人口数（人）	212 318	113 519	45 155	34 167	34 197	98 799	28 533	33 523	36 743
饮酒人口数（人）	58 546	31 304	12 478	9205	9621	27 242	8532	9081	9629
饮酒率（%）	27.6	27.6	27.6	26.9	28.1	27.6	29.9	27.1	26.2

2. 分性别和年龄比较　15岁及以上调查人口中，男性调查对象饮酒率（49.5%）高于女性（6.8%），无论是城市地区还是农村地区，男性

调查对象饮酒率均远远高于女性；从年龄分布看，45～54岁年龄组调查对象饮酒率最高，为31.0%，35岁以下年龄组最低，为21.6%。结果详见表3-3-36。

表3-3-36　按性别和年龄分组15岁及以上调查人口饮酒率（%）

年龄组（岁）	城乡合计			城市地区			农村地区		
	小计	男性	女性	小计	男性	女性	小计	男性	女性
15～34	21.6	39.3	5.1	22.2	40.1	5.7	20.9	38.4	4.2
35～44	30.6	55.3	7.4	30.5	55.3	7.8	30.7	55.4	6.9
45～54	31.0	56.5	7.3	31.4	57.2	8.0	30.6	55.9	6.5
55～64	30.3	54.2	7.2	30.4	55.5	7.2	30.1	52.9	7.2
65及以上	24.8	43.0	7.3	24.3	42.9	7.0	25.5	43.2	7.7
合计	27.6	49.5	6.8	27.6	49.8	7.1	27.6	49.2	6.5

（二）各省市自报饮酒率比较

1. 各省市自报饮酒率现状　2018年不同省市自报饮酒率在14.92%～35.74%；排名前三的省市分别为福建省（35.74%）、四川省（34.99%）和贵州省（34.20%）；排名后三的省市分别为西藏自治区（14.92%）、海南省（16.31%）和新疆维吾尔自治区（19.85%）。

东部饮酒率相对较高，西部饮酒率相对较低；东北、中部某些省份的饮酒率也相对更高。可能由于本研究中饮酒率的界定较为模糊，也影响了不同省市饮酒严重程度真实状况的描述。

2. 各省市自报饮酒率变化　与2013年相比，2018年自报饮酒率从14.11%上升到27.12%，上升了13.0个百分点；其中，所有省市均出现不同程度增幅，青海省、广东省和贵州省增幅位列前三，分别上升了19.0个、17.7个和17.7个百分点。

3. 各省市自报饮酒率差异及其变化　2018年不同省市自报饮酒率

极差为20.82%，变异系数为0.20，2013年极差为19.9%，变异系数为0.40。与2013年相比，极差变大，变异系数变小，说明省市之间的自报饮酒率绝对差距变大，但相对差距变小。

（三）醉酒次数

本次调查新增“近30天内，您曾有几次因喝酒太多而感到头晕/头痛/嗜睡等醉酒症状”来反映被调查者的醉酒情况。调查15岁及以上饮酒人口醉酒次数情况显示：醉酒1次人口占比最多，为47.5%。其中，城市地区和农村地区分别为49.1%和45.9%，东部城市地区最高，为53.8%，中部农村地区最低，为43.3%；醉酒4次人口占比最少，为2.7%。结果详见表3-3-37。

表3-3-37　调查15岁及以上饮酒人口醉酒次数构成（%）

醉酒次数（次）	城乡合计	城市地区				农村地区			
		小计	东部	中部	西部	小计	东部	中部	西部
1	47.5	49.1	53.8	44.8	48.9	45.9	46.6	43.3	47.3
2	24.6	25.0	23.0	27.5	24.5	24.1	24.5	27.4	21.7
3	12.6	11.7	10.2	13.7	11.3	13.6	13.8	12.2	14.4
4	2.7	2.5	1.9	1.8	3.5	3.0	3.6	2.8	2.8
5	4.1	4.0	3.5	4.0	4.3	4.2	4.0	4.9	3.9
6～10	5.0	4.5	4.2	4.3	4.8	5.7	4.5	6.0	6.1
10以上	3.4	3.3	3.4	4.0	2.7	3.5	3.1	3.4	3.8

五、超重和肥胖

根据调查18岁及以上人口的身高和体重计算出体重指数（BMI）。该指数是目前国际上常用的衡量人体肥胖程度的一个指标，计算方法是用体重千克数除以身高米数的平方。

本次将调查人口分为低体重（MBI＜18.5kg/m²）、正常体重（BMI＝18.5～23.9kg/m²）、超重（BMI＝24～27.9kg/m²）、肥胖（BMI≥28kg/m²）四组。

（一）调查人群BMI整体情况

调查地区18岁及以上人口总数207 073人，男性100 404人，女性106 669人，BMI正常人口113 343人，占54.7%，其中，城市地区和农村地区BMI正常人口占比分别为54.1%和55.5%，西部农村地区BMI正常人口占比最高，为57.3%，东部农村地区最低，为53.1%；同期，超重人口占比为28.9%，其中，城市地区和农村地区分别为30.3%和27.5%；此外，肥胖人口占比9.4%。结果详见表3-3-38。

表3-3-38　调查18岁及以上人口体重指数构成（%）

BMI（kg/m²）		城乡合计	城市地区				农村地区			
			小计	东部	中部	西部	小计	东部	中部	西部
低体重	＜18.5	7.9	6.9	6.5	6.3	8.2	9.0	7.2	9.0	10.3
正常体重	18.5～23.9	54.7	54.1	53.3	54.3	54.9	55.5	53.1	55.5	57.3
超重	24～27.9	28.9	30.2	30.8	30.8	28.8	27.5	30.6	27.4	25.1
肥胖	≥28	9.5	9.7	10.7	9.4	8.8	9.1	10.2	9.1	8.3

（二）超重肥胖的情况

1. 整体情况　调查地区18岁及以上、BMI≥24kg/m²的人口总数为79 523人，BMI≥24kg/m²人口占比为38.4%，其中，东部地区（41.2%）高于中部地区（38.4%）和西部地区（35.5%）；东部城市地区最高，为41.5%，西部农村地区最低，为33.4%。结果详见图3-3-10。

2. 变化趋势　对比2013年和2018年两次国家卫生服务调查结果，18岁及以上调查人口中BMI≥24kg/m²人口占比增加明显，从2013年30.2%上升到2018年38.4%，城市地区和农村地区均有增加。结果详见图3-3-11。

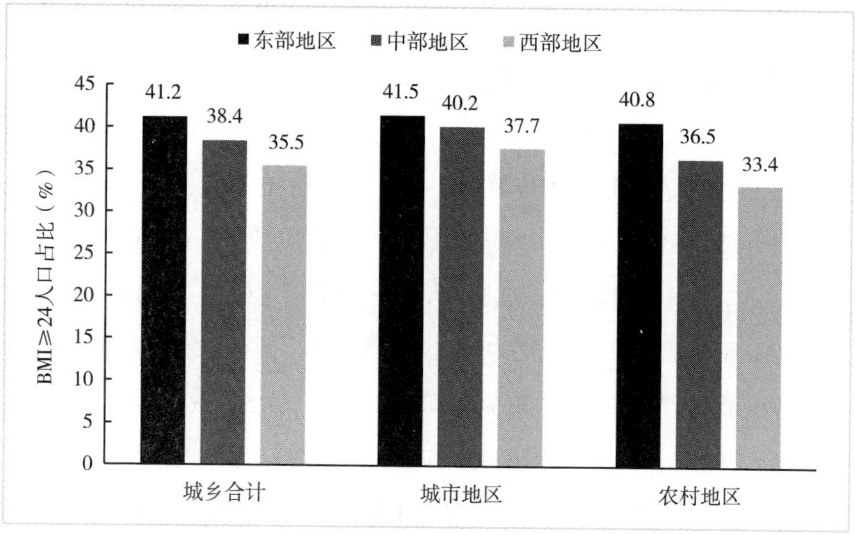

图3-3-10　不同地区18岁及以上调查人口中BMI≥24kg/m^{2}人口占比

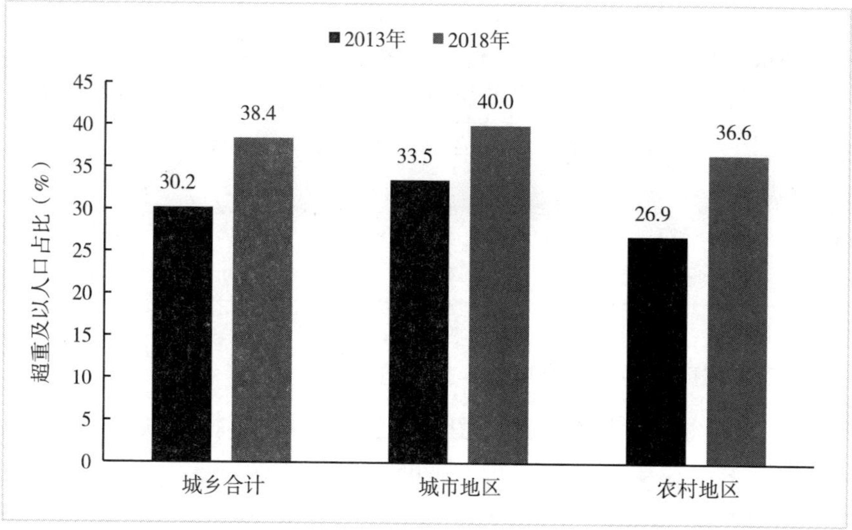

图3-3-11　不同年份18岁及以上调查人口中BMI≥24kg/m^{2}人口占比

3. 分性别和年龄比较　调查18岁及以上人口中，男性BMI≥24kg/m^{2}的人口占比（41.3%）高于女性（35.6%），无论是在城市地区还是在农村地区，男性占比均高于女性；从年龄分布上看，35岁及以下年龄组

BMI ≥ $24kg/m^2$的人口占比最低，为29.5%，45 ～ 54岁年龄组最高，为44.2%。结果详见表3-3-39。

表3-3-39　18岁及以上不同年龄、性别调查人口中BMI ≥ 24的人口分布（%）

年龄组（岁）	城乡合计			城市地区			农村地区		
	小计	男性	女性	小计	男性	女性	小计	男性	女性
15 ～ 34	29.5	38.3	21.5	29.2	39.8	19.8	29.8	36.3	23.7
35 ～ 44	40.6	48.8	33.0	39.9	50.6	30.1	41.6	46.4	37.0
45 ～ 54	44.2	46.6	41.9	44.9	49.4	40.9	43.5	44.1	42.9
55 ～ 64	41.9	41.2	42.5	44.9	45.7	44.3	38.4	36.5	40.4
65及以上	34.7	33.5	35.8	39.5	39.0	40.0	28.9	27.1	30.6
合计	38.4	41.3	35.6	40.0	44.6	35.7	36.6	37.6	35.6

（三）各省市超重或肥胖比较

1. 各省市自报超重或肥胖率现状　2018年不同省市自报超重或肥胖率在25.72% ～ 51.88%；排名前三的省市分别为北京市（47.79%）、山东省（45.24%）和天津市（44.65%）；排名后三的省市分别为：海南省（25.72%）、广西壮族自治区（27.40%）和江西省（27.43%）。

东北三省地区的超重或肥胖率相对较高；纬度较高的北方省市，其超重或肥胖率也比低纬度的南方省市更高；东南沿海省份的超重或肥胖率相对最低。

2. 各省市自报超重或肥胖率变化　与2013年相比，2018年自报超重或肥胖率从29.45%上升到36.74%，上升了7.3个百分点；其中，所有省市均出现不同程度增幅，贵州、辽宁和青海增幅位列前三，分别上升了10.9个、10.6个和10.1个百分点。

3. 各省市自报超重或肥胖率差异及其变化　2018年不同省市自报超重或肥胖极差为26.61%，变异系数为0.20；2013年极差为30.02%，变异系数为0.28。与2013年相比，极差和变异系数均变小，说明省市之间的自报超重或肥胖率绝对差距和相对差距变小。

六、各省市自觉焦虑或抑郁比较

根据2013年和2018年《家庭健康调查表》的调查内容，我们纳入的自觉焦虑或抑郁人群需满足以下条件：自觉中度焦虑或抑郁，或者自觉极度焦虑或抑郁。

（一）各省市自觉焦虑或抑郁率现状

2018年不同省市自觉焦虑或抑郁率为3.46% ～ 16.29%；排名前三的省市分别为四川省（16.29%）、青海省（15.36%）和贵州省（15.04%）；排名后三的省市分别为浙江省（3.46%）、上海市（3.60%）和西藏自治区（4.15%）。

（二）各省市自觉焦虑或抑郁率变化

与2013年相比，2018年自觉焦虑或抑郁率从5.44%上升到8.82%，上升了3.4个百分点；其中，有28个省市均出现不同程度增幅，贵州省、青海省和四川省增幅位列前三，分别上升了9.9个、9.7个和6.1个百分点，3个省市出现下降，分别为海南省、上海市和辽宁省，分别下降了1.2个、1.0个和0.1个百分点。

（三）各省市自觉焦虑或抑郁率差异及其变化

2018年不同省市自觉焦虑或抑郁率极差为12.83%，变异系数为0.39；2013年极差为8.21%，变异系数为0.33。与2013年相比，极差和变异系数均变大，说明省市之间的自觉焦虑或抑郁率绝对差距和相对差距变大。

第四节　高血压和糖尿病患病率的影响因素

本节旨在基于全国卫生服务调查数据，分析高血压、糖尿病患病的影响因素，验证传统的慢性病危险因素及明确不同危险因素的危险程度。

一、高血压患病影响因素

无论是高血压患病影响因素模型，还是糖尿病患病影响因素分析，均选择了多元logistic回归模型进行拟合。对于logistic模型的原理，本研究不再赘述。

（一）高血压患病影响因素应变量与自变量

本研究的高血压患病影响因素模型，应变量为是否自报患有经诊断的高血压，自变量选择主要考虑如下因素：①根据《中国高血压防治指南（2018年修订版）》中涉及的“我国人群高血压发病重要危险因素”；②高血压患病率分析的文献。最后，进入模型的自变量包括性别、年龄、婚姻状况、文化程度、职业、医疗保险、城乡、吸烟、饮酒，是否长期稳定体育锻炼、是否抑郁或焦虑、是否患有糖尿病等。样本则涵盖2013年和2018年的15岁及以上调查人群，具体信息如表3-3-40所示。

表3-3-40　高血压影响因素模型各变量说明及描述

变量	变量值及说明	2018年均值
应变量		
是否患有高血压	1：是　0：否	0.18
自变量		
男性	1：是　0：否	0.49
年龄（岁）	对照：15～34	0.00
35～44	1：是　0：否	0.15
45～54	1：是　0：否	0.23
55～64	1：是　0：否	0.20
65及以上	1：是　0：否	0.22
家庭收入（元）	连续变量	41 134.40

续 表

变量	变量值及说明	2018年均值
民族	1：汉族　0：其他	0.90
婚姻	1：已婚　0：其他	0.81
文化程度	对照：文盲半文盲	0.12
小学～大专	1：是　　0：否	0.74
本科及以上	1：是　　0：否	0.14
职业	对照：机关或企事业管理	0.05
专业技术人员	1：是　　0：否	0.09
办事人员/职员	1：是　　0：否	0.11
商业/服务业人员	1：是　　0：否	0.07
农林牧渔水利业生产人员/农民	1：是　　0：否	0.33
生产运输设备操作人员/工人	1：是　　0：否	0.21
军人/自由职业者/其他	1：是　　0：否	0.13
保险状况	对照：城镇职工或公费	0.40
城乡居民医保/新农合	1：是　　0：否	0.59
其他商业保险	1：是　　0：否	0.01
城市或农村	1：城市　0：农村	0.53
长期稳定体育锻炼	1：是　　0：否	0.26
吸烟	1：是　　0：否	0.25
饮酒	1：是　　0：否	0.27
超重及肥胖	1：是　　0：否	0.37
自觉焦虑或抑郁	1：是　　0：否	0.09
糖尿病	1：是　　0：否	0.05

上述自变量的相关定义如下。

长期稳定体育锻炼：国家体育总局发表的《全民健身指南》中提到，为了取得理想的体育健身活动效果，每周应进行150分钟以上的中等强度运动，或75分钟以上的大强度运动；结合本次调查内容，我们将每周锻炼6次及以上且每次锻炼时间30分钟以上视为长期稳定体育锻炼。

体重指数（BMI）：是用体重千克数除以身高米数平方得出的数字，即BMI ＝体重/身高（kg/m^2），体重和身高由每次调查时测量获得。根据中国肥胖问题工作组标准，定义BMI＜$18.5kg/m^2$为体重过低，$18.5kg/m^2$≤BMI＜$24kg/m^2$为体重正常，$24kg/m^2$≤BMI＜$28kg/m^2$为超重，BMI≥$28kg/m^2$为肥胖。

吸烟：参照WHO对吸烟者的定义，定义调查时平均每天至少吸1支烟为吸烟者，否则为不吸烟。

饮酒：对于饮酒者的定义尚未见到明确的标准，本研究以回答在过去一年中喝过啤酒、白酒或别的酒者为饮酒，否则为不饮酒。

（二）高血压患病影响因素

1. 促进高血压患病的风险因素　整体而言，年龄、收入、民族、体重、体育锻炼、自觉焦虑或抑郁、是否有糖尿病等对于是否患有高血压有影响，且均有统计学意义。

从年龄角度，65岁及以上样本组的高血压患病风险是对照组的100多倍；55～64岁组人群、45～54岁组人群，均比对照组有更高的高血压患病风险，且有统计学意义。而且，随着年龄增加，高血压的患病风险急剧上升，表现为相对危险风险值上升。

患有糖尿病人群的高血压患病概率比没有糖尿病人群更高，相对危险度约为3.3倍，且有统计学意义。

与一般人群相比，超重或肥胖人群患有高血压的风险更高，后者是前者的2.4倍，差别有统计学意义。

此外，与对照组相比，自觉焦虑或抑郁的人群高血压患病风险更高，为对照组的1.6倍，长期稳定体育锻炼人群、汉族的样本人群，均比对照组有更高的高血压患病风险，且有统计学意义。

2. 降低高血压患病的影响因素　模型显示，已婚、小学及以上学历，从事商业/服务业、生产运输设备操作、军人和其他工作，医疗保险为新农合/城乡居民医保，城市人口，吸烟，饮酒等因素，能够降低高血压发生。

与不饮酒人群相比，饮酒人群患高血压的风险为不饮酒人群的0.96；从事农林牧渔水利业生产人群，农民等人口，患高血压的风险为机关企事业管理人员的0.92；职业为商业、服务业、自由职业者、军人、其他的调查人口，其患高血压概率均比机关企事业管理人员更低，且差异有统计学意义。

文化程度在小学到中专的调查人群患高血压概率是文盲人群的0.90，文化程度在大专及以上的调查人群患高血压概率是文盲人群的0.81。在其他因素不变的情况下，城市调查人群的高血压患病概率，为农村人口的0.89；吸烟人群高血压概率为不吸烟人群的0.86。结果详见表3-3-41。

表3-3-41　高血压患病影响因素

变量	回归系数	*OR*
截距	−5.325***	0.005
男性	0.028*	1.028
年龄（对照为15～34岁）		
35～44岁	2.067***	7.904
45～54岁	3.245***	25.669
55～64岁	4.020***	55.723
65岁及以上	4.674***	107.148
家庭收入（元）	0.000***	1.000
汉族	0.120***	1.127
婚姻	−0.123***	0.884
文化程度（对照：文盲半文盲）		
小学～大专	−0.096***	0.909
本科及以上	−0.208***	0.812
职业（对照：机关或企事业管理）		

续　表

变量	回归系数	*OR*
专业技术人员	0.013	1.014
办事人员/职员	−0.005	0.995
商业/服务业人员	−0.105***	0.901
农林牧渔水利业生产人员/农民	−0.082**	0.921
生产运输设备操作人员/工人	0.026	1.027
军人/自由职业者/其他	−0.138***	0.871
保险状况（对照：城镇职工或公费）		
城乡居民医保/新农合	−0.401***	0.670
其他商业保险	−0.045	0.956
城市或农村	−0.118***	0.889
长期稳定体育锻炼	0.165***	1.180
吸烟	−0.154***	0.858
饮酒	−0.045**	0.956
超重及肥胖	0.891***	2.438
自觉焦虑或抑郁	0.488***	1.629
糖尿病	1.200***	3.319

注：*，$P<0.1$，差异无统计学意义；**，$P<0.05$，差异有统计学意义；***，表示P值<0.01，差异有统计学意义；*OR*：odds ratio，优势比。

二、糖尿病患病影响因素

（一）糖尿病患病影响因素应变量与自变量

糖尿病患病影响因素模型与高血压患病影响因素模型基本类似，主要差异在于：应变量为是否患有糖尿病，自变量中，增加了是否患有高血压。

（二）糖尿病患病影响因素

1. 促进糖尿病患病的影响因素　模型显示，在其他因素不变情况下，高龄，家庭总收入，汉族，已婚，居住在城市，长期稳定体育锻炼，超重或肥胖，自觉焦虑或抑郁，患有高血压，都能促进糖尿病患病的风险。

这些因素中，高龄的影响最大，65岁及以上人口患糖尿病的概率是对照组的40.5倍，55～64岁、45～54岁、35～44岁人群患糖尿病的风险均高于15～34岁人群；随着年龄的上升，患病概率也逐步上升，呈现年龄越大，糖尿病患病风险越高的趋势，这也与糖尿病患病风险影响因素一致。

此外，与各自对照组相比，患有高血压、超重或肥胖、自觉焦虑或抑郁、长期稳定体育锻炼、汉族和已婚，患糖尿病的概率分别为对照组的3.3倍、1.7倍、1.8倍、1.2倍、1.2倍和1.1倍且上述差异均有统计学意义。

2. 降低糖尿病患病的影响因素　本研究中，能降低糖尿病患病的因素包括：从事农林牧渔水利业生产人员、农民、军人和其他工作人员，新农合或城乡居民医保覆盖者，吸烟者，饮酒者等。影响程度详见表3-3-42。

表3-3-42　糖尿病患病影响因素

变量	回归系数	*OR*
截距	−6.954***	0.001
男性	0.036	1.036
年龄（对照为15～34岁）		
35～44岁	1.879***	6.549
45～54岁	3.018***	20.446
55～64岁	3.475***	32.297
65岁及以上	3.700***	40.429
家庭收入（元）	0**	1.000
汉族	0.158***	1.171

续　表

变量	回归系数	*OR*
婚姻	0.098***	1.103
文化程度（对照：文盲半文盲）		
小学－大专	0.054	1.055
本科及以上	−0.034	0.967
职业（对照：机关或企事业管理）		
专业技术人员	−0.049	0.952
办事人员/职员	−0.014	0.986
商业/服务业人员	−0.024	0.976
农林牧渔水利业生产人员/农民	−0.436***	0.647
生产运输设备操作人员/工人	−0.033	0.968
军人/自由职业者/其他	−0.154***	0.857
保险状况（对照：城镇职工或公费）		
城乡居民医保/新农合	−0.412***	0.662
其他商业保险	0.141	1.152
城市或农村	0.168***	1.183
长期稳定体育锻炼	0.174***	1.190
吸烟	−0.072**	0.931
饮酒	−0.368***	0.692
超重及肥胖	0.505***	1.657
自觉焦虑或抑郁	0.567***	1.763
高血压	1.199***	3.318

注：**，$P<0.05$，差异有统计学意义；***，P值<0.01，差异有统计学意义。

第五节　慢性病管理效果影响因素

本研究采用Poisson回归模型，分析高血压、糖尿病管理的效果影响因素。对于高血压管理，模型中应变量分别为高血压患者是否规律服药、近3个月内是否接受过血压测量（随访）、血压是否正常，自变量则与之前高血压患病影响因素模型一致。对于糖尿病管理，模型中应变量分别为糖尿病患者是否规律服药、近1个月内是否接受过血糖测量（随访）、血糖是否正常，自变量与高血压模型一致。

一、高血压患者管理效果影响因素

（一）对多种高血压管理效果有正向影响的因素

主要是指在其他因素不变情况下，能同时改善高血压患者规律服药率、随访率和血压正常率，且结果显示有统计学意义的影响因素，包括如下因素。

家庭收入、大专及以上文化程度、其他商业保险覆盖、长期稳定体育锻炼、超重或肥胖，均能促进高血压患者的规律服药率、随访率和血压正常率。

其他条件不变，与对照组比较，汉族、居住在城市均能促进高血压患者规律服药率和血压正常率；其他条件不变，合并糖尿病，能同时促进高血压患者规律服药率和随访率；年龄增加也能提升规律服药率，与15～34岁年龄组比较，其他各个年龄段的高血压患者规律服药率分别是其1.5倍、1.3倍、1.5倍和1.5倍，随着年龄的增长，高血压患者规律服药率也在逐步上升；与对照组比较，小学～中专文化程度的高血压患者的血压正常率是对照组的1.1倍。而自觉焦虑或抑郁的高血压患者，其规律服药物率也相对较高。

（二）对多种高血压管理效果有负向影响的因素

主要是指在其他因素不变情况下，能同时导致高血压管理效果指标变差，且其影响有统计学意义的影响因素，主要包括如下因素。其他条件不变，与对照组比较，能同时降低高血压患者规律服药率、随访率和血压正常率的影响因素有城乡居民医保/新农合覆盖和饮酒；能同时降低规律服药率和血压正常率的影响因素为从事农林牧渔水利业生产人员/农民工作；能同时降低随访率和血压正常率的影响因素为吸烟；其他条件不变，与对照组比较，能降低高血压患者随访率的影响因素有自觉焦虑或抑郁、合并糖尿病。结果详见表3-3-43。

表3-3-43　高血压患者管理效果影响因素

变量	规律服药			随访			血压正常		
	回归系数	*OR*	*P*值	回归系数	*OR*	*P*值	回归系数	*OR*	*P*值
截距	−0.886	0.412	0	−0.072	0.930	0	−0.824	0.439	0
男性	−0.009	0.992	0.140	−0.006	0.994	0.036	−0.001	0.999	0.866
年龄（对照为15～34岁）									
35～44岁	0.186	1.204	0.002	−0.020	0.980	0.169	0.030	1.030	0.574
45～54岁	0.299	1.349	0	−0.024	0.976	0.077	0.066	1.068	0.192
55～64岁	0.381	1.464	0	−0.017	0.983	0.200	0.127	1.136	0.011
65岁及以上	0.417	1.517	0	−0.011	0.989	0.408	0.165	1.179	0.001
家庭收入（元）	0	1.000	0	0	1.000	0	0	1.000	0
汉族	0.231	1.260	0	0.008	1.008	0.127	0.165	1.180	0
婚姻	0.007	1.007	0.360	0.001	1.001	0.714	−0.010	0.990	0.286
文化程度（对照：文盲半文盲）									
小学～大专	0.010	1.010	0.246	0.007	1.007	0.069	0.064	1.066	0
本科及以上	0.026	1.026	0.024	0.020	1.020	0	0.078	1.081	0
职业（对照：机关或企事业管理）									
专业技术人员	0.007	1.007	0.399	0.001	1.001	0.791	−0.008	0.992	0.459
办事人员/职员	0.014	1.014	0.125	−0.002	0.998	0.719	0.002	1.002	0.894
商业/服务业人员	0.013	1.013	0.193	−0.003	0.997	0.545	0.016	1.016	0.229
农林牧渔水利业生产人员/农民	−0.102	0.903	0	−0.009	0.991	0.078	−0.117	0.890	0
生产运输设备操作人员/工人	0.008	1.008	0.365	−0.006	0.994	0.176	−0.008	0.992	0.528

续 表

变量	规律服药			随访			血压正常		
	回归系数	*OR*	*P*值	回归系数	*OR*	*P*值	回归系数	*OR*	*P*值
军人/自由职业者/其他	−0.007	0.993	0.417	0.002	1.002	0.679	0.013	1.013	0.307
保险状况（对照：城镇职工或公费）									
城乡居民医保/新农合	−0.088	0.915	0	−0.017	0.983	0	−0.062	0.940	0
其他商业保险	0.050	1.052	0.013	0.018	1.018	0.042	0.110	1.116	0
城市或农村	0.027	1.028	0	−0.008	0.992	0.040	0.035	1.036	0.001
长期稳定体育锻炼	0.040	1.041	0	0.021	1.021	0	0.076	1.079	0
吸烟	−0.010	0.990	0.151	−0.010	0.990	0.006	−0.065	0.937	0
饮酒	−0.086	0.917	0	−0.009	0.991	0.016	−0.025	0.975	0.014
超重及肥胖	0.044	1.045	0	0.012	1.012	0	0.017	1.017	0.013
自觉焦虑或抑郁	0.019	1.019	0.033	−0.006	0.994	0.177	−0.270	0.764	0
糖尿病	0.087	1.091	0	0.021	1.021	0	−0.030	0.970	0.001

二、糖尿病患者管理效果影响因素

（一）对多种糖尿病管理效果有正向影响的因素

主要是指在其他因素不变情况下，能同时改善糖尿病患者管理效果，包括改善规律服药率、随访率和血糖正常率，且结果显示有统计学意义的影响因素，主要包括如下因素：家庭收入增加、居住在城市、长期稳定体育锻炼的糖尿病患者均能促进其规律服药率、随访率和血糖正常率。与对照组比较，超重或肥胖的糖尿病患者能促进其规律服药率和随访率；汉族糖尿病患者能促进其规律服药率和血糖正常率；小学及以上文化程度的糖尿病患者均能促进其随访率和血糖正常率；与15～34岁年龄组比较，其他各个年龄段的糖尿病患者规律服药率分别是其1.30倍、1.27倍、1.27倍和1.29倍，随着年龄的上升，糖尿病患者规律服药率也在逐步上升；与15 ～ 34岁年龄组比较，35 ～ 44岁和65岁及以上年龄组的糖尿病患者血糖正常率分别是其1.48倍和1.52倍；与对照组比较，生产运输设备操作人员/工人组糖尿病患者的规律服药率是其1.03倍；与对照组比较，合并高血压的糖尿病患者的随访率是其1.03倍；其他条件不变，与女性比较，男性糖尿病患者的血糖正常率是其1.08倍。

（二）对多种糖尿病管理效果有负向影响的因素

主要是指在其他因素不变的情况下，能同时导致糖尿病管理效果指标变差，且其影响有统计学意义的影响因素，主要包括如下因素。

与对照组比较，同时能降低糖尿病患者规律服药率和血糖正常率的影响因素为饮酒；同时能降低随访率和血糖正常率的影响因素为从事农林牧渔水利业生产人员/农民和吸烟。

能降低糖尿病患者规律服药率的影响因素为城乡居民医保/新农合覆盖；能降低随访率的影响因素为其他商业保险覆盖；能降低血糖正常率的影响因素有：已婚、办事人员/职员、超重或肥胖、自觉焦虑或抑郁。结果详见表3-3-44。

表3-3-44　糖尿病患者管理效果影响因素

变量	规律服药			随访			血压正常		
	回归系数	*OR*	*P*值	回归系数	*OR*	*P*值	回归系数	*OR*	*P*值
截距	−0.485	0.616	0	−0.553	0.575	0	−1.363	0.256	0
男性	0.005	1.005	0.481	−0.017	0.983	0.198	0.073	1.076	0.001
年龄（对照为15 ～ 34岁）									
35 ～ 44岁	0.261	1.298	0.002	0.127	1.136	0.157	0.394	1.482	0.023
45 ～ 54岁	0.239	1.270	0.004	0.042	1.042	0.635	0.272	1.312	0.107
55 ～ 64岁	0.237	1.268	0.004	0.043	1.044	0.623	0.313	1.368	0.062
65岁及以上	0.254	1.289	0.002	0.045	1.047	0.602	0.416	1.515	0.013

续　表

变量	规律服药			随访			血压正常		
	回归系数	*OR*	*P*值	回归系数	*OR*	*P*值	回归系数	*OR*	*P*值
家庭收入（元）	0	1.000	0.044	0	1.000	0	0	1.000	0
汉族	0.055	1.057	0.003	−0.025	0.975	0.338	0.139	1.150	0.004
婚姻	−0.010	0.990	0.295	−0.009	0.991	0.606	−0.065	0.937	0.020
文化程度（对照：文盲半文盲）									
小学～大专	0.012	1.013	0.345	0.114	1.120	0	0.119	1.126	0.002
本科及以上	0.015	1.015	0.381	0.162	1.176	0	0.154	1.166	0.001
职业（对照：机关或企事业管理）									
专业技术人员	0.001	1.001	0.894	0.012	1.012	0.534	−0.037	0.964	0.245
办事人员/职员	0.018	1.018	0.151	0.036	1.037	0.093	−0.114	0.892	0.003
商业/服务业人员	0.013	1.013	0.327	−0.028	0.972	0.227	0.027	1.027	0.458
农林牧渔水利业生产人员/农民	−0.029	0.972	0.072	−0.103	0.902	0	−0.109	0.897	0.016
生产运输设备操作人员/工人	0.028	1.028	0.018	−0.033	0.968	0.142	−0.017	0.983	0.626
军人/自由职业者/其他	−0.018	0.982	0.163	−0.005	0.995	0.829	−0.036	0.964	0.312
保险状况（对照：城镇职工或公费）									
城乡居民医保/新农合	−0.036	0.965	0.008	−0.039	0.961	0.087	−0.067	0.935	0.069
其他商业保险	0.013	1.014	0.633	−0.292	0.747	0.002	−0.094	0.910	0.372
城市或农村	0.050	1.051	0	0.065	1.067	0.001	0.082	1.085	0.008
长期稳定体育锻炼	0.039	1.040	0	0.081	1.084	0	0.073	1.076	0
吸烟	−0.012	0.988	0.218	−0.067	0.936	0	−0.066	0.936	0.014
饮酒	−0.023	0.977	0.040	−0.033	0.967	0.079	−0.075	0.928	0.014
超重及肥胖	0.016	1.016	0.017	0.035	1.035	0.003	−0.094	0.910	0
自觉焦虑或抑郁	0.010	1.010	0.401	−0.006	0.994	0.770	−0.248	0.780	0
高血压	0.013	1.013	0.076	0.025	1.025	0.040	0.009	1.009	0.640

第六节　小　结

一、全国高血压和糖尿病患病情况

1．15岁及以上调查人口自报高血压、糖尿病的患病率增加明显。5年来自报高血压患病率和糖尿病患病率上升明显，并且农村地区的上升幅度高于城市地区，男性、女性均有明显上升，接近流行病学的调查结果。

2．从基本公共卫生项目的角度出发，慢性病管理逐步规范。绝大多数高血压患者和糖尿病患者接受过治疗，5成以上的高血压患者和近4成的糖尿病患者自报血压和空腹血糖在“正常”范围内。7成以上的高血压和糖尿病患者在近12个月内得到了随访和指导，5成以上的高血压和糖尿病患者获得4次及以上的随访，2成的高血压和糖尿病患者有家庭签约医生入户随访，5成以上的高血压和糖尿病患者的随访机构为村卫生室，9成以上的高血压和糖尿病患者在随访时获得过血压或空腹血糖测量、生活方式指导、询问病情和用药指导。

3．健康意识加强，健康生活方式有所改善。近一半被调查者每周参加体育锻炼，近3成被调查者每周锻炼6次及以上，被调查的城市锻炼者平均锻炼时间为55分钟，农村为44分钟。绝大多数被调查者每天都会刷牙。

4．健康危险因素控制有待加强。与2013年调查相比，本次调查15岁及以上人口吸烟率有所下降，日均吸烟量下降，戒烟率明显上升。与2013年调查相比，本次调查15岁及以上人口饮酒率有所上升；18岁及以上调查人口中，近4成超重和肥胖。

二、各省市高血压和糖尿病患病情况

1．本次调查高血压的患病率为18.14%。除西藏自治区外，其他31

个不同省市的高血压患病率均超过10%，其中有3个省市在25%以上。2013年调查显示，我国自报高血压患病率只有14.19%，患病率在10%以下的省市有6个，只有上海市的患病率超过25%。

2. 本次调查糖尿病的患病率为5.35%。除西藏自治区外，其他31个不同省市的糖尿病患病率均超过1%，超过一半的省市自报糖尿病患病率在5%以上，其中个别省市自报糖尿病患病率已经达到10.14%，而2013年调查显示，我国自报糖尿病患病率只有3.41%，患病率在10%以下的省市有3个，患病率超过5%的省市有4个。

三、各省市慢性病影响因素

1. 本次不同省市自报长期稳定体育锻炼率为26.21%，远高于2013年的12.65%。本次不同省市中，有29个省市在20%以上，其中天津市、吉林省、宁夏回族自治区和辽宁省在30%以上，北京市达到了44.27%，而2013年不同省市中只有北京市在20%以上。

2. 本次不同省市自报吸烟率为24.70%，较2013年有所下降，本次调查只有2个省市自报吸烟率超过30%，较2013年也有所减少。

3. 本次不同省市自报饮酒率为27.12%，较2013年有所上升。

4. 本次不同省市超重或肥胖率为36.74%，较2013年有所上升，本次所有省市超重和肥胖率均在25%以上，其中也出现了达到50%的省市，而2013年调查各省的超重或肥胖率多集中在20%～40%。

5. 本次调查自觉焦虑或抑郁率为8.82%，较2013年有所上升，本次调查的大部分省市自觉焦虑或抑郁率均在10%以下，而2013年调查显示有29个省市在10%以下。

四、高血压/糖尿病患病的影响因素分析

1. 影响高血压患病风险的因素主要为年龄增长、超重或肥胖、自

觉焦虑或抑郁、合并糖尿病；降低高血压患病可能的影响因素为城市居民、本科及以上文化程度、工作压力较小的职业。

2. 影响糖尿病患病风险的危险因素主要为年龄增长、合并高血压、超重或肥胖、自觉焦虑或抑郁，城市居民等；降低糖尿病患病可能的影响因素为从事农林牧渔水利业生产人员、农民、军人和其他工作人员，新农合或城乡居民医保覆盖者等。

五、各省市高血压管理项目情况

1. 本次调查高血压患者自报规律服药率，除个别地区外，其他省市均在50%以上，浙江省和上海市均在90%以上，与2013年情况基本相同。

2. 高血压患者自报3个月内的随访率均在80%以上，11个省市在90%以上，略低于2013年调查情况。

3. 高血压患者自报血压控制率，大部分省市均在50%以上，其中广东省、北京市和江苏省均在70%以上，上海市和浙江省在80%以上，与2013年情况基本相同。

六、各省市糖尿病部分管理项目情况

1. 糖尿病患者自报规律服药率，除个别地区外，其他省市均在50%以上，浙江省、江苏省、上海市和北京市均在90%以上，2013年除1个地区外其他省市也均在50%以上。

2. 本次调查糖尿病患者自报1个月内的随访率均在60%以上，山东省、西藏自治区、黑龙江省和辽宁省均在80%以上。2013年除个别省市外，其他省市也均在60%以上，随访率达到80%以上的省市也达到4个。

3. 本次调查糖尿病患者自报血糖控制率有3个省市在50%以上，分别为海南省、重庆市和浙江省，2013年有14个省市自报血糖正常率在50%以上。这可能与本次调查强调询问被调查者空腹血糖是否正常有关。

七、高血压部分管理项目的影响因素分析

1. 不同省市高血压患者规律服药的正面影响因素包括年龄增长、家庭收入增加、汉族、大专及以上学历、其他类型的医疗保险、城市居民、长期稳定体育锻炼、超重或肥胖、自觉焦虑或抑郁、合并有糖尿病等。

不同省市高血压患者规律服药的负面影响因素可能包括农林牧渔水利业生产人员/农民，新农合/城乡居民基本医疗保险，饮酒等。

2. 不同省市高血压患者随访的正面影响因素包括家庭收入、大专及以上学历、其他类型的医疗保险、长期稳定体育锻炼、超重或肥胖、合并糖尿病等。

不同省市高血压患者随访的负面影响因素包括男性、45 ～ 55岁、医疗保险为新农合/城乡居民医保、城市居民、吸烟、饮酒、自觉焦虑或抑郁。

3. 不同省市高血压患者血压正常的正面影响因素包括55岁及以上、家庭总收入、汉族、小学及以上学历、其他类型的医疗保险、居住在城市、长期稳定体育锻炼、超重或肥胖等。

不同省市高血压患者血压正常的负面影响因素包括农林牧渔水利业生产人员/农民、医疗保险为新农合/城乡居民医保、吸烟、饮酒、自觉焦虑或抑郁、合并糖尿病。

八、糖尿病部分管理项目的影响因素分析

1. 不同省市糖尿病患者规律服药的正面影响因素包括年龄增加、家庭总收入、汉族、生产运输设备操作人员/工人、城市居民、长期稳定体育锻炼、超重或肥胖、合并高血压等。

不同省市糖尿病患者规律服药的负面影响因素包括医疗保险为新农

合/城乡居民医保、饮酒等。

2. 不同省市糖尿病患者随访的影响因素包括家庭总收入、小学及以上学历、居住在城市、长期稳定体育锻炼、超重或肥胖、合并高血压等。

不同省市糖尿病患者随访的负面影响因素包括农林牧渔水利业生产人员/农民、医疗保险为其他类型保险、吸烟等。

3. 不同省市糖尿病患者血糖正常的正面影响因素包括男性、35～45岁和65岁及以上、家庭总收入、汉族、小学及以上学历、居住在城市、长期稳定体育锻炼等。

不同省市糖尿病患者血糖正常的负面影响因素包括已婚、办事人员/职业、农林牧渔水利业生产人员/农民、吸烟、饮酒、超重或肥胖、自觉焦虑或抑郁等。

第四章
典型地区高血压/糖尿病管理模式

第一节　典型地区模式选择与研究方法

一、典型模式选择原理

典型模式选择主要考虑如下因素：①是否符合中国特点，该模式是否基于地方特色，是否能够代表一类地区。②权威认同，该模式是否被国内的权威机构（包括国家疾控中心、特定慢性病专业协会）、慢性病研究专家所认可。研究中，这两个因素主要通过查阅分析2016年出版的《中国慢性病防治最佳核心案例》《中国慢性病防治最佳实践案例》及专家访谈来确定。③客观、翔实的干预策略，该模式是否已经形成典型的干预策略和干预方案，客观、具体、可推广。④数据支持，针对该模式是否有足够的数据，支持对其进行分析和研究。数据支持包括本次卫生服务调查数据，或者课题组已有一定的研究基础，可提供分析其效果的相应数据。

二、典型模式及其内容

基于上述原理，本研究拟选择5个模式进行分析，分别为大庆模式、邯郸模式、镇江模式、上海糖尿病管理模式及诊室标准化测压。

三、典型模式研究方法

（一）数据来源

对上述5种典型模式，分析的数据如下。

1. 2018年第六次国家卫生服务调查　对于大庆模式、邯郸模式、镇江模式，选择全国第六次卫生服务统计调查数据进行分析。

2. 其他数据　对于上海市糖尿病管理模式和诊室标准化测压，选择上海当地的数据进行分析。

（二）分析方法

假设大庆模式、邯郸模式、镇江模式将会影响到该地区的慢性病防治效果，进而在地区危险因素水平、慢性病患病、慢性病管理等指标方面体现出来。这些将通过大庆、邯郸、镇江等与对照组在上述指标方面的直接比较进行分析。

对于上述模式，效果指标包括：①患者管理效果指标，患者规律服药率、随访率、血压或血糖正常率；②危险因素指标，包括吸烟、饮酒、运动和肥胖指标。

选择大庆、邯郸、镇江的样本人群作为干预组；对照组则尽量选择与干预模式所在地的地理位置、经济水平接近的周边省份。

在分析典型地区慢性病患病率的影响因素和慢性病管理效果前，采用了PSM方法，对干预和对照人群人口学特征（性别、年龄、婚姻、职业等）进行1∶3的匹配，而后对干预组和对照组结果变量进行比较。通过计算每个观察对象按照倾向评分分值分配到处理组的概率，均衡干预组和对照组观察变量的分布，达到减少偏倚的目的。通过倾向评分匹配法，可以让观察性研究资料在事后达到尽可能接近随机化的效果。

在非随机对照研究中，因为干预组和对照组不同的背景特征，组间的对照研究受到混杂变量的影响，而倾向评分匹配法可以囊括最大限度的特征变量，保证干预组和对照组特征的均衡性并使其一致化。

然而在实际情况下，模型不可能囊括所有的混杂因素，只能依靠众多研究者通过正确的处理方式尽可能全面收集可及的混杂因素，因此倾向评分匹配法所得出的研究结果将无限接近随机对照试验的结果。

课题组还应用DID理念，对干预组与对照组在2013—2018年的结果指标变化进行比较。

需要说明的是，本研究是回顾性调查，非前瞻性设计，故课题组仅比较干预组和对照组的差异，但并不能明确判断这种差异是否为干预所致。

第二节　大庆模式的干预效果

大庆模式全称为“大庆糖尿病预防研究”，是世界第一个也是持续时间最长的糖尿病一级预防试验。研究从1986年开始，对大庆市576名糖尿病高危人士进行持续6年的生活方式干预，完成了第一阶段的大庆模式研究，第二阶段分别于2006年和2010年完成。

一、干预对象与干预策略

大庆模式的干预对象为糖尿病高危人群，干预策略则为生活方式的强化干预，分为饮食干预组、运动干预组、饮食加运动干预组，并以不干预对象作为对照组。

饮食干预：提倡中国传统饮食，但是注意三大营养素的比例，即碳水化合物占总热量的55%～65%，蛋白质占10%～15%，脂肪占25%～30%，鼓励增加蔬菜和水果的摄入；对于非肥胖型糖耐量减低者，在保障每天每千克体重30kcal（1cal≈4.19J）热量饮食的情况下，仅限制糖和酒精的摄入，肥胖者在此基础上鼓励逐步减轻体重（每月减0.5～1.0kg，直至达到标准体重）。

运动干预：要求每天至少走路半小时或进行相似能量消耗的运动（1个运动单位，消耗80kcal热量），运动量不设上限，鼓励增加业余时间的体育锻炼。

健康宣教：对于上述3组对象，进行健康宣教。以诊所为单位，入组第1个月每周1次，第2～第4个月每月1次，而后每3个月1次，1年后每半年1次。同时对干预组进行小组咨询并提供个体化饮食和运动处方。为饮食干预组发放饮食治疗的指导手册，为运动干预组发放运动治疗指导手册，饮食加运动组则同时发放这两本指导手册。对照组只提供一般的健康咨询。

干预服务提供者：干预主要由各个诊所的医生和护士开展。

二、干预结果

大庆模式研究在世界上首次证明糖尿病可以被预防，6年的生活方式干预可以降低50%的糖尿病发病风险，且在研究者主动干预终止后，这种预防糖尿病的作用可以延续长达14年之久，发生糖尿病的时间平均推迟3.6年；在世界上首次证明生活方式干预在预防糖尿病的同时，还使心血管病死亡风险降低了41%，全因死亡风险降低了29%。

（一）糖尿病的防治效果

大庆模式对糖尿病患者的影响，包括糖尿病患者规律服药率、糖尿病患病随访率，以及糖尿病患者血糖正常率3个指标。并通过大庆样本与东北三省其他调查地区样本、全国其他调查城市地区样本的比较，分析大庆模式的干预效果。

1. 与东北三省其他调查地区比较　匹配后，大庆地区糖尿病患者的规律服药率、随访率及血糖正常率水平均高于东北三省其他地区，但差异并不显著。

大庆和东北三省其他地区糖尿病患者的规律服药率和血糖正常率均呈下降趋势。大庆地区糖尿病患者随访率呈上升趋势，而东北三省其他地区呈下降趋势，详见表3-4-1、图3-4-1。

表3-4-1　大庆与东北三省其他地方地区糖尿病患者匹配后结果比较

研究指标	是否匹配	2013年			2018年		
		大庆	东北三省其他地区	t	大庆	东北三省其他地区	t
患者规律服药率（%）	匹配前	86.8	89.0	−0.410	73.9	81.6	−0.930
	匹配后	86.8	86.0	0.130	73.9	72.5	0.130
患者随访率（%）	匹配前	81.6	80.6	0.150	87.0	84.0	0.370
	匹配后	81.6	77.2	0.560	87.0	75.4	1.230
血糖正常率（%）	匹配前	42.1	43.6	−0.180	30.4	29.7	0.080
	匹配后	42.1	34.2	0.810	30.4	18.8	1.010

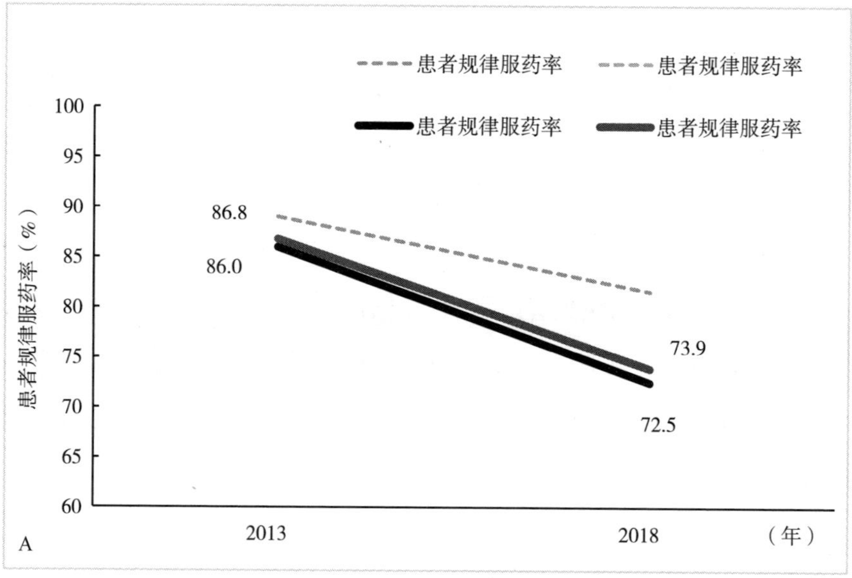

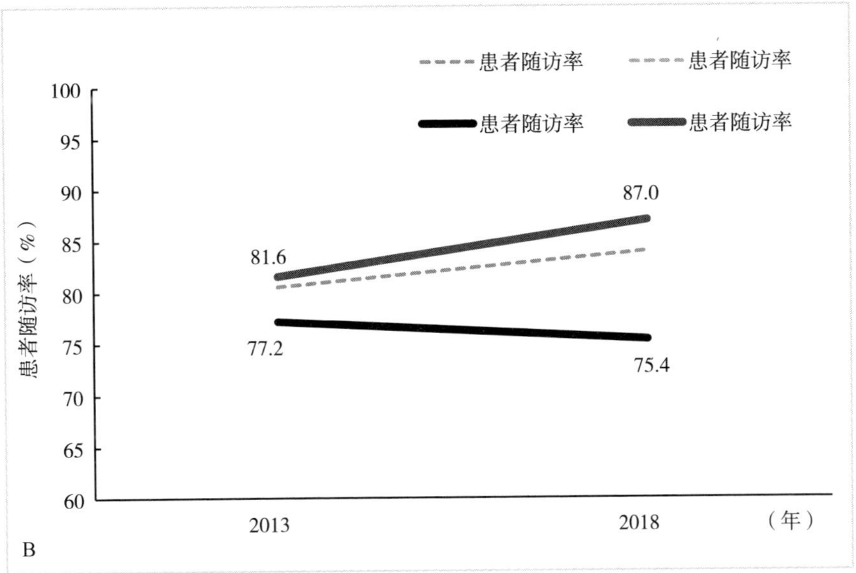

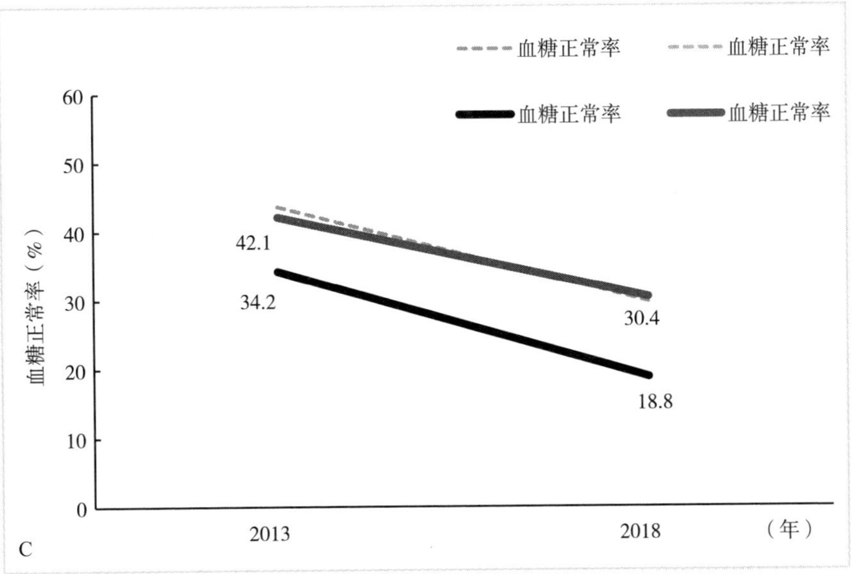

图3-4-1　大庆与东北三省其他地区糖尿病患者匹配后结果比较

注：匹配前后大庆糖尿病患者规律服药率、随访率和血糖正常率线段重合。

2. 与全国其他城市比较　匹配后，糖尿病患者的规律服药率和血糖正常率低于全国其他城市，随访率高于全国其他城市，但差异不显著。

大庆和全国其他城市规律服药率和血糖正常率均呈下降趋势，随访率均呈上升趋势，详见表3-4-2、图3-4-2。

表3-4-2　大庆与全国其他城市糖尿病患者匹配后结果比较

研究指标	是否匹配	2013年			2018年		
		大庆	全国其他城市	t	大庆	全国其他城市	t
患者规律服药率（%）	匹配前	86.8	91.4	−1.010	73.9	84.9	−1.460
	匹配后	86.8	93.0	−1.010	73.9	82.6	−0.830
患者随访率（%）	匹配前	81.6	76.1	0.790	87.0	76.9	1.150
	匹配后	81.6	72.8	1.130	87.0	76.8	1.130
血糖正常率（%）	匹配前	42.1	53.4	−1.390	30.4	43.0	−1.210
	匹配后	42.1	50.0	−0.830	30.4	39.1	−0.750

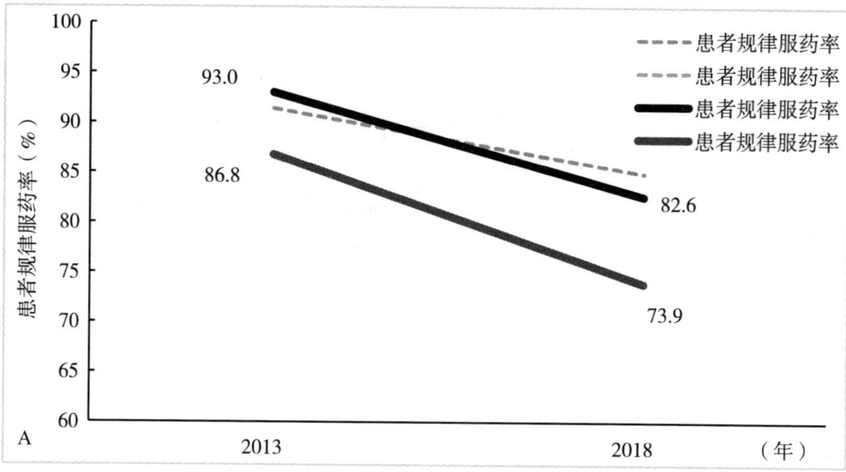

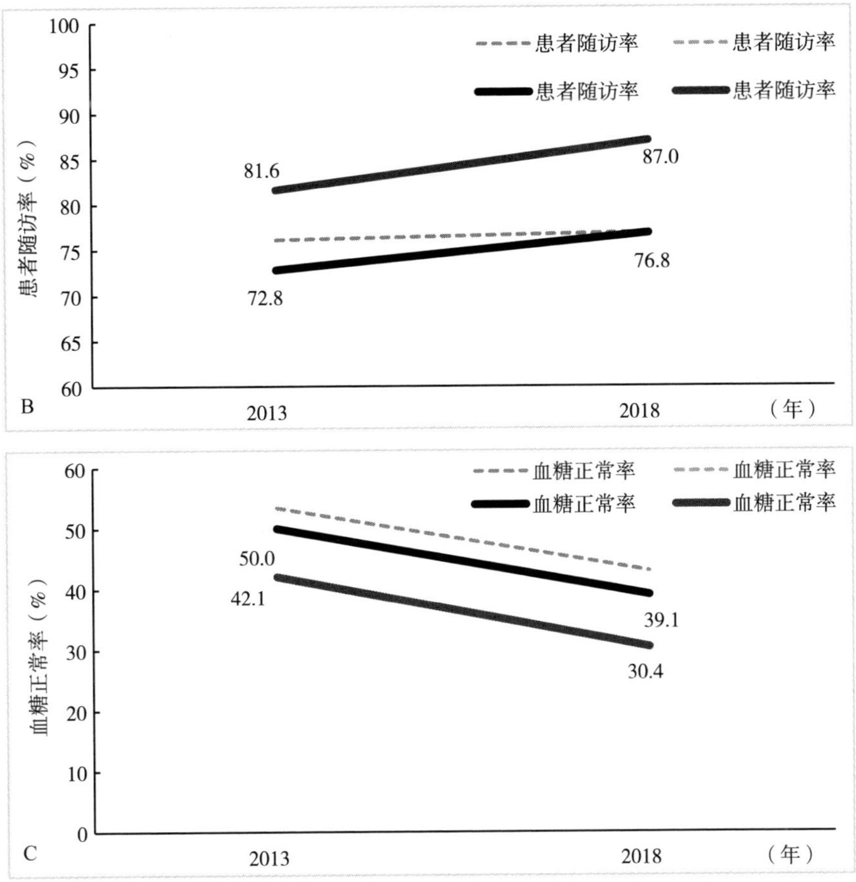

图3-4-2　大庆与全国其他城市糖尿病患者匹配后结果比较

注：匹配前后大庆糖尿病患者规律服药率、随访率和血糖正常率线段重合。

（二）对吸烟、饮酒、肥胖、体育锻炼的效果

慢性病管理还会影响相关的危险因素，故研究观察了大庆模式与其他区域相比的危险因素水平。

1. 与东北三省其他地区比较　匹配后，2018年大庆与东北三省其他地区相比，大庆地区的吸烟率、饮酒率、超重率和长期稳定体育锻炼率均较高，其中饮酒率和长期稳定体育锻炼率差异有统计学意义。

匹配后，大庆与东北三省其他地区吸烟率、饮酒率、超重率和长期

稳定体育锻炼率均呈上升趋势，详见表3-4-3、图3-4-3。

表3-4-3　大庆与东北三省其他地区吸烟、饮酒、超重和体育锻炼比较

研究指标	是否匹配	2013年			2018年		
		大庆	东北三省其他地区	t	大庆	东北三省其他地区	t
吸烟率（%）	匹配前	31.9	27.2	3.270	41.0	27.3	5.730
	匹配后	31.9	29.4	1.150	41.0	37.5	1.010
饮酒率（%）	匹配前	22.4	19.0	2.610	57.0	30.1	10.960
	匹配后	22.4	22.3	0.070	57.0	43.5	3.770*
超重或肥胖率（%）	匹配前	38.3	36.6	1.100	47.7	45.3	0.890
	匹配后	38.3	35.3	1.330	47.7	45.5	0.600
长期稳定体育锻炼率（%）	匹配前	9.7	19.9	−8.100	32.0	33.4	−0.570
	匹配后	9.7	13.5	−2.330	32.0	24.0	2.400*

注：*，$P<0.05$，差异有统计学意义。

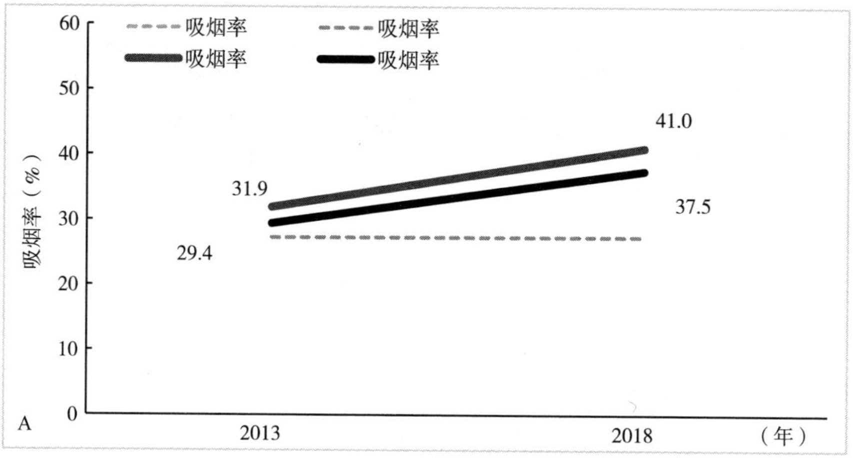

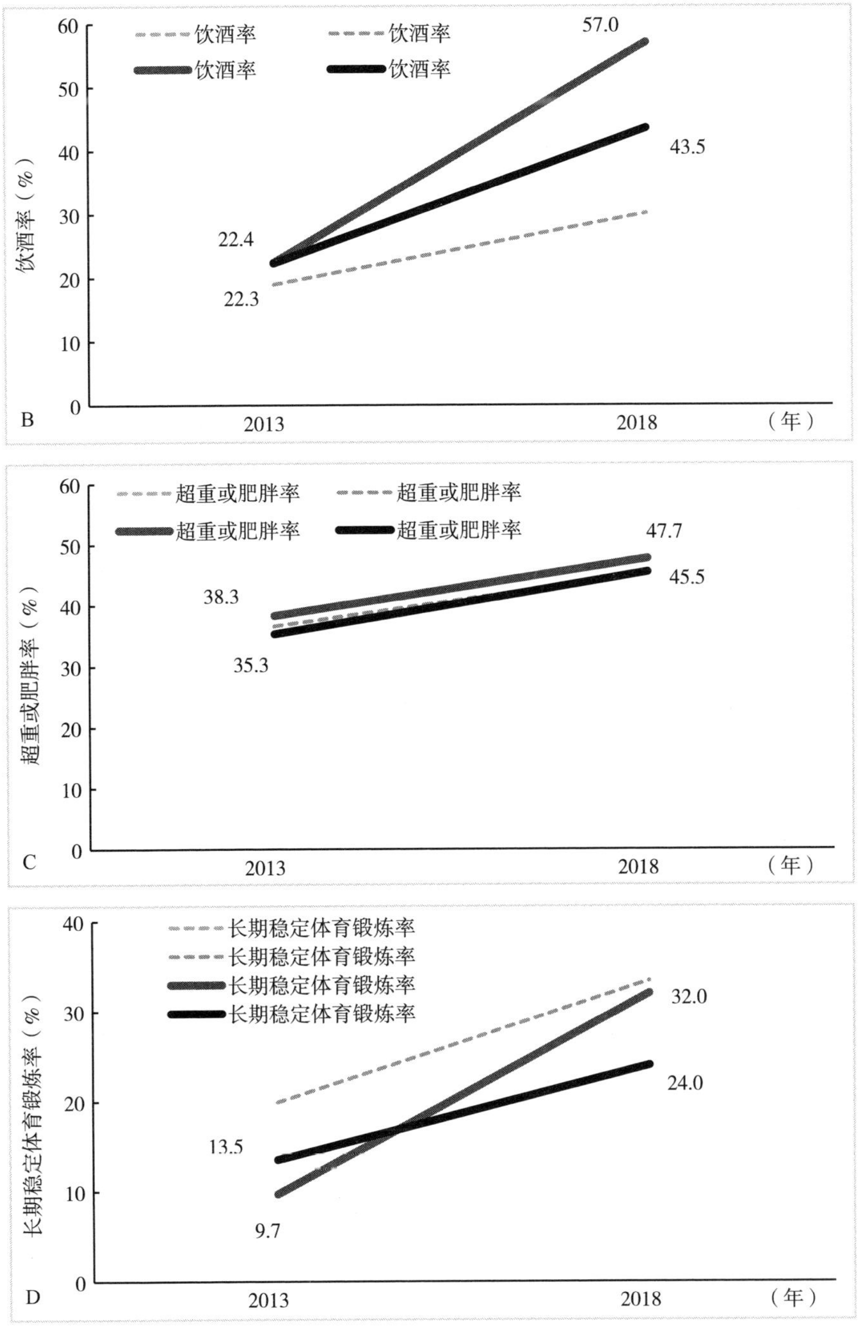

图3-4-3　大庆与东北三省其他地区吸烟、饮酒、肥胖和体育锻炼比较

注：匹配前后大庆地区吸烟率、饮酒率、超重或肥胖率和长期稳定体育锻炼率线段重合。

2. 与全国其他城市地区比较　PSM后，2018年大庆地区吸烟率低于全国其他城市地区，饮酒率、超重或肥胖率和长期稳定体育锻炼率均高于全国其他城市地区，其中饮酒率和超重肥胖率差异显著。

PSM后，大庆和全国其他城市地区吸烟率、饮酒率、超重或肥胖率和长期稳定体育锻炼率均呈上升趋势，详见表3-4-4、图3-4-4。

表3-4-4　大庆与全国其他城市地区吸烟、饮酒、肥胖和体育锻炼比较

研究指标	是否匹配	2013年			2018年		
		大庆	全国其他城市地区	*t*	大庆	全国其他城市地区	*t*
吸烟率（%）	匹配前	31.9	26.6	3.830	41.0	27.4	5.790
	匹配后	31.9	29.4	1.180	41.0	44.9	−1.090
饮酒率（%）	匹配前	22.4	17.7	3.840	57.0	29.1	11.680
	匹配后	22.4	18.7	1.960	57.0	43.9	3.680*
超重或肥胖率（%）	匹配前	38.3	34.2	2.790	47.7	39.1	3.340
	匹配后	38.3	32.0	2.930	47.7	35.4	3.450*
长期稳定体育锻炼率（%）	匹配前	9.7	21.2	−9.120	32.0	35.0	−1.200
	匹配后	9.7	12.7	−1.950	32.0	25.5	1.950

注：*，$P < 0.05$，差异有统计学意义。

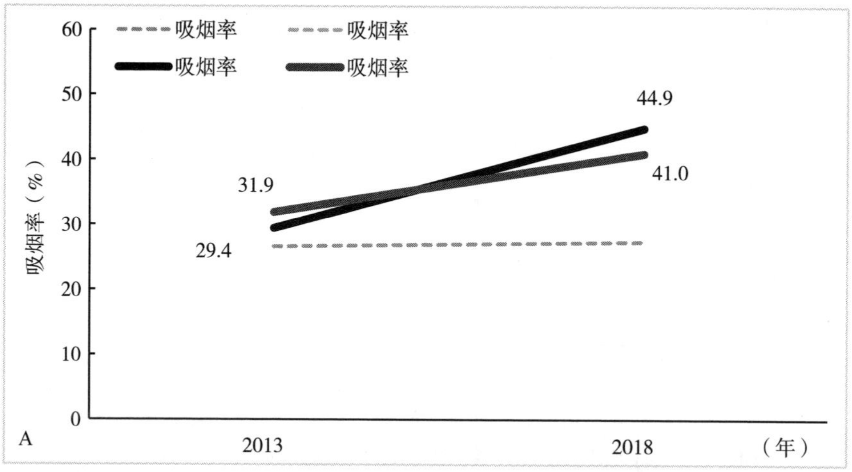

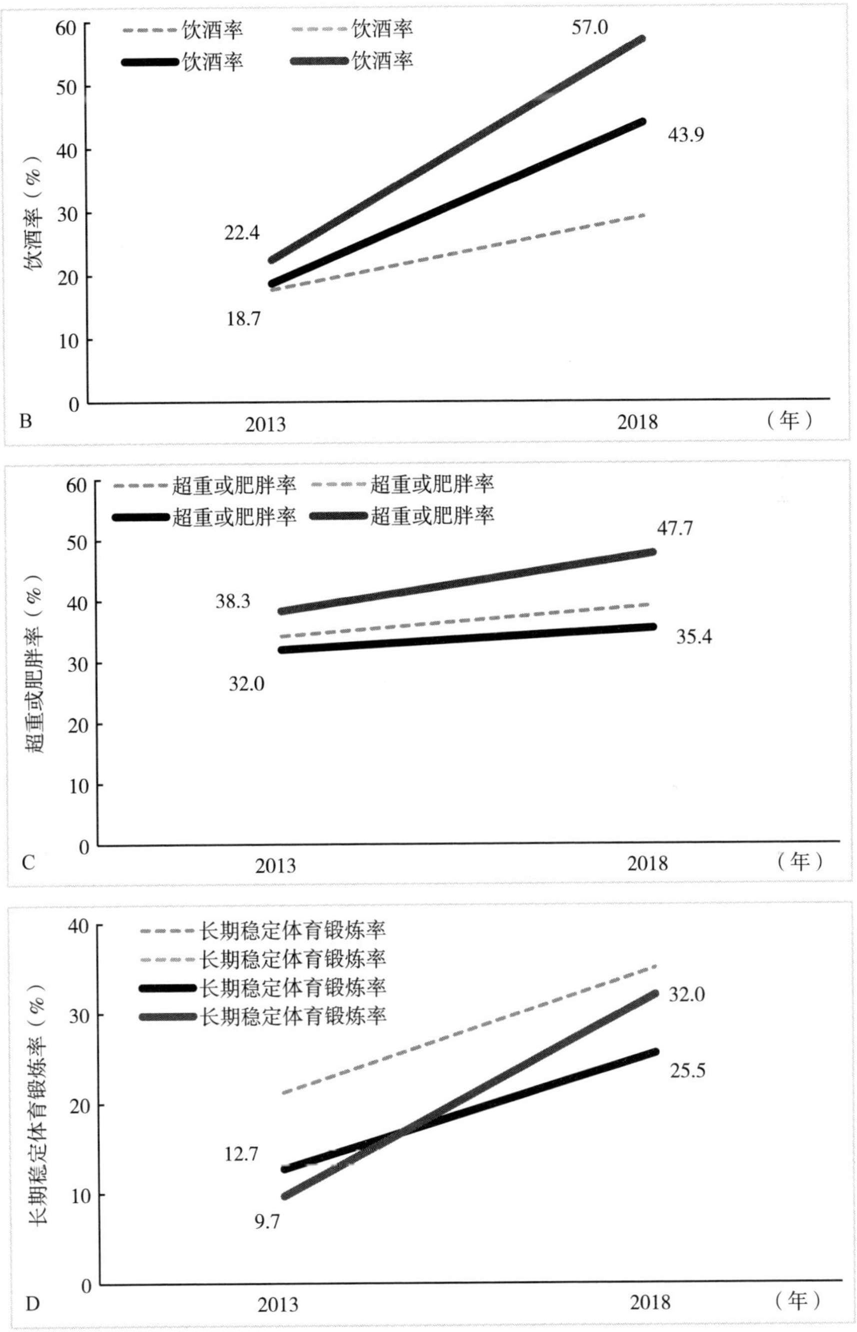

图3-4-4 大庆与全国其他城市地区吸烟、饮酒、肥胖和体育锻炼比较

注：匹配前后大庆地区吸烟率、饮酒率、超重或肥胖率和长期稳定体育锻炼率线段重合。

第三节 邯郸模式的干预效果

一、邯郸模式：健康小屋

2012年，河北省邯郸市正式启动“健康小屋”。到2016年，全市建成的“健康小屋”超过2000个，实现了社区卫生服务机构和乡镇卫生院“健康小屋”全覆盖，村卫生室覆盖率也达到了30%及以上。“健康小屋”有“六个一”标准：一个统一的名称，所有“健康小屋”均以指导专家名字命名；一个温馨的场所，有独立房屋和基本设备，包括身高体重仪、血压计、心电图机、血糖仪及进行干预指导慢性病所需器物；一个专业的团队，以指导专家为核心，基层医疗卫生机构相关人员组成的工作团队；一个突出的特色，充分发挥指导专家的专业特长，有侧重地对某一类重点人群开展的特色服务；一个明确的目标，针对辖区居民情况，针对突出健康问题和高发病率制定具体工作目标；一个科学方案，有完整的工作方案、流程和计划。“健康小屋”坚持“三突出”的原则，即突出公益性、突出预防性、突出中西医结合，特别是普及中医知识。

二、干预对象与干预策略

“健康小屋”的干预对象为慢性病患者和康复患者，主要涵盖心脑血管病、糖尿病、恶性肿瘤、慢性呼吸系统疾病、精神疾病等发病率最高的慢性病。

健康小屋的防控策略借鉴了“五个健康处方”，对干预对象提供药物治疗、心理、运动、营养和戒烟限酒等综合干预服务。

“健康小屋”的服务提供者为医院专家及其团队、基层医疗卫生服务人员等，所提供的服务包括常规诊测、慢性病防治知识讲座、防治措施指导、慢性病早期筛查、心理健康辅导等，提供以慢性病危险因素控制为核心内容的人群健康生活方式指导。

三、干预结果

举办群众健康防病知识讲座3.48万余次，为群众提供干预指导、推广健康生活方式和健康管理服务100万余人次，发放健康知识宣传材料400多万份；50.23%的糖尿病患者、62.91%的高血压患者在饮食上做到了“热量控制，结构调整”和“低钠、低脂”，临床症状有了不同程度的改善。

由于对慢性病防控知识的了解加深，居民在日常用药、药费开支等方面也出现了明显变化，18.77%的糖尿病患者降糖药使用剂量减少，17.84%的高血压患者联合用药种类减少，群众医疗负担大幅度减轻；90%的辖区居民对基层医疗卫生机构技术服务水平信赖感增强，对健康档案、基本公共卫生服务项目认知度、主动参与配合度明显提升，2013年和2014年全市基层医疗卫生机构门诊量和床位使用率均提高了30%。

对于邯郸模式的评价，本研究选择地理位置接近的京津冀其他地区作为对照组，并进行PSM后，进行比较，评价邯郸模式的潜在效果。

（一）高血压防治效果

匹配后，2018年邯郸地区与京津冀其他地区比较，邯郸地区高血压患者规律服药率较低，且差异有统计学意义，邯郸地区血压正常率更低，随访率更高，但差异无统计学意义。

匹配后，邯郸地区高血压患者规律服药率和血压正常率呈下降趋势，随访率呈上升趋势；京津冀其他地区高血压患者随访率和血压正常率呈下降趋势，规律服药率呈上升趋势，详见表3-4-5、图3-4-5。

表3-4-5　邯郸与京津冀其他地区高血压防治效果比较

研究指标	是否匹配	2013年			2018年		
		邯郸	京津冀其他地区	*t*	邯郸	京津冀其他地区	*t*
患者规律服药率（%）	匹配前	64.8	77.5	−2.790	45.2	83.8	−6.580
	匹配后	64.8	61.9	0.450	45.2	73.8	−3.130*
患者随访率（%）	匹配前	92.3	97.1	−2.590	95.3	91.0	0.980
	匹配后	92.3	93.0	−0.210	95.3	87.6	1.510
血压正常率（%）	匹配前	70.3	68.0	0.46	44.2	63.1	−2.52
	匹配后	70.3	62.7	1.2	44.2	53.5	−0.96

注：*，$P<0.05$，差异有统计学意义。

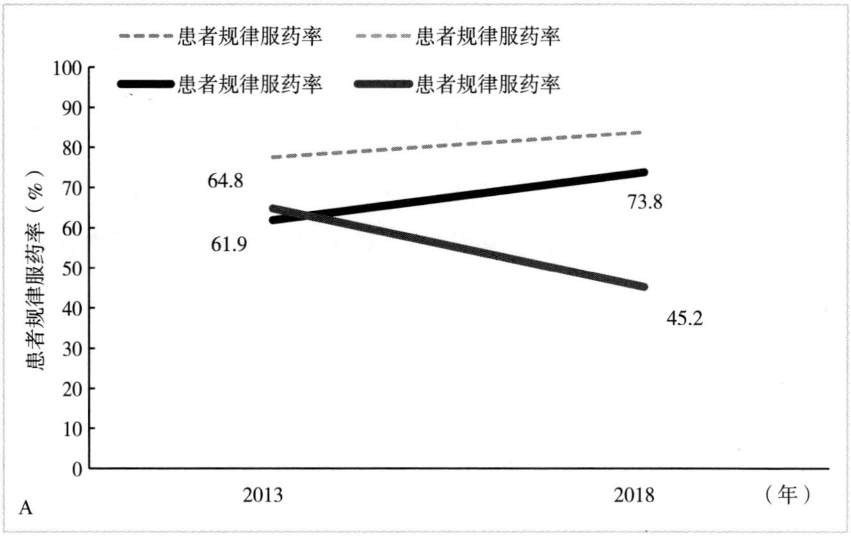

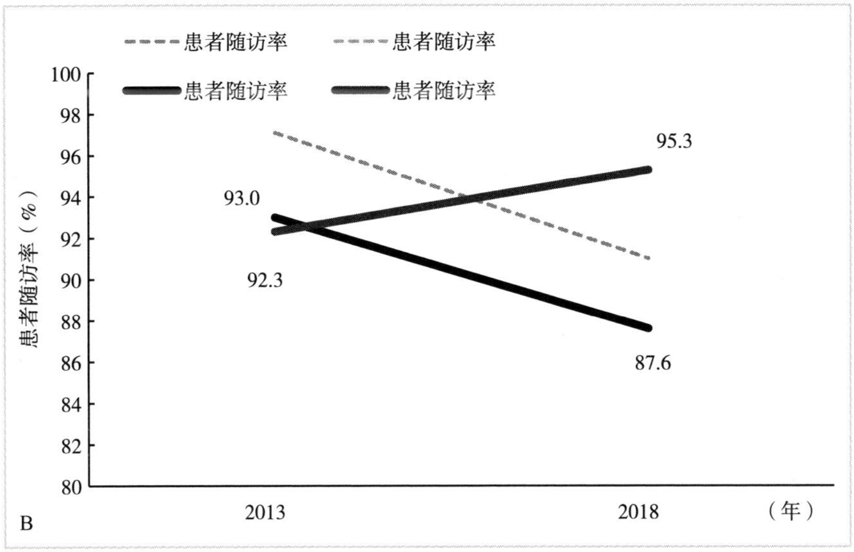

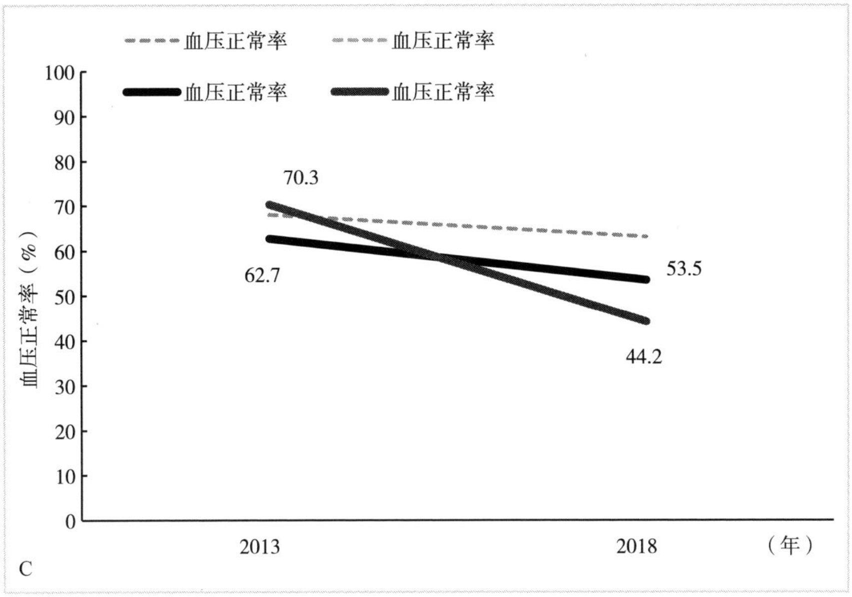

图3-4-5　邯郸与京津冀其他地区高血压防治效果比较

注：匹配前后邯郸高血压患者规律服药率、随访率和血压正常率线段重合。

（二）糖尿病防治效果

PSM后，2018年邯郸地区糖尿病患者规律服药率和血糖正常率均高于京津冀其他地区，两地区糖尿病患者随访率相等，但差异无显著统计学意义。

PSM后，邯郸地区糖尿病患者规律服药率、随访率和血糖正常率均呈上升趋势，京津冀其他地区糖尿病患者规律服药率和血糖正常率呈下降趋势，随访率呈上升趋势，详见表3-4-6、图3-4-6。

表3-4-6　邯郸与京津冀其他地区糖尿病防治效果比较

研究指标	是否匹配	2013			2018		
		邯郸	京津冀其他地区	t	邯郸	京津冀其他地区	t
患者规律服药率（%）	匹配前	57.9	89.4	−4.160	100.0	86.1	1.050
	匹配后	57.9	96.5	−3.050	100.0	85.7	1.170
患者随访率（%）	匹配前	52.6	79.5	−2.770	85.7	70.4	0.860
	匹配后	52.6	78.9	−1.750	85.7	85.7	0
血糖正常率（%）	匹配前	42.1	44.4	−0.200	57.1	40.7	0.850
	匹配后	42.1	47.4	−0.340	57.1	23.8	1.290

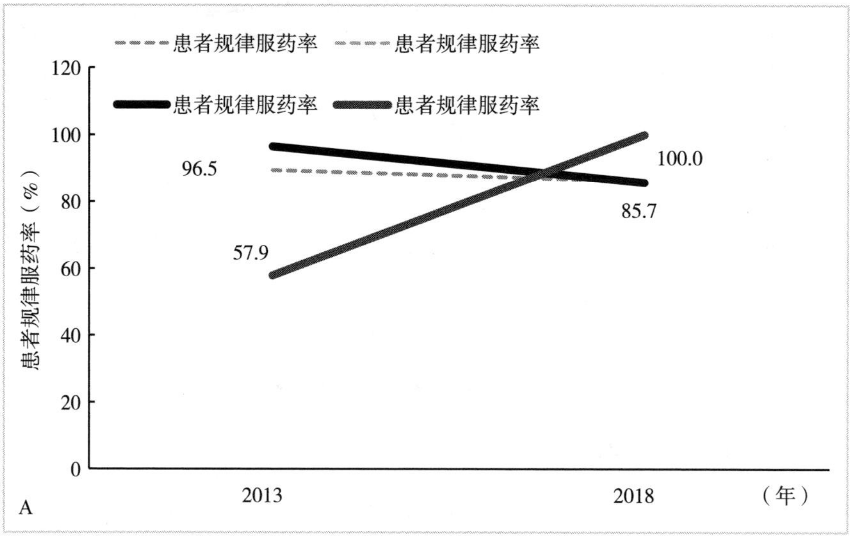

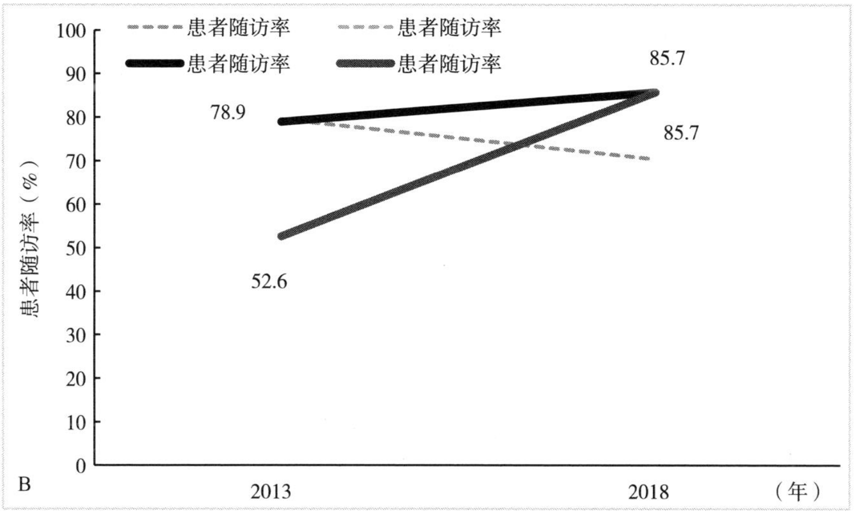

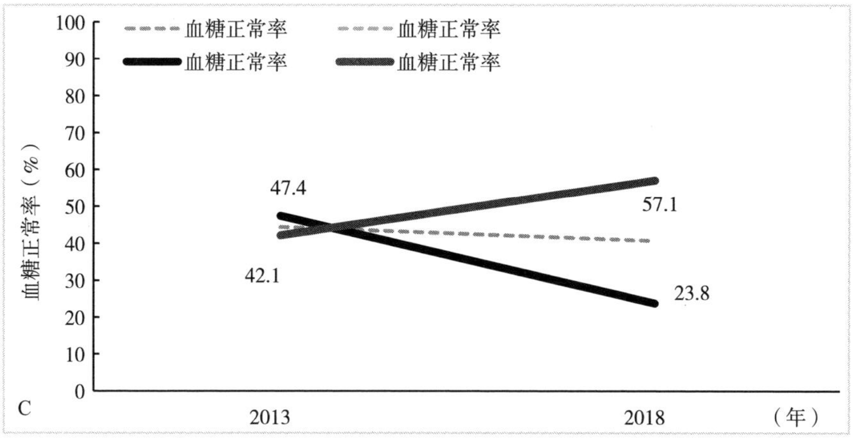

图3-4-6　邯郸与京津冀其他地区糖尿病防治效果比较

注：匹配前后邯郸糖尿病患者规律服药率、随访率和血糖正常率线段重合。

（三）对吸烟、饮酒、肥胖、体育锻炼的效果

PSM后，2018年邯郸与京津冀其他地区相比，邯郸地区的吸烟率、饮酒率和长期稳定体育锻炼率均相对较低，其中，只有长期稳定体育锻炼率差异显著。邯郸地区肥胖率显著高于京津冀其他地区。

PSM后，2018年邯郸和京津冀其他地区吸烟率、饮酒率、超重或肥胖率和长期稳定体育锻炼率均呈上升趋势，详见表3-4-7、图3-4-7。

表3-4-7 邯郸与京津冀其他地区吸烟、饮酒、肥胖和体育锻炼比较

研究指标	是否匹配	2013年			2018年		
		邯郸	京津冀其他地区	t	邯郸	京津冀其他地区	t
吸烟率（%）	匹配前	30.9	28.9	1.310	49.3	30.8	5.610
	匹配后	30.9	38.6	−3.050	49.3	55.1	−1.230
饮酒率（%）	匹配前	11.2	22.5	−8.020	50.2	31.9	5.510
	匹配后	11.2	29.3	−7.860	50.2	55.6	−1.130
超重或肥胖率（%）	匹配前	40.3	44.2	−2.380	59.5	48.6	3.070
	匹配后	40.3	42.9	−1.010	59.5	45.4	2.950*
长期稳定体育锻炼率（%）	匹配前	0.8	18.8	−14.980	12.7	34.4	−6.490
	匹配后	0.8	8.3	−5.240	12.7	22.8	−2.850*

注：*，$P<0.05$，差异有统计学意义。

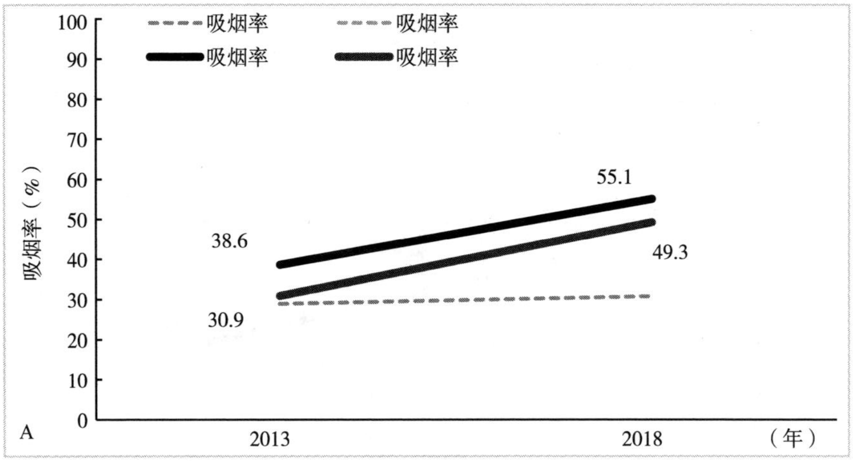

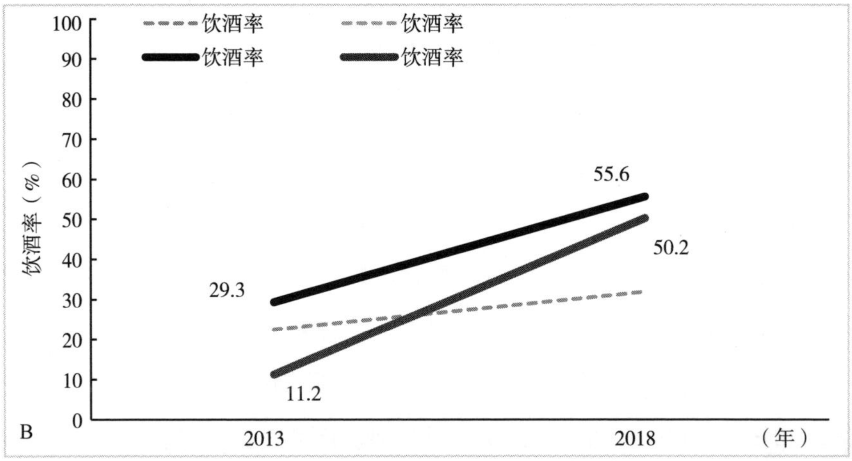

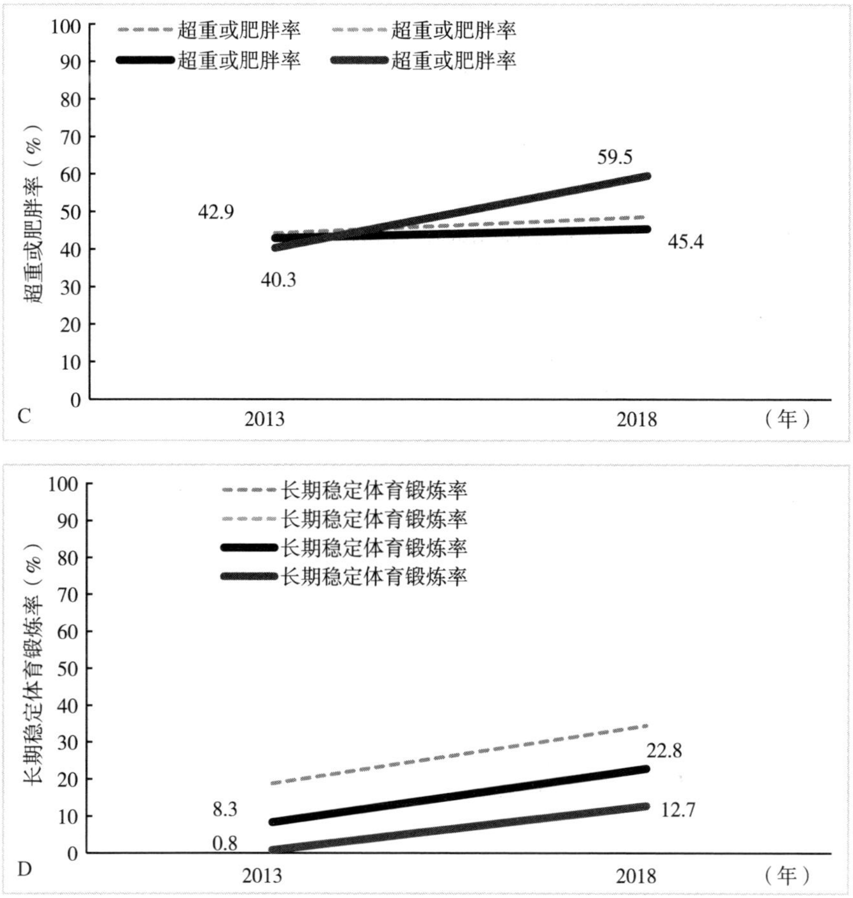

图3-4-7　邯郸地区与京津冀其他地区吸烟、饮酒、肥胖和体育锻炼比较

注：匹配前后邯郸地区吸烟率、饮酒率、超重或肥胖率和长期稳定体育锻炼率线段重合。

第四节　镇江模式的干预效果

一、镇江模式：健康城市建设下的慢性病防治

镇江模式与其他模式差异较大。2016年，镇江市被确定为首批全国健康城市建设试点城市，积极探索一条符合自身发展规律和特点的健康城市建设之路，其特点为依靠健康镇江城市规划，将慢性病防治纳入整

个镇江城市发展体系中，践行“健康入万策”理念的特色之路。

二、干预对象与干预策略

基于镇江的“健康城市”规划，营造健康环境、大力发展基层医疗卫生服务，加大人力和财力投入，提高居民的服务可及性，发展分级诊疗，开展慢性病项目管理等。

1. *开展健康促进县区建设* 探索实施“将健康融入所有政策”，加强部门协作，开展健康促进行动，探索健康促进县区动态管理机制。

2. *推进经济薄弱地区健康促进工作* 在经济薄弱地区开展“健康教育进学校”“健康教育进乡村”“健康教育进家庭”和健康教育阵地建设、基层健康教育骨干培训等工作。针对经济薄弱地区重点疾病、主要健康问题，通过开展健康讲座、发放健康支持工具、制播健康教育栏目节目等多种方式，普及健康知识，建设一批健康社区、健康单位和健康家庭。

3. *开展健康科普与教育* 利用传统媒体及新媒体传播健康知识，提高居民自我健康管理能力和健康素养水平。结合基本公共卫生服务健康教育项目，针对各地影响健康的主要问题，开发健康科普材料。各辖市（区）在电视台、医疗机构、交通工具等媒体平台播放公益广告、健康素养宣传片。

4. *完善健康支持性环境* 积极开展健康促进医院、健康促进学校、健康促进机关、健康促进企业、健康社区、健康家庭等健康支持性环境建设，努力营造健康生活方式的支持氛围。

5. *强化重点疾病、重点领域和重点人群健康教育* 认真做好获得性免疫缺陷综合征（艾滋病）、结核病等重大疾病以及地方病、血吸虫病等相关疾病的健康教育工作。推进合理膳食、科学就医、烟草控制、食品安全、卫生应急、职业健康等重点领域健康教育工作。加强重点人群健康服务，开展针对重点人群的健康教育和健康素养促进活动。

6. 实施健康素养监测　高度重视健康素养监测工作，严格按照要求完成相关监测任务，及时上报监测数据，确保监测数据质量，加强数据的分析和利用。

三、干预结果

高血压、糖尿病规范管理率分别上升了49.9个和32.9个百分点，达91.1%和86.2%；规范治疗率分别提高了36.2个和29.2个百分点，达87.2%和92.5%；自我管理率分别上升了31.5个和12.4个百分点，达79.8%和72.4%；血压和血糖控制率分别上升了13.8个和25.3个百分点，达57.4%和59.7%。

对于镇江模式的评价，本研究选择地理位置接近的江浙沪其他地区作为对照组，并进行PSM后，进行比较，评价镇江模式的潜在效果。

（一）高血压防治效果

PSM后，2018年镇江地区高血压患者规律服药率高于江浙沪其他地区，随访率和血压正常率更低，差异均不显著。

PSM后，镇江地区高血压患者规律服药率呈上升趋势，随访率和血压正常率呈下降趋势，江浙沪其他地区规律服药率和血压正常率呈上升趋势，随访率呈下降趋势，详见表3-4-8、图3-4-8。

表3-4-8　镇江地区与江浙沪其他地区高血压防治效果比较

研究指标	是否匹配	2013年			2018年		
		镇江	江浙沪其他地区	*t*	镇江	江浙沪其他地区	*t*
患者规律服药率（%）	匹配前	84.3	90.7	−3.050	95.8	92.2	1.110
	匹配后	84.3	84.8	−0.150	95.8	91.5	1.340
患者随访率（%）	匹配前	94.3	96.7	−1.830	84.9	92.2	−2.280
	匹配后	94.3	94.6	−0.160	84.9	92.2	−1.590
血压正常率（%）	匹配前	79.0	81.3	−0.810	75.3	81.9	−1.430
	匹配后	79.0	79.2	−0.040	75.3	79.5	−0.700

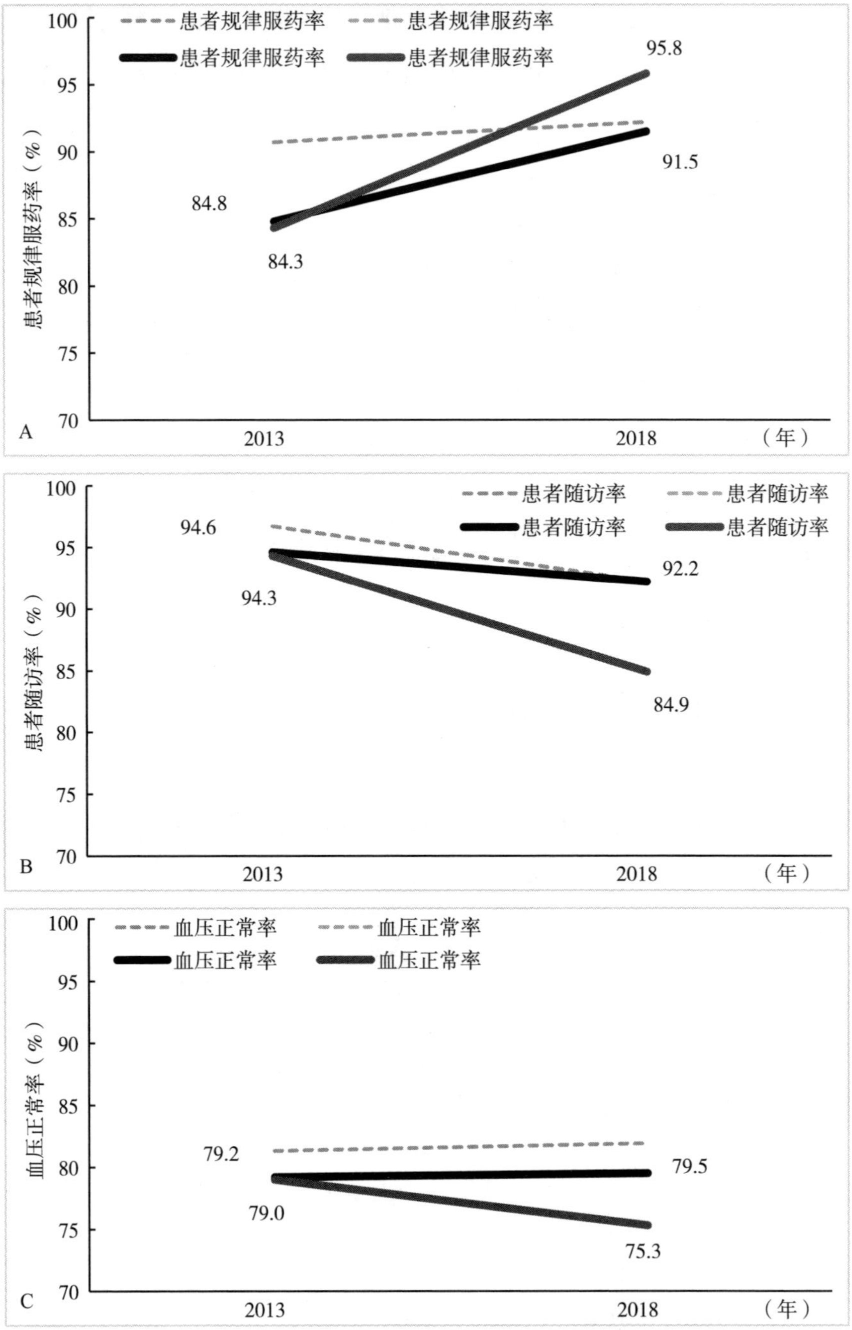

图3-4-8　镇江地区与江浙沪其他地区高血压防治效果比较

注：匹配前后镇江高血压患者规律服药率、随访率和血压正常率线段重合。

（二）糖尿病防治效果

PSM后，镇江地区糖尿病患者规律服药率高于江浙沪其他地区，随访率更低，血糖正常率相同，但没有显著性差异。

PSM后，镇江地区和江浙沪其他地区糖尿病患者规律服药率、随访率和血糖正常率均有不同程度下降，详见表3-4-9、图3-4-9。

表3-4-9　镇江地区与江浙沪其他地区糖尿病防治效果比较

研究指标	是否匹配	2013年			2018年		
		镇江	江浙沪其他地区	t	镇江	江浙沪其他地区	t
患者规律服药率（%）	匹配前	94.4	88.9	1.060	85.0	82.6	0.290
	匹配后	94.4	88.0	1.270	85.0	78.3	0.670
患者随访率（%）	匹配前	69.4	72.3	−0.390	50.0	75.2	−2.600
	匹配后	69.4	73.1	−0.410	50.0	71.7	−1.670
血糖正常率（%）	匹配前	52.8	49.9	0.350	35.0	41.2	−0.560
	匹配后	52.8	52.8	0	35.0	35.0	0

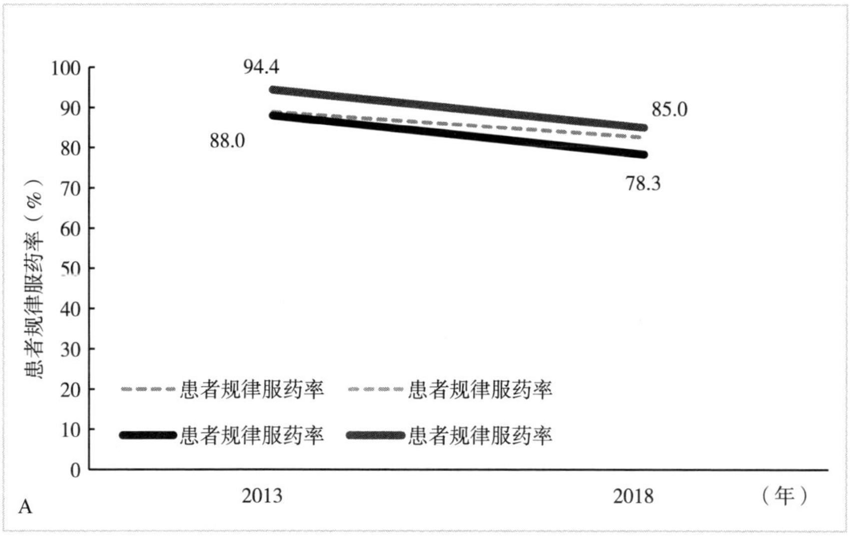

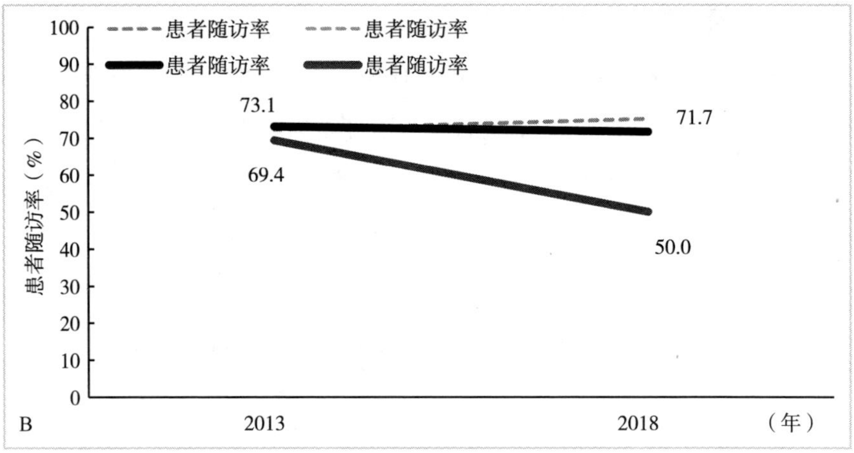

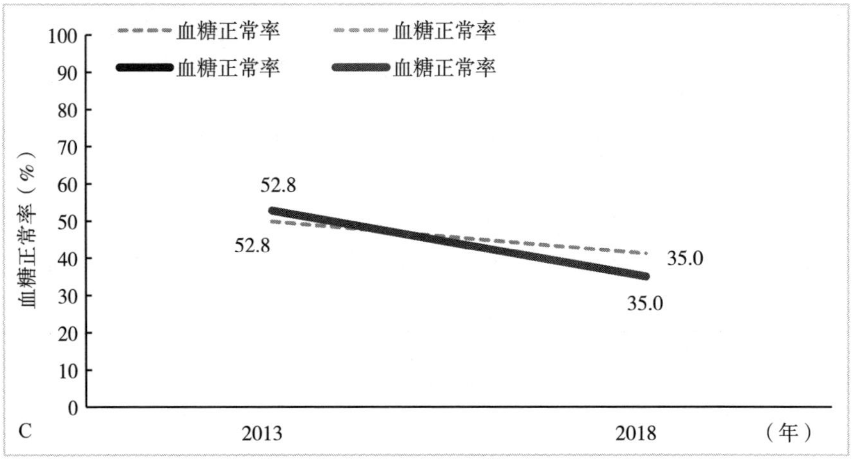

图3-4-9　镇江地区与江浙沪其他地区糖尿病防治效果比较

注：匹配前后镇江糖尿病患者规律服药率、随访率和血糖正常率线段重合。

（三）对吸烟、饮酒、肥胖、体育锻炼的效果

PSM后，2018年镇江地区吸烟率和长期稳定体育锻炼率低于江浙沪其他地区，饮酒率和超重或肥胖率高于江浙沪其他地区，其中只有超重或肥胖率具有显著性差异。

PSM后，镇江地区和江浙沪其他地区吸烟率、饮酒率、超重或肥胖率和长期稳定体育锻炼率均有不同程度上升，详见表3-4-10、图3-4-10。

表3-4-10　镇江地区与江浙沪其他地区吸烟、饮酒、肥胖和体育锻炼比较

研究指标	是否匹配	2013年			2018年		
		镇江	江浙沪其他地区	*t*	镇江	江浙沪其他地区	*t*
吸烟率（%）	匹配前	27.9	27.0	0.630	38.4	27.2	4.500
	匹配后	27.9	32.1	−2.090	38.4	40.0	−0.460
饮酒率（%）	匹配前	26.8	20.7	5.050	42.9	29.3	5.360
	匹配后	26.8	23.7	1.600	42.9	39.2	1.050
超重或肥胖率（%）	匹配前	38.5	33.0	4.150	45.3	36.5	3.300
	匹配后	38.5	31.1	3.590	45.3	37.9	2.100*
长期稳定体育锻炼率（%）	匹配前	8.3	16.1	−7.530	17.2	25.9	−3.570
	匹配后	8.3	7.8	0.380	17.2	21.1	−1.380

注：*，$P<0.1$，差异无统计学意义。

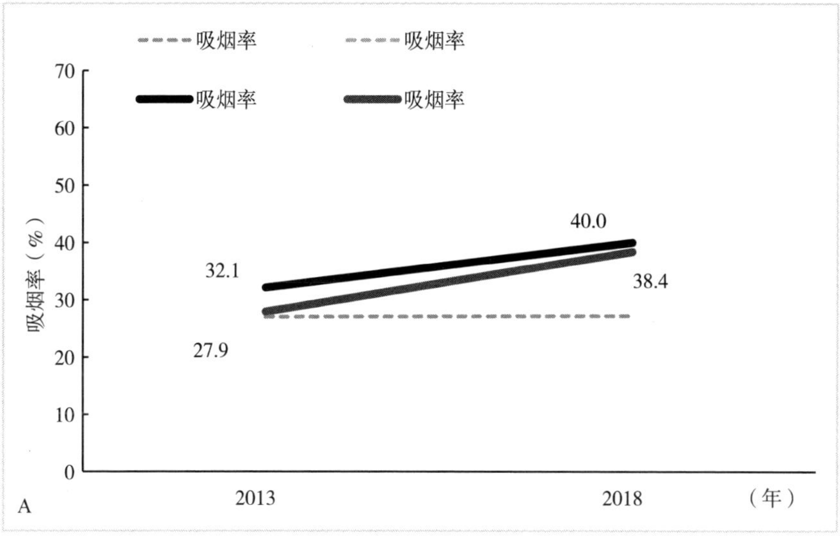

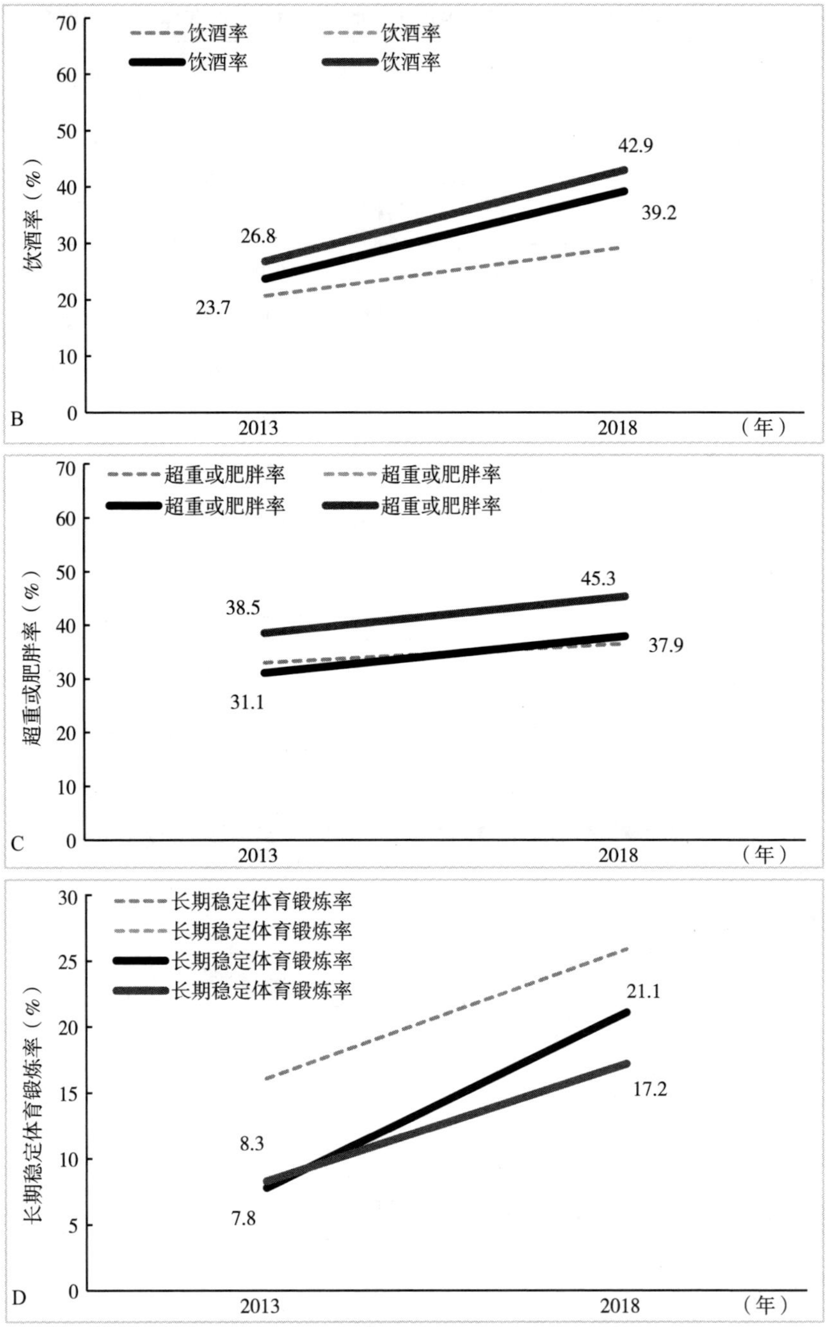

图3-4-10　镇江地区与江浙沪其他地区吸烟、饮酒、肥胖和体育锻炼比较

注：匹配前后镇江地区吸烟率、饮酒率、超重或肥胖率和长期稳定体育锻炼率线段重合。

第五节　上海模式的干预效果

一、上海糖尿病管理：构建全程管理与监测系统

2000年，上海市政府出台了全国第一个省级慢性病防治规划《上海市预防与控制慢性非传染性疾病中长期规划（2001—2015年）》，确立了上海市慢性病防治策略和优先项目，以社区组织为依托，以健康促进为主要手段，分工负责，分级管理，实施人群早期干预，预防和治疗措施并举，营造有利于预防控制慢性病的环境，减少慢性病对个人、家庭和社会的影响。

（一）干预对象与干预策略

干预对象为糖尿病高危人群及糖尿病患者，干预策略为糖尿病筛查、糖尿病并发症筛查、糖尿病患者的全程管理等，形成“政府主导、部门协作、社会动员、全民参与”的糖尿病防控工作机制和较为完善的综合监测系统。

1. *持续完善慢性病综合防治体系*　完善监测与评估体系，健全社会综合干预体系，优化医防融合全程服务体系，建立康复照护体系。

2. *加强健康教育和健康促进*　普及慢性病综合防治知识，倡导健康文明的生活方式；实施早诊早治和综合干预，促进慢性病早期发现，实施慢性病综合健康干预；落实以社区为平台的全程健康管理；提升慢性病诊疗规范化服务水平。

3. *健全健康政策支持体系*　不断完善科学运动支持性政策，加快完善营养促进支持性政策，持续优化健康环境支持性政策，积极落实健康保障支持性政策。

4. *强化科学研究和信息支撑*　加强科研和成果推广，加强信息化建设和大数据应用。

5. *创新发展健康服务业*　推动科技创新成果应用，动员社会力量参与防治服务。

6. 推动公共卫生“互联网+”实践 促进全程连续健康管理模式。

（二）干预结果

经常参加体育锻炼的人数占常住人口的38.4%，市民体质达标率为95.8%；社区管理高血压患者211万人、糖尿病患者63万人。全市高血压、糖尿病知晓率上升；年龄标化的癌症死亡率呈现下降态势，癌症患者的生存率上升；心脑血管疾病上升势头趋缓。2015年，上海市户籍人口期望寿命为82.75岁，其中男性为80.47岁，女性为85.09岁；包括非户籍人口在内的全市孕产妇死亡率为6.66/10万；全市婴儿死亡率为4.58‰。

对于上海模式的评价，本研究选择地理位置接近的江浙地区作为对照组，并进行PSM后，进行比较，评价上海模式的潜在效果。

1. 高血压防治效果 PSM后，2018年上海地区高血压患者规律服药率和随访率均低于江浙地区，其中随访率有显著差异，血压正常率高于江浙地区，但差异没有统计学意义。

上海地区高血压患者规律服药率和随访率均有不同程度下降，血压正常率呈上升趋势。江浙地区高血压患者规律服药率和血压正常率均呈上升趋势，随访率呈下降趋势，详见表3-4-11、图3-4-11。

表3-4-11 上海地区与江浙地区高血压防治效果比较

研究指标	是否匹配	2013年			2018年		
		上海	江浙地区	t	上海	江浙地区	t
患者规律服药率（%）	匹配前	93.7	89.3	3.970	93.0	92.2	0.790
	匹配后	93.7	90.5	2.690	93.0	94.0	−0.760
患者随访率（%）	匹配前	98.0	96.1	2.870	89.1	93.0	−3.390
	匹配后	98.0	95.2	3.620	89.1	93.9	−3.310*
血压正常率（%）	匹配前	83.3	80.5	1.890	85.0	80.8	2.560
	匹配后	83.3	80.1	1.860	85.0	82.8	1.140

注：*，$P<0.05$，差异有统计学意义。

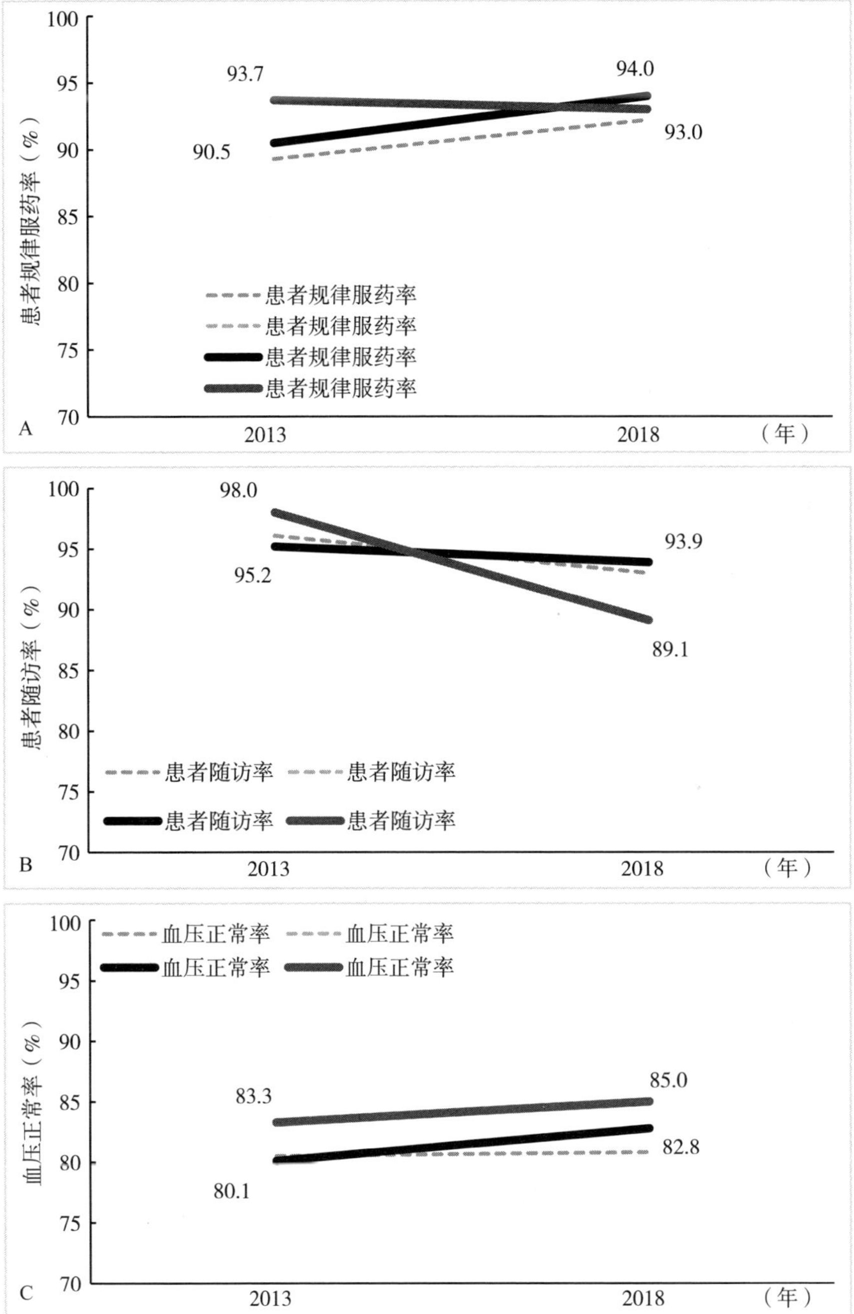

图3-4-11　上海地区与江浙地区高血压防治效果比较

注：匹配前后上海高血压患者规律服药率、随访率和血压正常率线段重合。

2. 糖尿病防治效果　PSM后，2018年上海地区糖尿病患者规律服药率、随访率和血糖正常率均低于江浙地区，但只有血糖正常率的差异具有统计学意义。

PSM后，上海地区糖尿病患者规律服药率和血糖正常率均呈下降趋势，随访率呈上升趋势，江浙地区糖尿病患者规律服药率、随访率和血糖正常率均呈上升趋势，详见表3-4-12、图3-4-12。

表3-4-12　上海地区与江浙地区糖尿病防治效果比较

研究指标	是否匹配	2013年			2018年		
		上海	江浙地区	t	上海	江浙地区	t
患者规律服药率（%）	匹配前	96.5	93.9	1.520	92.1	92.6	−0.250
	匹配后	96.5	93.4	1.660	92.1	94.7	−1.100
患者随访率（%）	匹配前	64.1	68.2	−1.170	74.1	72.9	0.360
	匹配后	64.1	68.0	−0.930	74.1	76.2	−0.500
血糖正常率（%）	匹配前	53.2	56.2	−0.790	43.4	55.9	−3.260
	匹配后	53.2	53.8	−0.130	43.4	57.9	−3.130*

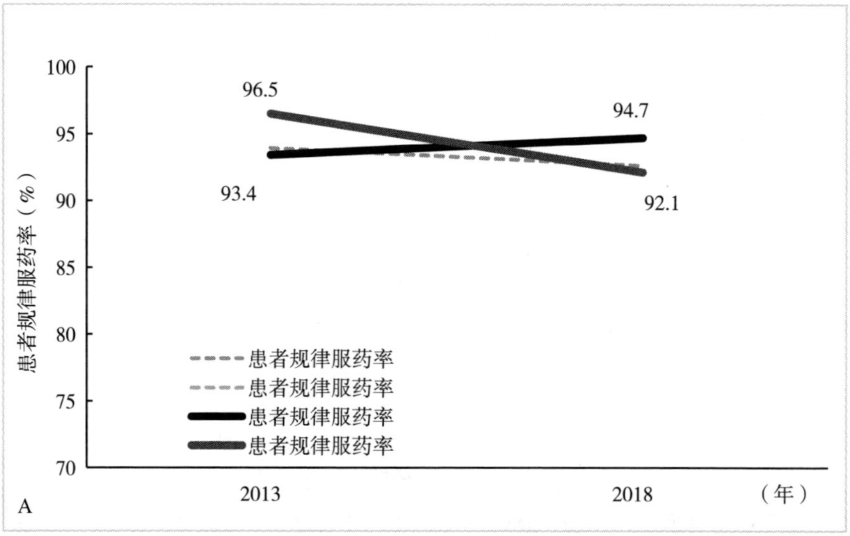

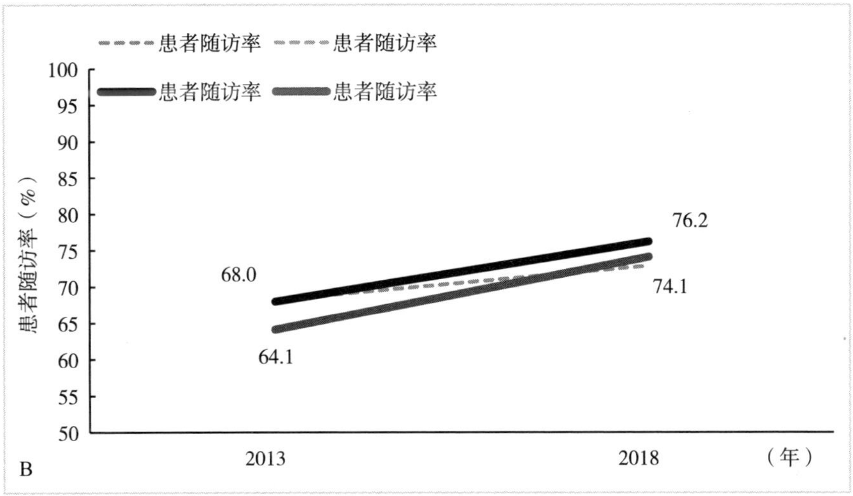

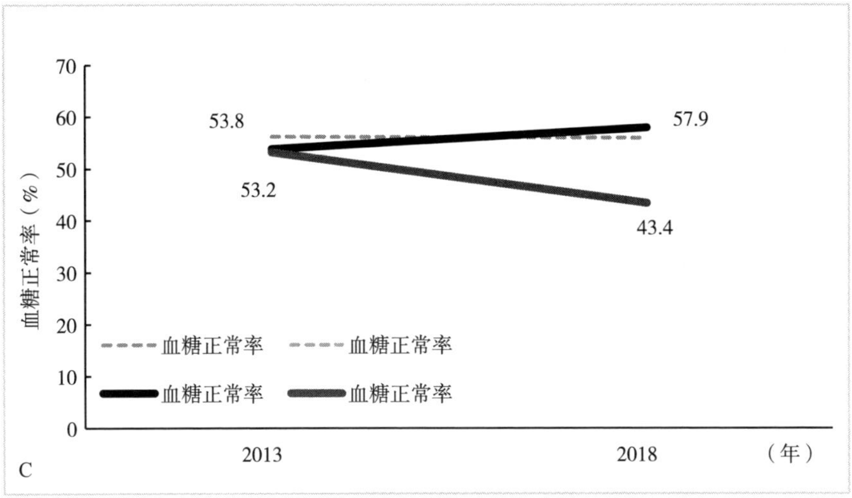

图3-4-12　上海地区与江浙地区糖尿病防治效果比较

注：匹配前后上海糖尿病患者规律服药率、随访率和血糖正常率线段重合。

3. 对吸烟、饮酒、肥胖、体育锻炼的效果　PSM后，2018年上海地区吸烟率、饮酒率、超重或肥胖率和长期稳定体育锻炼率均低于江浙地区，但只有饮酒率差异具有统计学意义。

PSM后，上海地区吸烟率和超重或肥胖率均有不同程度下降，饮酒率和长期稳定体育锻炼率均呈上升趋势；江浙地区吸烟率呈下降趋势，饮酒率、超重或肥胖率和长期稳定体育锻炼率均有不同程度升高，详见表3-4-13、图3-4-13。

表3-4-13　上海地区与江浙地区吸烟、饮酒、肥胖和体育锻炼比较

研究指标	是否匹配	2013年			2018年		
		上海地区	江浙地区	t	上海地区	江浙地区	t
吸烟率（%）	匹配前	24.7	27.7	−3.610	22.6	28.7	−6.560
	匹配后	24.7	26.7	−1.680	22.6	25.7	−1.750
饮酒率（%）	匹配前	17.2	22.0	−6.140	22.4	31.5	−9.420
	匹配后	17.2	19.5	−2.090	22.4	28.2	−3.130*
超重或肥胖率（%）	匹配前	34.8	33.0	2.000	34.7	37.2	−2.470
	匹配后	34.8	32.4	1.780	34.7	35.1	−0.220
长期稳定体育锻炼率（%）	匹配前	16.1	15.4	1.050	27.7	25.1	2.840
	匹配后	16.1	21.3	−4.810	27.7	30.6	−1.580

注：*，$P < 0.05$，差异有统计学意义。

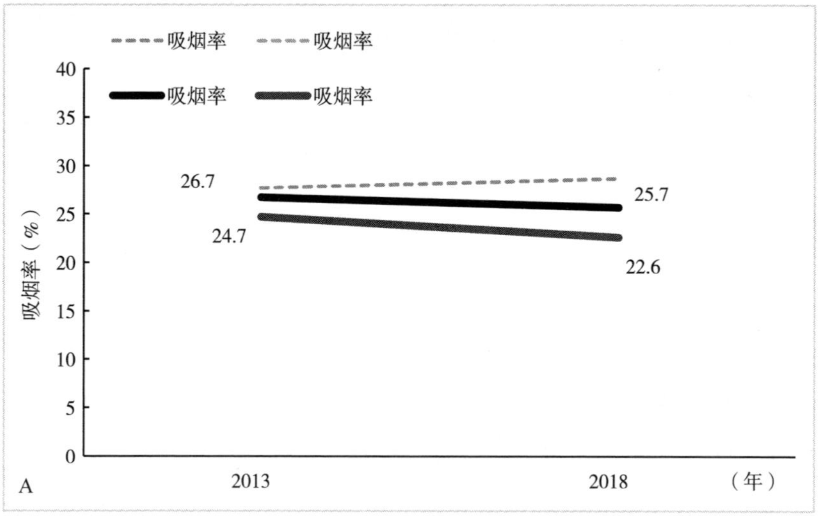

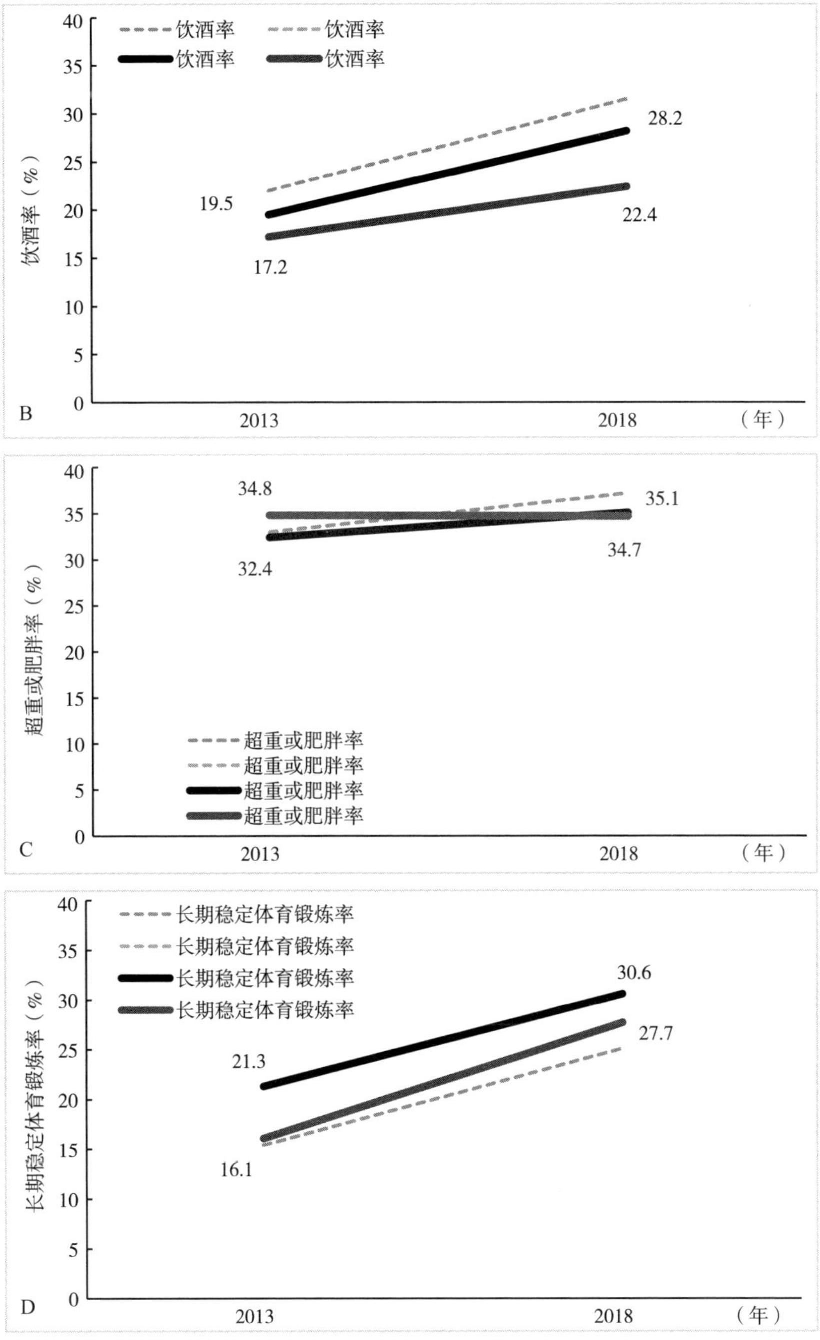

图3-4-13　上海地区与江浙地区吸烟、饮酒、肥胖和体育锻炼比较

注：匹配前后上海地区吸烟率、饮酒率、超重或肥胖率和长期稳定体育锻炼率线段重合。

二、高血压诊室标准化测压实施效果评价

血压是人体重要的生命特征，血压测量是了解血压水平，诊断高血压、指导治疗、评估降压疗效以及观察病情变化的主要手段。通过血压测量可以预测心脑血管疾病发生的危险，提高患者治疗的依从性，减少急性事件的发生，协助诊断，为预防、治疗、康复、护理提供依据。但现阶段存在大多数居民长期不测量血压，许多地方存在血压测量不规范现象，有的由主观原因造成，有的由客观原因造成，如血压计未定期校准等。

（一）诊室标准化测压系统

1. *硬件* 干预所采的测量仪是指采用经过国际认证［欧洲高血压学会（European Society of Hypertension，ESH）］的医用电子血压测量仪，依据《中国高血压防治指南（2018年修订版）》要求开展的规范化血压测量。

2. *测量规范* 测压前，受检者坐在有靠背的座椅上安静休息5～10分钟，精神放松，避免用力，排空膀胱，受检者30分钟前应停止吸烟，测血压前避免饮用茶、咖啡类饮料。

测量血压时，受检者保持安静，测压手臂掌心向上，注意血压计气囊位置与右心房水平同高；袖带气囊应覆盖受检者上臂的80%，充气的气囊中心位于肱动脉的部位，袖带的下缘放置于肘弯上2cm处，袖带松紧以能塞进2指为宜。

血压测量时，连续测量两次，中间间隔1分钟，取两次平均值作为当次血压值。两次血压值任意一次符合如下标准：收缩压（systolic blood pressure，SBP）≤70mmHg，或SBP＞250mmHg，或舒张压（diastolic blood pressure，DBP）≤40mmHg，或DBP＞150mmHg，应转为听诊法测量，连续测量两次，中间间隔1分钟，取平均值作为本次血压测

量值。

如果两次收缩压或舒张压的差值＞5mmHg及出现不规则脉搏搏动者，需加测第3次血压值，取3次血压平均值作为测量值。

3. *数据传输*　测量过程中，测量的结果可在监控设备中全程展示。测量的流程由血压测量信息系统进行管控，只有符合流程并确认，才能进入后一个环节。所得血压数据，通过自主研发的血压数据标准化传送接口，自动采集传送至医院信息系统（hospital information system，HIS）中，实现血压测量数据的标准化采集。

4. *分析数据来源*　上海市打浦桥街道社区卫生服务中心（简称“打浦桥社区”），于2018年5月1日实施诊室标准化血压测量项目，建立诊室标准化测压及上传系统。本研究对35岁及以上非高血压患者在2018年5月1日—12月31日间诊室标准化测压及上传系统中的标准化测压数据和2017年5月1日—12月31日首诊测压信息系统的首诊测压数据进行分析。

（二）诊室标准化测压结果评价

通过诊室标准化测压与传统测压数据的比较，分析诊室标准化测压的结果准确性与客观性。主要分析指标包括：血压值末尾分布、血压异常检出率、满意度情况等。

1. *血压值末尾分布*　提取收缩压、舒张压值的最后1位数字进行分析。对于标准化测压，无论收缩压还是舒张压，末尾分布与标准分布（各末尾值均匀分布）间差异无统计学意义（收缩压$P=0.99$；舒张压$P=0.96$）。

常规测压中，无论是收缩压还是舒张压均出现较明显的末尾0偏好，末尾分布与标准分布（各末尾值均匀分布）间差异有统计学意义。具体分布详见表3-4-14。

表3-4-14　2018年诊室标准化测压与2017年常规首诊测压末尾分布（%）

研究项目	血压值末尾数									
	0	1	2	3	4	5	6	7	8	9
诊室标准化测压										
收缩压	10.18	10.45	9.81	10.23	10.13	9.17	9.76	9.49	10.71	10.07
舒张压	10.23	10.07	10.07	9.86	10.71	9.33	10.13	9.76	8.91	10.92
常规首诊测压										
收缩压	68.04	1.45	7.94	0.94	2.48	2.22	10.47	0.77	5.24	0.46
舒张压	55.24	0.8	19.69	0.68	6.92	1.99	3.73	0.74	9.59	0.63

2. *不同人群血压异常检出率*　非高血压患者是指在测压日期之前，区域卫生信息化平台无“高血压”诊断记录的人口；血压异常检出率是指35岁及以上非高血压患者测压后发现其收缩压≥140mmHg，或舒张压≥90mmHg的人群所占的比例。血压异常检出是筛查高血压的最主要途径。

本研究比较了非高血压患者诊室标准化测压与常规首诊测压中的血压异常检出率。研究发现，诊室标准化测压的血压异常检出率（21.08%）高于常规首诊测压（7.26%），差别有统计学意义（表3-4-15）。

表3-4-15　2018年诊室标准化测压与2017年常规首诊测压的血压异常检出率比较（%）

年龄组（岁）	男性		女性		合计	
	标准化测压	常规测压	标准化测压	常规测压	标准化测压	常规测压
35～44	31.98	5.70	11.50	3.00	19.01	3.99
45～54	31.05	6.09	16.80	6.24	21.74	6.18
55～64	26.74	10.30	11.77	7.17	18.17	8.51
65～74	27.33	9.84	21.35	6.76	24.10	8.18
≥75	36.96	4.96	24.14	9.50	29.31	7.67
合计	29.13	8.45	15.54	6.44	21.08	7.26

3. 满意度

（1）患者满意度：对于诊室标准化测压调查了20名就医患者，其中在医疗机构接受过血压测量的19人，接受标准化测压的15人。患者满意度调查结果显示：对于测压环境、测压服务的满意度达到100%，对于测压准确性，73.3%的受访患者认为准确，26.7%的患者认为不准确。调查的15名患者中，有4人认为标准化测压次数较多，出结果速度慢，不够便捷。

（2）医生满意度：在对标准化测压改变医生工作方式方面，调查结果显示，10名接受调查的全科医生中，认为数据更准确和诊疗更高效的比例达70%，而在测量的便捷性方面只有40%的医生认可，对于高血压患者随访管理上，也只有30%医生认为便捷，接受调查的医生希望简化流程，减少等待时间，在医生工作平台上能看到患者既往血压值的曲线图，有利于患者管理。

第六节　小　　结

在慢性病管理模式选择中，课题组主要考虑是否符合中国特色、国内权威机构是否认同、是否有客观翔实的干预策略、是否有数据支持等。基于本次国家卫生服务调查样本区域，结合《中国慢性病防治最佳核心案例》《中国慢性病防治最佳实践案例》，课题组选择如下模式：①大庆模式；②邯郸模式；③镇江模式；④上海模式；⑤诊室标准化血压测量。

其中，前4种干预模式的干预效果指标包括：①患者管理效果指标，包括患者规律服药率、随访率、血压或血糖正常率；②危险因素指标，包括吸烟、饮酒、体育锻炼和肥胖指标。

对照组则尽量选择与干预模式所在地的地理位置、经济水平接近的周边省份；同时，课题组采用PSM的匹配技术，构建对照组，消除潜在选择偏倚；课题组还应用DID理念，对干预组与对照组在2013—2018年间的结果指标变化进行比较。

1. 大庆模式内容及评价　①干预对象与技术，大庆模式主要针对糖尿病高危人群，干预措施包括饮食、运动、健康宣教等综合干预；②对照组，课题组选择了大庆周边的东北三省其他地区及全国其他城市作为对照；③比较结果，大庆糖尿病患者部分管理项目与东北三省/全国其他城市比较差异不显著，而在健康影响因素比较中，饮酒率和长期稳定体育锻炼率显著高于东北三省其他城市，饮酒率和超重或肥胖率显著高于全国其他城市；大庆糖尿病患者规律服药率和血糖正常率呈下降趋势，随访率呈上升趋势，部分健康影响因素均呈上升趋势；④结论，大庆模式可能对大庆人群造成了潜在影响，体现在对糖尿病患者随访率高、体育锻炼水平较高等方面。

2. 邯郸模式内容及评价　①干预对象与技术，邯郸模式的干预措施是依托医学专家及团队，建立“健康小屋”，重点为心脑血管、糖尿病、恶性肿瘤等患者提供药物、心理、运动、营养、戒烟限酒等综合干预服务。②对照组，选择邯郸周边的京津冀其他地区作为对照。③比较结果，邯郸地区高血压患者的部分管理效果与京津冀其他地区仍存在一定差距；而在糖尿病患者的管理项目上体现出了一定效果；邯郸地区的吸烟、饮酒和体育锻炼水平有上升趋势。④结论，邯郸模式在高血压与糖尿病方面的结果差异较大，可能与其重点干预人群差异有关。但邯郸居民未能改变人群慢性病危险因素水平，吸烟、饮酒和超重肥胖率均呈上升趋势，提示邯郸模式需要更关注一般人群、高血压人群的慢性病管理，尤其是危险因素管理。

3. 镇江模式内容及评价　①干预对象与策略，镇江模式的干预对象是全体居民，其干预策略是基于镇江的“健康城市”规划，营造健康环境、大力发展基层医疗卫生服务，加大人力和财力投入，提高居民的服务可及性等。②对照组，选择镇江周边的江浙沪其他地区作为对照。

③比较结果，与对照组相比，镇江地区高血压患者的管理项目与江浙沪其他地区差异不显著，随访率和血压正常率呈下降趋势；糖尿病患者管理项目均呈下降趋势；镇江地区的饮酒和超重肥胖率高于江浙沪其他地区，而吸烟率和体育锻炼水平低于江浙沪其他地区，镇江地区的吸烟、饮酒和超重肥胖率均呈上升趋势。④结论，镇江模式在高血压防治方面效果明显，糖尿病防治效果不明，镇江模式未能改变人群慢性病危险因素水平，吸烟、饮酒和超重肥胖率均呈上升趋势。

4. 上海模式内容与评价　①干预对象与策略，上海模式的干预对象是慢性病高危人群及慢性病患者，其干预策略是筛查，整合各方力量，以构建慢性病患者的全程健康管理。②对照组，选择上海周边的江浙地区作为对照。③比较结果，上海地区高血压患者规律服药率和随访率呈下降趋势，但血压正常率呈上升趋势；糖尿病患者规律服药率和血糖正常率呈下降趋势，但随访率呈上升趋势；上海人群的吸烟率和超重肥胖率略有下降，而饮酒率和体育锻炼水平呈上升趋势。④结论，上海模式对高血压防治、糖尿病防治及危险因素的控制均正在不断改善。

5. 高血压诊室标准化测压的内容与评价　①干预对象与策略，干预对象为社区居民，干预策略为在社区门诊时采用电子血压计，按照规范流程进行自动测压，并上传血压结果；②对照组，常规测压；③比较结果，血压值末尾分布无差异，比常规测压结果更为客观真实；与对照组相比，不同人群血压异常检出率更高，更能反映真实血压情况；④结论，可进一步探索与验证模式有效性与可推广性，并考虑对常规模式的潜在替代。

需要说明的是，对高血压诊室标准化测压的评估，由于当前慢性病管理中的数据质量问题较为严重，已经影响到慢性病防治结果。因此，选择与使用新的慢性病管理技术，有助于提升数据质量，明确真实效果。

第五章
结　　论

一、慢性病患病率持续上升，慢性病防治任重道远

本研究数据显示，无论是高血压还是糖尿病，其患病率都比2013年高。这种趋势一方面与我国老龄化、工业化、城市化进程有关，另一方面也意味着慢性病的防治会面临巨大挑战。在慢性病患者基数增加的情况下，降低慢性病死亡率，达到“健康中国2030”规划纲要目标及联合国2030可持续发展目标内容，并非轻易之举。此外，吸烟率虽有下降，但饮酒率、超重与肥胖率的上升趋势，可能会增加慢性病防治的难度。在此过程中，也需要关注不同特征人群的危险因素水平，男性在吸烟、饮酒、体育锻炼等方面，均差于女性人群，故将来制定慢性病的防治策略，应更多考虑男性人群，加强对男性人群的健康宣教，增强其依从性。

二、慢性病防治应关注区域特色，注意数据质量

本研究描述了全国31个省市高血压、糖尿病患病信息，慢性病管理效果信息等。结果显示，北京市、天津市与上海市3个直辖市的高血压与糖尿病患病率最高；一般而言，纬度越高的省市，慢性病患病率相对较高，但同时，其慢性病管理的效果相对较差，这在超重肥胖、运动等方面尤为明显。这提醒我们，慢性病的患病可能与城市水平、经济水平等有正向关系，也可能与气候条件、生活方式有关系。在慢性病防治中，需要综合权衡不同地区的特点，制定适合区域特征的干预模式。

3个直辖市慢性病患病率较高的另一个原因可能与这些地区调查对

象对于慢性病的认知程度较高有关，这也意味着，其他地区的慢性病患病率可能会被低估。

三、加强慢性病综合管理模式中对慢性病危险因素的干预

几大危险因素的变化趋势有升有降，总体改变程度不显著。吸烟率尽管有所下降，但程度不显著；同时，饮酒率、超重与肥胖率的上升趋势，会给慢性病防治带来新的挑战。危险因素水平居高不下是我国慢性病防治中的重要原因。

我国的典型慢性病管理模式，基本上都是综合干预模式。这些模式，有的能够降低高血压或糖尿病的患病率，大多数模式都能提升高血压患者或糖尿病患者的规律服药率和随访率，但对于危险因素的影响程度相对较小。邯郸、镇江、上海等模式其危险因素水平甚至都在上升。综合干预模式由于关注综合效果，往往容易忽视对危险因素的影响程度，但这反过来会影响到最终的干预效果。故在慢性病干预尤其在慢性病综合干预中，除了制定一些健康促进、疾病监测、随访等措施以外，更要关注对于危险因素的干预，通过健康宣教、社交平台、文化影响等多种措施，改变个体危险因素水平，提升健康素养，最终改善慢性病管理效果。

四、创新技术、注重质量，探索慢性病管理新模式

在各地干预模式中，高血压诊室标准化测压取得了良好的干预效果，将自动测压与互联网结合，减少了血压测量与输入过程中由于人为因素导致的测量偏倚和输入偏移，改善了数据质量。慢性病防治内容涵盖健康管理、疾病早发现与诊断、疾病治疗、疾病管理、并发症治疗与转治、康复等全过程服务。在此过程中，需要收集生命全过程的数据，包括行为、生理状况、生化指标、依从性信息等，快速上传这些信息到特定平台，并将这些信息进行整合，而后利用其进行诊断与治疗。这些对于生

命科学、智能穿戴设备、互联网与物联网、诊断与治疗的跨区域性和及时性等等，都提出了新的需求。这些都要求我们打破传统慢性病管理框架，创新思维，探索新型慢性病管理模式，真正做实全生命健康管理和整合型健康服务，才能切实提高慢性病管理效果。

参考文献

[1] 中华人民共和国国家卫生和计划生育委员会. 中国疾病预防控制工作进展（2015年）[J]. 首都公共卫生，2015（3）：97–101.

[2] NISSINEN A，TUOMILEHTO J，ELO J，et al. Implementation of a hypertension control program in the county of North Karelia，Finland [J]. Public Health Reports，1981，96（6）：503–513.

[3] BAXTER T，MILNER P，WILSON K，et al. A cost effective，community based heart health promotion project in England：Prospective comparative study [J]. British Medical Journal，1997，315（7108）：582–585.

[4] FORTMANN S P，FLORA J A，WINKLEBY M A，et al. Community intervention trials：Reflections on the Stanford five-city project experience [J]. American Journal of Epidemiology，1995，142（6）：576–586.

[5] LINDHOLM L，ROSEN M，WEINEHALL L，et al. Cost effectiveness and equity of a community based cardiovascular disease prevention programme in Norsjo，Sweden. [J]. Journal of Epidemiology & Community Health，1996，50（2）：190–195.

[6] HERMAN W H，EDELSTEIN S L，RATNER R E，et al. The 10-year cost-effectiveness of lifestyle intervention or metformin for diabetes prevention：An intent-to-treat analysis of the DPP/DPPOS [J]. Diabetes Care，2012，35（4）：723–730.

[7] YAMAGISHI K，SATO S，KITAMURA A，et al. Cost-effectiveness and budget impact analyses of a long-term hypertension detection and control program for stroke prevention [J]. Journal of Hypertension，2012，30（9）：1874–1879.

[8] JAFAR T H，ISLAM M，BUX R，et al. Cost-effectiveness of community-based strategies for blood pressure control in a low-income developing country [J]. Circulation，2011，124（15）：1615–1625.

[9] 田惠光，郭则宇，宋桂德等. 1991—1996年天津市慢性病综合干预项目成本-效用和成本-效益分析 [J]. 中国慢性病预防与控制，2000，5（5）：196-197，221.

[10] 黄广勇，顾东风，吴锡桂. 1992—1997年北京房山区心血管病社区人群干预

的成本效果分析［J］. 中华预防医学杂志，2000，34（2）：72–74.
［11］黄久仪，曹奕丰，郭吉平等. 上海市南汇区脑卒中干预策略的成本－效果和成本－效益分析［J］. 中国慢性病预防与控制，2003，11（5）：210–211，216.
［12］COLLINS D L H. The social costs of smoking in Western Australia in 2009/10 and the social benefits of public policy measures to reduce smoking prevalence［J］. Report prepared for Cancer Council Western Australia，2014：8–21.
［13］MARKANDYA A，PEARCE D W. The social costs of tobacco smoking［J］. British Journal of Addiction，1989，84（10）：1139–1150.
［14］SIMS M，MAXWELL R，BAULD L et al. Short term impact of smoke-free legislation in England：retrospective analysis of hospital admissions for myocardial infarction［J］. BMJ，2010，340（81）：c2161.
［15］CHRISTENHUSZ L C A，PRENGER R，PIETERSE M E，et al. Cost-effectiveness of an Intensive Smoking Cessation Intervention for COPD Outpatients［J］. Nicotine & Tobacco Research，2012，14（6）：657–663.
［16］HOLTGRAVE D R，WUNDERINK K A，VALLONE D M，et al. Cost-utility analysis of the national truth® campaign to prevent youth smoking［J］. American Journal of Preventive Medicine，2009，36（5）：385–388.
［17］XU X，ALEXANDER R L，SIMPSON S A et al. A cost-effectiveness analysis of the first federally funded antismoking campaign［J］. American Journal of Preventive Medicine，2015，48（3）：318–325.
［18］CHISHOLM D，REHM J，VAN OMMEREN M，et al. Reducing the global burden of hazardous alcohol use：a comparative cost-effectiveness analysis.［J］. Journal of Studies on Alcohol，2004，65（6）：782–793.
［19］COBIAC L，VOS T，DORAN C et al. Cost-effectiveness of interventions to prevent alcohol-related disease and injury in Australia［J］. Addiction，2009，104（10）：1646–1655.
［20］ANDERSON P，CHISHOLM D，FUHR D C. Effectiveness and cost-effectiveness of policies and programmes to reduce the harm caused by alcohol［J］. The Lancet，2009，373（9682）：2234–2246.
［21］刘蒲，徐望红，付朝伟等. 慢病防控成功案例的剖析与借鉴——泰国健康促进基金会案例分析［J］. 中国慢性病预防与控制，2013，21（3）：374–377.
［22］石菊芳，向往，乔友林. 子宫颈癌醋酸染色检查及筛查方案的卫生经济学评价进展［J］. 中华流行病学杂志，2009，30（1）：87–90.
［23］TELFORD J J，LEVY A R，SAMBROOK J C，et al. The cost-effectiveness of screening for colorectal cancer［J］. Canadian Medical Association Journal，2010，182（12）：1307–1313.
［24］PACE L E，KEATING N L. A Systematic Assessment of Benefits and Risks to

Guide Breast Cancer Screening Decisions［J］. JAMA，2014，311（13）：1327.
［25］OHNUKI K，KURIYAMA S，SHOJI N，et al. Cost-effectiveness analysis of screening modalities for breast cancer in Japan with special reference to women aged 40−49 years［J］. Cancer Science，2006，97（11）：1242–1247.
［26］OKONKWO Q L，DRAISMA G，DER KINDEREN A，et al. Breast cancer screening policies in developing countries：a Cost-effectiveness Analysis for India［J］. Journal of the National Cancer Institute，2008，100（18）：1290–1300.
［27］HAY S I，ABAJOBIR A A，ABATE K H，et al. Global，regional，and national disability-adjusted life-years（DALYs）for 333 diseases and injuries and healthy life expectancy（HALE）for 195 countries and territories，1990–2016：a systematic analysis for the Global Burden of Disease Study 2016［J］. The Lancet，2017，390（10100）：1260–1344.
［28］IHME. Global Burden of Disease Study 2016（GBD 2016）Data Resources［EB/OL］.（2016）.［2020-12-20］. http：//ghdx.healthdata.org/gbd-2016.
［29］中国高血压防治指南修订委员会，高血压联盟（中国，中华医学会心血管病学分会，中国医师协会高血压专业委员会等）. 中国高血压防治指南（2018年修订版）［J］. 中国心血管杂志，2019，24（1）：24–56.
［30］国家基本公共卫生服务项目基层高血压管理办公室基层高血压管理专家委员会. 国家基层高血压防治管理指南［J］. 中国循环杂志，2017，32（11）：1041–1048.
［31］中华医学会糖尿病学分会国家基层糖尿病防治管理办公室. 国家基层糖尿病防治管理指南（2018）［J］. 中华内科杂志，2018，57（12）：885–893.
［32］国家体育总局. 全民健身指南（节选）［J］. 健康指南，2017，11：56–58.

报告四

我国医疗卫生服务机构医务人员的执业环境、工作感受和工作状态研究

北京大学中国卫生发展研究中心

袁蓓蓓

摘　　要

一、调查目的

1. 了解我国各层级、各类公立医疗卫生服务机构医务人员的基本特征、目前所处的执业环境以及他们在这些执业环境中形成的工作感受和工作状态。

2. 通过与2013年全国第五次卫生服务调查中医务人员调查结果对比，分析在近年来出台的医改政策影响下，医务人员执业环境、工作感受和工作状态的变化趋势。

3. 基于分析结果，为改善医务人员执业环境、提高医务人员的获得感和满意度、改善医务人员工作状态和工作绩效提供政策建议。

二、调查结果

（一）被调查医务人员基本特征

从全国范围内抽取18 816名医务人员，其中城市医务人员11 026名（58.6%），农村医务人员7790名（41.4%）；调查对象中女性多于男性（34.2%），平均年龄为37.1±8.9岁。调查对象按照所在医疗机构的等

级分为各级医院和基层医疗卫生机构的医务人员，其中11 570名来自各级医院，包括城市三级医院、城市二级医院以及县医院，占比为61.5%；7245名来自基层医疗卫生机构，包括社区卫生机构和乡镇卫生院，占比为38.5%；按专业类别分，调查对象中临床医生占半数以上（52.3%），其次为护理人员（30.3%），公共卫生、医技和药剂人员（17.5%）。在这些基本特征上，2018年的调查对象与2013年相比无明显变化。

本次调查对象的学历以大学本科为主、职称以中级和初（师）级为主；医院医务人员学历和职称水平均明显高于基层医疗卫生机构。与2013年相比，各类机构医务人员的学历结构均有不同程度的提升，其中，乡镇卫生院本科及以上学历人员占比提升最多，由19.7%增长至37.8%。

（二）被调查医务人员的执业环境

1. 收入　2018年调查现状：被调查医务人员月均收入为5434.6元，在各级医院工作的医务人员月均收入普遍高于基层医务人员的月均收入水平。城市三级医院医务人员月均收入最高，为7599.7元；社区卫生机构医务人员和乡镇卫生院医务人员月均收入最低，分别为4517.1元和4102.1元；基层医务人员收入比三级医院人员低83%。临床医生月均收入水平最高，为6058.8元；公共卫生人员平均收入最低，月均收入为4218.5元；公共卫生人员收入水平比临床医生低43.6%。

与2013年相比的变化：医务人员月收入水平整体改善（平均增长52.7%）。基层与各级医院医务人员收入水平的差距减少（2018年基层医务人员收入比三级医院人员低83%，而2013年低99%）；财政对基层加强投入和支持在人员薪酬上得以体现。医生收入涨幅大于公共卫生人员，不同技术人员收入水平差距扩大（2018年公共卫生人员收入水平比临床医生低43.6%，而2013年低38.6%）。

2. 发展成长　2018年调查现状：职称晋升是医务人员个人职业发

展的重要体现，被调查医务人员中近半数（44.4%）在近5年获得了职称晋升。医院获得职称晋升的医务人员占比高于基层机构，城市三级医院和县医院职称晋升的人员占比相对较高，分别为50.0%和49.7%；乡镇卫生院和社区卫生机构医务人员中获得职称晋升的占比最低（均低于40%）。护理人员中获得职称晋升的人员占比最高，为49.0%，其次为临床医生（45.1%），公共卫生人员获得职称晋升的占比最低，仅为32.4%。

与2013年相比的变化：获得职称晋升的医务人员占比由43.5%上升至44.4%。各类医疗机构中获得职称晋升人员占比变化浮动较小，其中城市三级医院、社区卫生机构和县医院中职称晋升人员占比上升；城市二级医院和乡镇卫生院获得晋升的人员占比略有下降。虽然基层医务人员中获得晋升的占比略有下降，但基层近5年职称晋升的医务人员平均年龄（37.8岁）和工作年数（15.7年）均大于2013年，提示基层卫生技术人员取消外语成绩要求、弱化科研要求等职称晋升标准放宽的效果初显。

3. *资源支持*　2018年调查现状：被调查医务人员普遍认为医疗卫生机构提供了良好的工作条件。57.8%的医务人员认为自己的工作得到较高水平的条件支持，另有37.3%的医务人员认为工作中得到了中等水平的条件支持。不同医疗机构中，城市三级医院和县医院条件支持水平相对较高，感受到高水平条件支持的医务人员占比依次为63.8%和59.4%；社区卫生机构和乡镇卫生院的条件支持处于中等水平；城市二级医院中感受到高水平条件支持的医务人员占比最低，仅为51.7%。不同技术人员中，护理人员感受到高水平条件支持的比例最高，为62.0%；临床医生感受到高水平条件支持的比例最低，仅为54.9%。

与2013年相比的变化：医务人员普遍对资源支持的变化持乐观态度，81.9%的医务人员认为就医环境改善，85.1%的医务人员认为医疗设备有所改善，84.3%的医务人员认为医疗技术水平提升。与其他工作条件相比，医务人员对药品供应改善程度的评价相对较低，不过仍有多半医务人员（67.6%）认为药品供应改善。

4. 管理支持　2018年调查现状：被调查医务人员普遍认为医疗卫生机构有良好的管理环境支持。67.8%的医务人员认为目前的管理支持处于中等水平，32.0%的医务人员认为工作中得到了较高水平的管理支持。基层医疗卫生机构医务人员感受到的管理支持水平高于医院，社区卫生机构和乡镇卫生院感受到高水平管理支持的医务人员占比分别为36.3%和36.0%；各类医院中，感受到高水平管理支持的医务人员占比为30%左右。不同技术人员中，护理人员感受到高水平管理支持的比例最高，为38.7%；临床医生感受到高水平管理支持的人员占比最低，为26.7%。

与2013年相比的变化：大部分被调查医务人员认为医疗机构管理环境有所改善。对绩效考核及分配等管理制度，61.9%医务人员认为有所改善。城市三级医院和县医院医务人员中认为管理支持水平改善的比例显著高于其他类型机构，乡镇卫生院中，认为管理水平改善的医务人员占比最低。护理人员中认为管理支持水平改善的比例最高，为67.7%，临床医生中认为管理水平改善的比例最低。

5. 社会认同　2018年调查现状：绝大多数医务人员认为医务工作受到社会认可程度处于中等水平。基层医疗卫生机构的医务人员经历医患负面事件的比例最低，其感受到低水平社会认可的比例相对较低；医院医务人员经历的医患负面事件比例相对较高，感受到低水平社会认可的比例相对较高。不同技术人员中，公共卫生人员经历的医患负面事件比例较低，感受到低水平社会认可的比例低于其他类型技术人员。

与2013年相比的变化：医务人员对近5年社会认可和医患关系的变化普遍持乐观态度，42.8%的医务人员认为获得的尊重程度提高，39.2%的医务人员认为医患关系得到改善。政策对医务人员职业形象塑造的强化和涉医突发事件的关注，改善了医务人员的感受。基层医疗卫生机构中认为尊重程度提高和医患关系改善的医务人员占比高于医院。临床医生对社会认可的改善程度评价偏低，在尊重程度、社会地位、医患关系等各方面的评价均低于其他类型技术人员。

6. 工作量　2018年调查现状：参与调查的医务人员平均每周工作49.9个小时，平均每月值夜班4.5次。乡镇卫生院医务人员工作量大于其他各类机构，平均每周工作53.4小时，值夜班5.5次；社区卫生机构医务人员工作量相对较小，平均每周工作43.2小时，值夜班2.0次。不同技术人员中，临床医生平均每周工作54.5小时，值夜班5.2次，高于其他技术人员；公共卫生人员工作量最小，平均每周工作43.8小时，值夜班1.4次。

与2013年相比的变化：医务人员平均每周工作时间降低了1.3小时，值夜班次数基本保持不变。各类医疗机构中，城市二级医院医务人员工作量下降较为明显，平均每周工作时间减少2.4小时，值夜班次数也略有减少。不同技术人员间工作量差距加大，医生平均每周工作时间基本保持不变，值夜班次数增加，而公共卫生人员平均每周工作时间和值夜班次数均有所下降。

（三）被调查医务人员工作满意度

1. 总体工作满意度　2018年调查现状：大部分参与调查的医务人员对目前工作感到满意，总体工作满意率为56.6%。不同医疗机构医务人员总体工作满意度略有差异：城市三级医院和县医院医务人员的总体工作满意率最高，接近60%；社区卫生机构和乡镇卫生院医务人员工作满意率在56%左右，城市二级医院医务人员工作满意率最低（50.1%）。各类技术人员中，护理人员的工作满意度最高，总体满意率达到63.9%，临床医生的满意度最低，工作满意率为52.2%。

与2013年相比的变化：各类机构医务人员工作满意度均有所提升，医院医务人员总体工作满意率增幅高于基层医疗机构，城市三级医院医务人员工作满意率增加9.0个百分点，而社区卫生机构医务人员工作满意率仅增加1.0个百分点。护理人员和临床医生对整体工作的满意率增幅较大，分别增长了7.4个百分点和4.6个百分点，显著高于公共卫生人员（0.4个百分点）。

2. 工作中各要素具体满意度 2018年调查现状：工作满意度各要素中，参与调查的医务人员对同事和领导的满意率较高，分别为68.9%和65.6%；其次为对工作条件和设备配置、晋升和职业发展的满意度，满意率分别为45.4%和40.4%；医务人员对收入的满意率最低，仅为29.8%。不同医疗机构中，城市二级医院医务人员对各类要素的满意度均低于其他机构。护理人员对工作各要素的满意度均高于其他各类技术人员；临床医生对同事、领导以及工作条件和设备配置等方面的满意度相对较低；公共卫生人员对收入的满意度较低。

与2013年相比的变化：医务人员对同事的满意率由73.6%下降至68.9%；对领导、工作条件和设备配置以及收入的满意率依次上升了31.8个、11.5个以及6.1个百分点；医务人员对晋升和职业发展前景的满意率基本保持不变。

（四）被调查医务人员工作状态

1. 工作积极性 2018年调查现状：参与调查的医务人员，半数以上保持积极的工作状态，其中58.4%自评呈现高工作投入状态。医院医务人员工作积极性高于基层卫生机构：县医院和城市二级医院中处于高工作投入状态的人员占比依次为61.7%和58.8%；社区卫生机构处于高工作投入状态的医务人员占比最低，为54.0%。不同技术人员中，医技、护理人员和临床医生工作积极性相对较高，公共卫生人员工作积极性略低，处于高工作投入状态的人员占比为52.6%。

与2013年相比的变化：医务人员工作积极性总体水平普遍提升，处于高工作投入状态医务人员所占比例增加17.2个百分点。尽管各类医疗机构医务人员工作积极性均有所提高，但社区卫生机构中处于高工作投入状态的人员占比最低且增幅最小，与其他机构的差距加大。不同技术人员的工作积极性差距也有增加的趋势，护理人员中处于高工作投入状态的人员占比增长21.7个百分点，临床医生和公共卫生人员中高工作投入状态的人员占比增加15.0个百分点。

2. 工作压力　2018年调查现状：调查发现医务人员总体工作压力偏高，43.1%自感工作压力较大。医院医务人员的工作压力普遍高于基层卫生机构医务人员。县医院中感到较大工作压力的人员占比最高，为49.6%；其次为城市三级医院和二级医院；乡镇卫生院和社区卫生机构感到高工作压力的医务人员所占比例较低，分别为40.7%和33.5%。不同技术人员中，临床医生工作压力最大，自感工作压力较大的人员占比达49.3%。

与2013年相比的变化：虽然医务人员整体工作压力偏高，但整体有所减轻，自感工作压力较大的人员占比下降11.4个百分点。除县医院外，各类机构医务人员自感工作压力均有所缓解，城市二级、三级医院医务人员工作压力状态减轻最为显著。各类技术人员工作压力均有所减轻，护理人员下降最为显著，感到工作压力较大的护理人员占比下降9.6个百分点，公共卫生人员中，感到工作压力较大的人员占比下降最少（2.3个百分点）。

3. 离职倾向　2018年调查现状：调查发现医务人员队伍总体比较稳定，参与调查的医务人员中44.4%离职倾向较低，具有较高离职倾向的人员占比为13.3%。不同医疗机构医务人员中，城市二级医院医务人员离职倾向相对较高，高离职倾向的人员占比为15.4%；社区卫生机构医务人员离职倾向最低，高离职倾向的人员占比仅为10.2%。不同技术人员中，临床医生离职倾向最高，15.1%的临床医生具有高离职倾向；护理人员的离职倾向最低，高离职倾向的护理人员占比仅为11.2%。

与2013年相比的变化：医务人员队伍的稳定性改善、离职倾向有所下降，具有高离职倾向的人员占比下降1.3个百分点。医院和基层医疗卫生机构医务人员离职倾向的差距有缩小趋势，医院中高离职倾向的医务人员占比出现下降；基层卫生机构中，高离职倾向的人员占比略有上升。护理人员离职倾向明显好转，低离职倾向比例增加5.8个百分点，中、高离职倾向的人员比例均有所下降。

（五）医务人员执业环境对工作满意度和工作状态的影响

1. *整体影响* 本次调查发现，我国医务人员所处的执业环境整体改善：收入水平增长52.7%；获得职称晋升的医务人员占比有所上升；医疗机构提供的资源支持和管理环境持续改善；医务人员对社会认可和医患关系的变化普遍持乐观态度，同时医务人员超长工作时间负荷有所缓解。这些改善体现了近5年政策在薪酬制度、职称晋升制度、人才队伍培养、弘扬健康工作者精神等方面的努力。

在执业环境整体改善的背景下，各类医疗机构医务人员工作满意度均有所提升；并且与5年前相比，医务人员工作积极性总体水平普遍提升；自感工作压力较大的人员占比明显下降；医务人员队伍的稳定性改善、离职倾向有所下降。

总体状况的改善中，不同特征医务人员所处的执业环境变化有所不同，进而他们的工作感受和工作状态变化也有差异。

2. *工作满意度的影响因素* 通过结构方程分析发现，与医务人员工作满意度关系最密切的3个因素是资源支持、收入水平和职业发展，标准路径系数分别为0.552、0.265和0.201。比较不同医疗机构的医务人员满意度影响因素发现，医院医务人员对资源支持和收入水平较为重视，基层医务人员对职业发展较为重视；对医院来说，外在激励对工作满意度的影响大于内在激励，而基层卫生机构反之。相较其他专业，医生和公共卫生人员对资源支持更为重视，护理人员对收入水平更为重视，药剂和医技人员对职业发展更为重视；对医生和药剂人员来说，外在激励对工作满意度的影响大于内在激励，而其他专业群体反之。相较其他年龄组，45岁及以上医务人员对资源支持更为重视，35～44岁医务人员对收入水平更为重视，35岁以下人员对职业发展更为重视。随着职称的提高，资源支持和收入水平对医务人员工作满意度的影响力度增加，职业发展则相反。

3. 工作投入程度的影响因素　与医务人员工作投入程度关系最密切的两个因素是职业发展和资源支持，标准路径系数分别为0.351和0.218，且主要通过间接效应（刺激内在激励，即医务人员对工作本身的热爱）影响工作投入。比较不同医疗机构的医务人员工作投入影响因素发现，职业发展对基层医务人员影响较大，资源支持对医院医务人员影响较大。除医技人员外，职业发展对其他专业医务人员影响都较大。职业发展对医务人员工作投入的影响力度随着年龄的增加而增大；资源支持则相反，在低年龄组资源支持对工作投入的影响更大。不同职称组比较发现，职业发展对高级职称医务人员工作投入影响最大，资源支持对中级职称医务人员的影响较大。

4. 工作压力的诱发因素　与医务人员工作压力关系最密切的3个因素是管理支持、工作负荷和社会认可，标准路径系数分别为−0.307、−0.143和−0.093。比较不同医疗机构人员的工作压力诱发因素发现，工作负荷对二级医院医务人员影响较大，不同专业人员的工作压力诱发因素排序有所差异。医生和护理人员的压力主要受制于管理支持和工作负荷；公共卫生人员的工作压力主要源于管理支持和职业发展上存在的问题。不同年龄组医务人员的工作压力影响因素有差异：管理支持对35～44岁医务人员工作压力的影响力度最大；工作负荷增加的施压作用在低年龄组更大；社会认可对工作压力的缓解作用在低年龄组更弱。相较其他职称组，对初级及以下职称医务人员的工作压力，管理支持改善能起到更大的缓解影响；工作负荷的增加对中级职称医务人员的施压作用最大。

5. *离职倾向的诱发因素* 与医务人员离职倾向关系最密切的3个因素是管理支持、职业发展和资源支持，标准路径系数分别为−0.238、−0.194和−0.161。不同机构人员的离职倾向诱发因素排序有所差异。城市三级医院为管理支持和职业发展；城市二级医院和县医院为管理支持和资源支持；城乡基层卫生机构为职业发展和管理支持。不同年龄组的离职倾向诱因也有明显差别，管理支持和资源支持对35～44岁医务人员离职倾向的影响力度较大，职业发展对45岁及以上高年龄组医务人员影响力度较大。对高职称组的人员，管理支持的改善对减低其离职倾向的影响力度更大。

6. *城市二级医院医务人员的工作感受和状态亟待政策关注* 在各类医院的医务人员中，本次调查发现城市二级医院医务人员工作满意率最低，并且对各类要素的满意度均低于其他类型医院，城市二级医院医务人员离职倾向亦相对最高。从其执业环境中寻找原因，可发现虽然城市二级医院医务人员收入水平和增长幅度相对较好，但城市二级医院中获得职称晋升的占比增长缓慢、工作环境中的资源支持水平偏低，并且近5年其医务人员工作量下降最多，提示城市二级医院业务量的下降。

7. *基层医务人员的工作感受和状态有积极改变，但其执业环境的改善空间仍较大* 比较基层医疗卫生机构和各级医院发现，加强基层医疗卫生机构服务能力、提高基层医务人员积极性的政策改善了他们的执业环境：近5年基层医务人员收入增长幅度高于医院医务人员；更多高龄和高年资的基层医务人员获得职称晋升；基层工作环境中管理氛围和社会认可程度较高。但由于基层医务人员执业环境的基线状况相对于医院较差，目前的改善程度仍有待增加。基层医务人员的收入绝对水平仍明显低于医院医务人员；相对于医院医务人员，基层医务人员获得职称晋升人员占比较低，并且近5年晋升人员占比没有提高；基层医务人员所处的工作环境中资源条件相对较差，在基层工作的医务人员也需要付出更长的工作时间。

不同执业环境下，不同机构医务人员也表现出不同的满意度和工作状态：基层医务人员工作满意率明显低于医院医务人员，并且满意率增长幅度低于医院医务人员。基层工作的人员处于高工作投入状态的占比最低，且增幅最小。基层医务人员自感工作压力减轻程度也低于城市二三级医院医务人员。并且在医院中高离职倾向的医务人员占比出现下降的情况下，基层卫生机构中高离职倾向的人员占比略有上升。

三、政策建议

《“健康中国2030”规划纲要》中明确指出“加强健康人力资源建设”是推进健康中国建设、提高人民健康水平的支撑保障体系之一，其中“创新激励机制”是重要干预手段。2018年全国卫生服务调查中的医务人员调查全面了解我国医疗卫生服务机构医务人员的执业环境，以及在每一类执业环境对工作满意度、工作投入状态、工作压力和离职倾向所形成的影响。基于本次调查发现，卫生体系建设、深化医改中卫生政策的调整、激励制度的设计应能让医务人员有个人需求的满足感，进而建设一支有工作积极性、适度工作压力和稳定的医务人员队伍，本报告提出以下政策建议。

（一）根据医务人员的不同发展阶段和个人需求设计激励制度，使医务人员在执业环境中努力工作的同时得到个人生存、发展和归属需求的满足，以提高其在工作中满意度

1．立足长远改革进一步加大对基层卫生体系的投入，近期着重将对基层的投入从基础设施建设更多转向人员待遇的提高；突破瓶颈、切实落实基层医务人员提高工资待遇的政策；进一步完善基层卫生技术人员的职称晋升标准。致力于满足基层医务人员对生存和职业发展的基本需求，保证其在工作岗位上满意感的实现。

2. 医疗机构应在临床医生目前执业环境已满足其基本收入需求的现况下，提供良好的硬件设备和基础设施，加快信息化建设，为医务人员特别是临床医生及其诊疗工作创造高效便捷的工作环境和资源支持。

3. 在卫生体系改革和分级诊疗改革过程中，面对人民群众变化的健康需求，城市二级医院发展遇到了瓶颈，其医务人员的生存、发展和归属需求的满足都面临挑战。需要关注城市二级医院的发展定位和方向，确保在新的健康需求下二级医院有稳定业务量和明确发展前景，使得二级医院医务人员有收入保障、明确职业发展前景、高效便捷的工作资源，以及来自决策层和管理层的关注和支持。

4. 医疗机构管理人员要关注不同特征医务人员的发展需求，有针对性地设计激励措施，更有效地提高工作满意度；关注青年医务人员对职业发展的需求、中年医务人员对收入提高的需求，以及高年资医务人员对高质量资源支持以施展业务能力的需求。

（二）满足医务人员基本需求之后，致力于进一步激励医务人员提高对工作的投入度、专注度、活力和奉献精神，需要更多激发医务人员内在激励的措施

1. 加大对全科医学重要性的宣传，对全科医生职称晋升进行倾斜的同时，设计全科医生职业路径的规划，让全科医生能有和专科医生同样清晰、有吸引力的职业发展前景，以提高基层卫生服务机构医务人员的内在激励和工作投入程度。

2. 加大对公共卫生工作重要性和意义性的宣传，完善基本公共卫生均等化服务内容和考核方式的设计，明确医疗机构内专业公共卫生人员的职业发展路径和职称晋升标准，以提高公共卫生专业人员的内在激励和对工作的积极性。

3. 加强城市二级、三级医院，县级医院的基础设施、设备条件、信息系统支持，在医院医务人员生存基本需求已基本满足的现况下，通过为医务人员提供更完善的条件支持来提高其业务能力，激励更多的工作投入和热情。

（三）要维持医务人员持久的工作满意度和工作积极性，需要在执业环境和激励机制设计中关注工作压力水平，既要预防过度工作压力导致的生理与心理伤害，同时又要保持适度专业工作要求和压力水平以激励医务人员的积极性

1. 打造支持性管理环境　主要包括合理的绩效考核要求、支持性考核监督方法、公平的绩效分配方案；让医务人员，尤其是基层卫生机构人员和公共卫生人员，在要求具体细致、工作量大的基本公共卫生服务和基本医疗服务中，能感受到更多的工作意义而非苛责和纠错；考核分配方案需要保证医务人员获得与工作负荷匹配的回报。

2. 工作量和工作负荷是重要的工作压力来源　城市二级医院工作压力的降低主要源于其业务量的减少。需要明确在分级诊疗改革过程中城市二级医院的功能定位，确保稳定业务量和医务人员适度的工作负荷，以维持其人员队伍的工作稳定性和积极性。

（四）基层医疗卫生机构和城市二级医院医务人员的人员稳定性问题需要持续关注和加强

对基层医务人员的稳定性最有效的干预包括进一步完善基层卫生技术人员的职称晋升标准以及创造支持性管理环境。对城市二级医院的医务人员，则需要决策层对二级医院发展定位更多的关注和支持。

第一章 研究背景

第一节 研究目的

分析医务人员当前的执业环境，以及在此环境中形成的工作感受和工作状态。

第二节 研究内容

1. 分析医务人员当前的执业环境、对执业环境因素的主观认知，以及其影响因素。

2. 分析医务人员当前的工作满意度、对各类激励因素满意度，以及工作满意度的影响因素。

3. 分析医务人员当前的工作激励水平及工作激励水平的影响因素。

4. 分析医务人员当前的工作投入状态（工作积极性）及工作投入状态的影响因素。

5. 分析医务人员当前的工作压力状态及工作压力的影响因素。

6. 分析医务人员当前的离职倾向状态及离职倾向的影响因素。

第三节 研究框架

根据国内外关于卫生服务提供绩效决定因素的理论和框架性研究，提出本报告的理论框架，如图4-1-1所示。根据这个理论框架，我国医疗卫生体系改革中体系层面各类措施的实施，会影响医务人员所面对的社会环境和患者行为，同时改革对医疗卫生服务提供绩效的要求会通过不同层级医疗机构内部管理和激励制度设计传递到医务人员个人。也就是体系和机构层面的改革和制度建设会影响到医务人员感受到的、综合的执业环境，包括目前执业环境医务人员感受到的收入、职业成长和发展、资源支持、管理支持、社会认同以及工作量。每个医务人员有不同的社会经济背景、不同的工作能力、不同的价值偏好和个性，在一

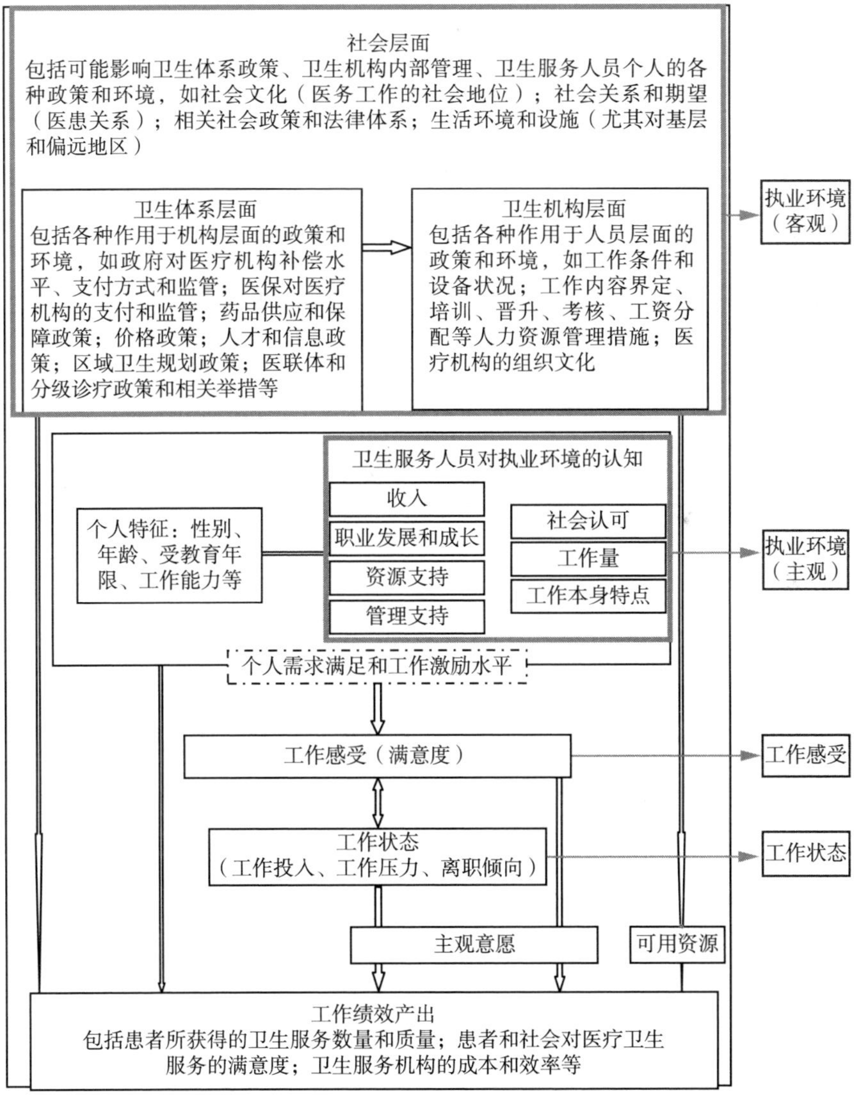

图4-1-1　研究理论框架

系列执业环境下，结合个人特征，会形成医务人员对收获和付出的心理平衡程度，这种心理平衡程度，直接影响和表现为医务人员的工作感受（满意度）和激励水平；不同的心理感受下又会形成不同的工作状态，包括工作积极性、工作压力、离职倾向。这些工作状态，结合外部工作环境支持和个人工作能力，最终形成医务人员的工作绩效和产出。

在分析调查结果过程中，主要分析维度包括2018年现况整体水平以及不同特征医务人员现况差别，与2013年相比医务人员的执业环境、工作感受和工作状态的变化趋势。因此，分析中需要综合考虑2013—2018年涉及医务人员的主要政策。卫生体系层面任何改革都是医务人员所处的执业环境变化，理论上这些改革都会直接地或通过影响医疗卫生机构内部管理间接地影响医务人员的收入、职业发展和成长、资源支持、管理支持、社会认可等方面，进而影响他们的工作感受和状态。表4-1-1列示近5年可能影响医务人员执业环境的一系列医药卫生体系深化改革政策。

第四节　报告框架

根据上述研究内容和理论框架，本报告分为以下几部分。

第一章，研究背景；第二章，调查对象的基本情况；第三章，医务人员的执业环境；第四章，医务人员工作满意度和激励状态；第五章，医务人员的工作状态；第六章，医务人员执业环境、工作感受和状态相关关系模型；第七章，政策建议。

表4-1-1　近5年主要体系层面改革政策及其对医疗卫生机构环境和医务人员的影响

年份	文件名称	体系改革措施	机构	机构内部环境	执业环境
2016	关于印发“十三五”深化医药卫生体制改革规划的通知	合理确定医疗卫生机构编外人员待遇和实现同工同酬的问题；建立卫生人员荣誉制度，弘扬广大卫生与健康工作者的精神，并坚决从严查处涉医突发案件和保护医务人员安全	医院和基层	管理环境、社会环境	管理支持、社会认可
2016	关于推进家庭医生签约服务的指导意见	扩大基层医疗卫生机构中全科医生高、中级岗位的比例	基层	晋升标准	成长发展、收入
2015	关于全面推开县级公立医院综合改革的实施意见	药品零差率、医药分开、服务价格调整、人事制度、薪酬制度、人才队伍培养和提升服务能力等	医院	机构收入、业务量、药品和设备配置、收入分配政策、绩效考核、培训安排、晋升标准等	收入、成长发展、条件支持、管理支持、社会认可、工作量
2015	关于城市公立医院综合改革试点的指导意见				
2015	关于进一步做好农村订单定向医学生免费培养工作的意见	强调和落实订单定向和基层人员的吸引问题	基层	人员配备	成长发展、管理支持
2015	关于进一步改革完善基层卫生专业技术人员职称评审工作的指导意见	修改基层卫生技术人员的职称晋升标准、取消外语成绩要求、弱化科研要求	基层	晋升标准	成长发展、收入
2013	关于巩固完善基本药物制度和基层运行新机制的意见	乡镇卫生院人员每5年进行岗位培训，并作为绩效考核的重要内容	基层	培训安排	成长发展

第二章
调查对象的基本情况

本章主要描述被调查医务人员的总体范围、规模、地区和机构的分布，并将描述参与调查医务人员的基本特征，包括性别、年龄、婚姻状况、学历、职称、职业资质、专业类别、工作年限、在编情况、行政职位和多点执业情况。本章也把2018年和2013年两次调查中医务人员的基本特征进行了对比。

第一节　调查人群的范围和规模

一、调查对象的城乡、区域分布

本次调查从全国范围内抽取18 816名医务人员，其中城市医务人员11 026名，农村医务人员7790名，城市和农村医务人员占比分别为58.6%和41.4%；东部地区6150名，中部地区6244名，西部地区6422名，东、中、西部医务人员占比依次为32.7%、33.2%以及34.1%。

与2013年相比，调查样本量总体增长11.8%，但农村医务人员样本量有小幅下降。结果详见表4-2-1。

表4-2-1　调查对象范围及规模（人数）

年份	合计	城乡		地区		
		城市	农村	东部	中部	西部
2013	16 826	8882	7944	5509	4754	4955
2018	18 816	11 026	7790	6150	6244	6422

二、调查对象的机构分布

本次调查的医务人员中，11 570名来自医院，占比61.5%，包括城市三级医院、城市二级医院及县医院；7245名来自基层医疗卫生机构，包括社区卫生服务中心和乡镇卫生院。

与2013年相比，医院医务人员样本量增长22.9%，其中城市三级医院样本量增长42.2%，增幅最大；基层医疗卫生机构样本量下降2.1%，主要由乡镇卫生院样本量减少导致。结果详见表4-2-2。

表4-2-2　调查对象在不同医疗机构的分布（人数）

年份	城市三级医院	城市二级医院	县医院	社区卫生服务中心	乡镇卫生院
2013	3412	2043	3961	2950	4451
2018	4851	2419	4300	2992	4253

第二节　调查对象的基本情况

一、调查对象性别、年龄构成

本次调查的医务人员中，男性占比34.2%。农村医务人员中，男性占比略高于平均水平，为37.8%，城市医务人员中男性占比为31.6%。

与2013年相比，医务人员样本中男性占比有所下降。结果详见表4-2-3。

表4-2-3　调查对象性别构成（%）

性别	合计		城市地区		农村地区	
	2013年	2018年	2013年	2018年	2013年	2018年
男性	37.3	34.2	33.4	31.6	41.6	37.8
女性	62.7	65.9	66.6	68.4	58.4	62.2

本次调查的医务人员中，35岁及以下人员占比47.0%，城乡被调查医务人员的年龄构成基本一致。

与2013年相比，医务人员样本中35岁及以下的年轻人员占比有所上升，35～45岁的人员占比有所下降，45岁及以上的人员占比也有所上升。结果详见表4-2-4。

表4-2-4　调查对象年龄构成

项目	合计		城市地区		农村地区	
	2013年	2018年	2013年	2018年	2013年	2018年
分段（%）						
≤35岁	44.5	47.0	44.1	46.5	44.2	47.8
35～45岁	35.1	29.6	34.1	30.0	36.8	29.0
＞45岁	20.4	23.4	21.8	23.5	19.0	23.2
均数（岁）	36.9	37.1	37.1	37.3	36.5	37.0

二、调查对象婚姻状况构成

参与调查的医务人员中，处于已婚状态的人员占比为82.9%，农村地区已婚人员比例为84.1%，略高于城市。

与2013年相比，已婚状态的医务人员占比略有上升，农村和城市变化趋势相同。详见表4-2-5。

表4-2-5　调查对象婚姻状况构成（%）

性别	合计		城市地区		农村地区	
	2013年	2018年	2013年	2018年	2013年	2018年
未婚/离异	17.6	17.1	18.9	17.9	16.2	16.0
已婚	82.4	82.9	81.1	82.2	83.8	84.1

三、调查对象学历构成

此次调查中，医务人员的学历以大学本科为主，占比达55.5%，其次为大专学历，占比26.1%。城市医务人员中，硕士及以上学历占比达17.5%，大专及以下学历占比26.9%，而农村医务人员中，硕士及以上学历占比为2.2%，大专及以下学历占比为42.4%。

与2013年相比，医务人员学历结构整体提升，大学本科及以上学历的医务人员占比由51.0%增长至66.7%，城市医务人员中，大学本科及以上学历占比由59.7%升至73.1%。农村地区该比例由41.2%增长至57.6%。尽管学历结构整体有所优化，但城乡差距依然明显。详见表4-2-6。

表4-2-6　调查对象学历构成（%）

学历	合计		城市地区		农村地区	
	2013年	2018年	2013年	2018年	2013年	2018年
博士	1.2	1.6	2.1	2.7	0.2	0.1
硕士	6.0	9.6	10.0	14.8	1.6	2.1
大学本科	43.8	55.5	47.6	55.6	39.4	55.4
大专	33.7	26.1	29.1	22.1	38.8	31.6
中专/中技	14.2	6.8	10.2	4.4	18.5	10.1
高中/技校	0.8	0.4	0.8	0.3	1.0	0.5
初中及以下	0.3	0.1	0.2	0.1	0.5	0.2

不同医疗机构医务人员的学历结构结果显示，医院本科及以上学历的医务人员占比高于基层医疗卫生机构。其中，城市三级医院本科及以上学历人员占比最高，达90.0%，其次为县医院和城市二级医院，本科及以上学历人员占比分别为74.5%和74.2%。社区卫生服务中心和乡镇卫生院本科及以上医务人员占比相对较低，依次为52.7%和37.8%。

与2013年相比，各类医疗机构医务人员学历结构均有不同程度的提升。乡镇卫生院本科及以上学历人员占比由19.7%增长至37.8%，其次为县医院和社区卫生服务中心，本科及以上学历医务人员占比分别增加14.1个百分点和12.3个百分点。详见表4-2-7。

表4-2-7　不同机构调查对象学历构成（%）

学历	城市三级医院		城市二级医院		社区卫生服务中心		县医院		乡镇卫生院	
	2013年	2018年	2013年	2018年	2013年	2018年	2013年	2018年	2013年	2018年
博士	5.6	5.8	0.1	0.5	0.1	0.0	0.2	0.1	0.1	0.0
硕士	22.9	29.2	5.0	6.8	1.0	1.6	2.4	3.6	0.2	0.3
大学本科	54.6	55.0	57.7	66.9	39.3	51.1	57.8	70.8	19.4	37.5
大专	15.1	9.3	28.7	22.6	40.4	37.3	30.1	21.0	49.1	44.3
中专/中技	1.6	0.7	7.9	2.9	17.5	9.3	9.0	4.2	29.0	16.8
高中/技校	0.1	0.1	0.5	0.2	1.2	0.6	0.5	0.2	1.7	0.8
初中及以下	0.1	0.0	0.1	0.1	0.5	0.1	—	0.0	0.5	0.3

四、调查对象职称构成

此次参与调查的医务人员的职称级别以中级和初（师）级为主，二者合计占总体医务人员样本总量的67.4%，高级职称医务人员占比为

17.4%。城市医务人员中，高级职称占比为19.4%，农村医务人员中，高级职称人员占比为14.7%，存在城乡差距。

与2013年相比，高级职称人员占比总体有所增长，农村地区增长更多，高级职称人员占比由10.8%增长至14.7%，城市高级职称医务人员占比增长了2.2个百分点。详见表4-2-8。

表4-2-8　调查对象职称构成（%）

职称	合计		城市地区		农村地区	
	2013年	2018年	2013年	2018年	2013年	2018年
正高级	3.1	3.8	4.7	4.7	1.4	2.5
副高级	11.0	13.6	12.5	14.7	9.4	12.2
中级	33.2	33.8	34.3	36.5	32.0	30.0
初（师）级	33.1	33.6	32.9	32.5	33.2	35.1
士级	14.2	9.4	11.2	7.5	17.6	12.2
无职称	5.4	5.8	4.4	4.2	6.4	8.0

不同机构医务人员的职称结构存在差异。医院拥有高级职称的医务人员占比高于基层医疗卫生机构。其中，城市三级医院高级职称医务人员占比最高，达27.6%，城市二级医院和县医院高级职称医务人员占比分别为19.2%和21.0%。社区卫生服务中心和乡镇卫生院高级职称人员占比相对较低，分别为9.9%和6.3%。

与2013年相比，除城市三级医院外，各类机构高级职称医务人员占比均有所上升。其中，以县医院高级职称人员占比增长最多。详见表4-2-9。

表4-2-9 不同机构调查对象职称构成（%）

职称	城市三级医院		城市二级医院		社区卫生服务中心		县医院		乡镇卫生院	
	2013年	2018年	2013年	2018年	2013年	2018年	2013年	2018年	2013年	2018年
正高级	9.5	8.0	3.1	3.7	1.2	1.2	2.3	4.1	0.3	0.4
副高级	20.2	19.6	12.9	15.5	6.8	8.7	14.8	16.9	2.7	5.9
中级	33.4	35.8	37.9	37.2	36.4	38.4	38.8	34.9	23.9	25.3
初（师）级	27.1	29.8	32.2	32.7	35.7	33.2	30.4	32.1	38.6	40.1
士级	6.6	4.0	10.3	7.3	15.0	12.6	9.9	7.1	25.2	17.0
无职称	3.2	2.8	3.6	3.7	4.9	5.9	3.8	4.8	9.3	11.3

五、调查对象执业资格构成

此次调查中，医务人员的执业资格类型主要以执业医师和注册护士为主，二者占参与调查的医务人员比重分别为42.5%和34.4%。执业医师占比在城市和农村有差别，城市中，执业医师占比为46.2%，农村执业医师占比为37.3%。详见表4-2-10。

与2013年相比，医务人员执业资格构成并无显著变化。

表4-2-10 调查对象执业资格构成（%）

执业资格	合计	城市地区	农村地区
执业医师	42.5	46.2	37.3
执业助理医师	5.5	3.2	8.7
中医执业医师	9.2	9.0	9.6
中医执业助理医师	0.7	0.5	1.1
注册护士	34.4	35.5	33.0
其他	7.6	5.7	10.4

六、调查对象专业构成

参与调查的医务人员专业主要以临床医疗为主，占总调查样本的比重为52.3%，其次为护理专业，占比为30.3%。城乡之间，医务人员的专业构成基本相似。

与2013年相比，临床医疗专业的医务人员占比略有下降，调查样本中增加了医技和药剂专业的医务人员，人员专业构成更为丰富。详见表4-2-11。

表4-2-11　调查对象专业类别构成（%）

专业类别	合计		城市地区		农村地区	
	2013年	2018年	2013年	2018年	2013年	2018年
临床医疗	57.1	52.3	56.7	52.0	57.7	52.7
护理	31.5	30.3	31.9	30.2	31.0	30.4
公共卫生	11.4	12.2	11.4	12.8	11.3	11.4
医技	—	4.0	—	4.0	—	4.0
药剂	—	1.2	—	1.1	—	1.5

七、调查对象工作年限

此次调查中，37.9%的医务人员工作年限在10年之内，工作年限超过20年的医务人员占比为28.5%。医务人员工作年限构成在城市和农村之间没有显著差别。

医务人员现机构工作年数低于工作年数，表明部分医务人员在工作之后存在流动，53.1%的医务人员在现机构的工作年数少于10年。城市医务人员在现机构工作年数少于10年的比例为54.0%，高于农村医务人员的51.8%。

与2013年相比，医务人员工作年数及在现机构工作年数结构没有显著变化。详见表4-2-12。

表4-2-12　调查对象工作年限构成

项目	合计		城市地区		农村地区	
	2013年	2018年	2013年	2018年	2013年	2018年
工作总年数分段（%）						
≤10年	36.4	37.9	36.2	37.4	35.8	38.6
10～20年	36.2	33.7	35.5	34.3	37.6	32.7
＞20年	27.4	28.5	28.3	28.3	26.6	28.7
工作总年数均数（年）	14.7	14.6		14.6		14.7
现机构工作年数分段（%）						
≤10年	52.5	53.1	54.4	54.0	49.4	51.8
10～20年	29.7	27.9	28.0	27.8	32.5	27.9
＞20年	17.8	19.0	17.6	18.1	18.1	20.3
现机构工作年数均数（年）	11.3	11.4		11.1		11.9

用工作年数与现机构工作年数的差值推算调查对象在执业生涯中是否曾有流动，若工作年数大于现机构工作年数，视为有工作流动，工作年数与现机构工作年数相等则为无流动。调查结果显示38.2%的医务人员参加工作以来，曾有过工作流动。各类医疗机构中，社区卫生服务中心医务人员流动性最强，63.1%的医务人员曾有工作流动，其次为乡镇卫生院，工作流动的医务人员占比为41.6%，城市三级医院的流动性相对较低，有25.3%的医务人员经历过工作流动。

与2013年相比，各类机构的人员流动性均有不同程度的增长，其中社区卫生服务中心和城市二级医院的医务人员流动性增长较多，曾有工作流动的医务人员占比分别增加了6.6个百分点和5.5个百分点。详见表4-2-13。

表4-2-13　不同机构调查对象人员流动情况（%）

是否流动	合计		城市三级医院		城市二级医院		社区卫生服务中心		县医院		乡镇卫生院	
	2013年	2018年	2013年	2018年	2013年	2018年	2013年	2018年	2013年	2018年	2013年	2018年
是	36.1	38.2	23.1	25.3	31.8	37.3	56.5	63.1	31.3	32.5	38.6	41.6
否	63.9	61.8	76.9	74.7	68.2	62.7	43.5	36.9	68.7	67.5	61.4	58.4

八、调查对象编制情况

参与调查的医务人员中，27.2%无正式编制，医务人员编制情况在城乡之间存在差异，城市无正式编制的医务人员占比为29.9%，农村医务人员无正式编制的占比为23.5%。

与2013年相比，参与调查人员中无正式编制占比有所上升，2013年，有21.2%的医务人员无编制。详见表4-2-14。

表4-2-14　调查对象编制构成（%）

编制	合计		城市地区		农村地区	
	2013年	2018年	2013年	2018年	2013年	2018年
正式在编	77.2	71.2	—	68.7	—	74.8
无正式编制	21.2	27.2	—	29.9	—	23.5
不知道	1.6	1.6	—	1.5	—	1.7

九、调查对象所在科室及行政管理职务构成

此次参与调查的医务人员主要以内科和外科人数最多，占比依次为29.6%和16.0%，其次为公共卫生科室人员，占比为10.8%。医务人员所

在科室构成在城市和农村之间不存在显著差异。详见表4-2-15。

表4-2-15　调查对象所在科室构成（%）

科室	合计	城市地区	农村地区
内科	29.6	29.0	30.6
外科	16.0	16.7	14.9
妇产科	7.0	6.5	7.6
儿科	4.0	3.8	4.4
中医科	5.6	5.5	5.7
药剂科	1.5	1.3	1.8
放射科	1.3	1.3	1.2
预防保健科（公共卫生）	10.8	11.2	10.2
其他	24.3	24.7	23.6

参与调查的医务人员中，无任何行政管理职务的人员占比为72.1%，城市和农村中，不承担行政管理职务的医务人员占比分别为75.1%和67.9%。详见表4-2-16。

表4-2-16　调查对象行政管理职务构成（%）

管理职务	合计	城市地区	农村地区
院长、中心主任	1.3	1.0	1.7
副院长、中心副主任	2.5	1.7	3.6
科室主任	11.2	9.7	13.4
科室副主任	4.3	4.8	3.7
护士长	8.5	7.8	9.6
无行政管理职务	72.1	75.1	67.9

十、调查对象多点执业情况

此次调查中，多点执业的医务人员占比为2.3%，城市医务人员中，多点执业的比例为2.5%，略高于农村。不同地区医务人员多点执业的情况对比发现，西部地区多点执业的医务人员占比最高，为2.8%，其次为东部地区和中部地区，依次为2.1%和1.9%。详见表4-2-17。

表4-2-17　调查对象多点执业构成（%）

多点执业	合计	城乡		地区		
		城市	农村	东部	中部	西部
是	2.3	2.5	2.0	2.1	1.9	2.8
否	97.7	97.5	98.0	97.9	98.1	97.2

不同机构医务人员多点执业情况略有差异。城市二级医院和社区卫生服务中心多点执业的医务人员占比相对较高，依次为3.6%和2.9%，乡镇卫生院有1.4%的医务人员多点执业。详见表4-2-18。

表4-2-18　不同机构调查对象多点执业构成（%）

多点执业	城市三级医院	城市二级医院	社区卫生服务中心	县医院	乡镇卫生院
是	2.2	3.6	2.9	2.2	1.4
否	97.9	96.4	97.1	97.8	98.6

第三节　小　　结

1. 2018年国家卫生服务调查的医务人员调查从全国范围内抽取18 816名医务人员。

2. 城市和农村医务人员占比分别为58.6%和41.4%。

3. 医院和基层卫生服务机构占比分别为61.5%和38.5%。

4. 男性调查对象占比34.2%，被调查医务人员的平均年龄为37.1±8.9岁。

5. 2018年参与调查的医务人员的职称级别以中级和初（师）级为主，占比为67.4%。

6. 专业类型上被调查对象以临床医疗为主（52.3%），其次为护理专业（30.3%）。

7. 以上基本特征构成上与2013年调查对象差异无统计学意义。

8. 2018年被调查医务人员的学历以大学本科为主，占比达55.5%；与2013年相比，医务人员学历结构整体提升，大学本科及以上学历的医务人员占比由51.0%增长至66.7%，并且乡镇卫生院占比提升最多。

9. 2018年调查结果显示，38.2%的医务人员参加工作以来曾有过工作流动；基层医疗卫生机构医务人员流动性更强；与2013年相比人员流动性有增长，社区卫生服务中心和城市二级医院的医务人员流动性增长较多。

10. 2018年参与调查的医务人员中，27.2%无正式编制；与2013年相比，无正式编制占比有所上升。

第三章
医务人员的执业环境

本章内容为被调查医务人员所处的执业环境及其变化。执业环境包括可以使医务人员从工作中获得回报的因素，以及需要医务人员在工作中付出精力和时间的因素，具体包括经济收入、职业发展和成长、资源支持、管理支持、社会认可、工作本身的要求以及工作量。对每一类执业环境因素，将分析因素的客观现状、人员的主观认知以及近5年的变化趋势。本章的分析也将展示城乡、不同地区、不同类型机构、不同专业的医务人员所面临的执业环境及其变化趋势的不同。

第一节　收入情况

一、医务人员月均收入情况及分布

（一）整体情况

此次调查中，医务人员月均收入为5434.6元，其中，城市医务人员月均收入6038.5元，比农村医务人员高1461.5元。整体分布来看，收入在5000元以上的医务人员数量最多，占比为36.3%。城市和农村医务人员的月均收入分布情况存在差异，城市月均收入在5000元以上的医务人员占比为43.7%，而农村医务人员月均收入在5000元以上的占比为25.7%。另有21.2%和20.0%的医务人员月均收入分布在3000～4000元和4000～5000元。

与2013年相比，医务人员的收入水平大幅提升，月均收入低于2000元的医务人员占比由21.0%降至7.1%。城市和农村医务人员中，月均收入低于2000元的人员占比分别下降13.1个百分点和14.5个百分点。详见表4-3-1。

表4-3-1 城乡及不同区域医务人员月均收入水平

项目	合计		城市地区		农村地区	
	2013年	2018年	2013年	2018年	2013年	2018年
分段（%）						
≤1000元	2.9	1.6	2.6	1.6	3.3	1.6
1000～2000元	18.1	5.5	16.3	4.3	20.2	7.3
2000～3000元	31.9	15.4	27.9	13.5	36.6	18.1
3000～4000元	17.3	21.2	15.3	18.1	19.6	25.6
4000～5000元	15.6	20.0	17.5	18.9	13.4	21.7
＞5000元	14.2	36.3	20.4	43.7	6.9	25.7
均数（元）	3558.8	5434.6	—	6038.5	—	4577.0

（二）城乡和不同地区的收入分布

不同地区医务人员收入水平及分布均存在差异。东部地区医务人员月均收入最高，为6739.0元，分别是西部地区和中部地区医务人员月均收入的1.3倍和1.5倍。东部地区中，52.4%的医务人员收入在5000元以上，而中部和西部地区月均收入5000元以上的医务人员占比分别为22.4%和34.0%。详见表4-3-2。

表4-3-2 不同地区医务人员月均收入水平

项目	合计	东部地区	中部地区	西部地区
分段（%）				
≤1000元	1.6	1.5	1.6	1.7
1000～2000元	5.5	3.3	8.6	4.8
2000～3000元	15.4	9.2	21.5	15.6
3000～4000元	21.2	15.9	25.5	22.2
4000～5000元	20.0	17.8	20.5	21.7
＞5000元	36.3	52.4	22.4	34.0
均数（元）	5434.6	6739.0	4450.2	5121.8

（三）不同类型机构医务人员收入的分布

医院医务人员的月均收入普遍高于基层医疗卫生机构月均收入水平。其中，城市三级医院医务人员月均收入最高，为7599.7元，62.3%的医务人员月均收入在5000元以上，其次为城市二级医院和县医院，月均收入在5000元以上的医务人员占比依次为34.3%和34.0%。社区卫生服务中心医务人员和乡镇卫生院医务人员月均收入最低，分别为4517.1元和4102.1元。

与2013年相比，各类机构医务人员月均收入水平均有大幅提升。其中，乡镇卫生院和县医院人员月均收入增幅最多，分别增长59.3%和59.0%；其次为城市二级医院和城市三级医院，医务人员月均收入分别增长了50.8%和47.7%；社区卫生服务中心医务人员收入增幅最低，相比2013年，增长了34.2%。详见表4-3-3。

（四）不同专业医务人员收入的分布

参与调查的医务人员中，临床医生月均收入水平最高，为6058.8元，月均收入在5000元以上的人员占比为44.2%。医技人员月均收入为5580.3元，仅次于医生的收入水平。月均收入水平排在第三、第四位的是护理人员和药剂人员，分别为4885.0元和4718.8元。公共卫生人员平均收入最低，月均收入为4218.5元，为医生收入的69.6%。

与2013年相比，医生、护理人员以及公共卫生人员收入水平均有较大幅度的上涨。其中，临床医生月均收入增长55.8%，月均收入在2000元以下的人员占比由17.5%降至4.5%；月均收入在2000元以下的护理人员占比由28.3%降至10.7%；公共卫生人员中，月均收入在2000元以下的人员比例由29.7%降至9.4%。详见表4-3-4。

（五）不同学历的收入分布

参与调查的医务人员中，月均收入水平基本随学历升高而增长，整体来看，博士和硕士研究生月均收入分别为12 309.5元和7655.9元，中

表 4-3-3　不同医疗机构医务人员月均收入水平

项目	城市三级医院		城市二级医院		社区卫生服务中心		县医院		乡镇卫生院	
	2013年	2018年	2013年	2018年	2013年	2018年	2013年	2018年	2013年	2018年
分段（%）										
≤1000元	1.5	1.7	3.6	2.0	2.8	1.1	3.5	1.7	3.4	1.4
1000～2000元	8.4	1.6	19.9	5.3	20.4	7.8	17.8	5.1	28.1	9.0
2000～3000元	18.0	6.8	29.4	16.1	31.0	19.8	35.0	14.5	43.9	22.5
3000～4000元	15.4	11.8	16.1	21.3	15.8	23.0	20.1	21.6	16.1	30.1
4000～5000元	23.6	15.8	16.0	21.0	16.1	21.4	16.0	23.1	6.1	20.3
＞5000元	33.1	62.3	15.0	34.3	13.9	26.9	7.6	34.0	2.4	16.6
均数（元）	5145.7	7599.7	3500.1	5278.5	3366.5	4517.1	3171.3	5040.9	2575.7	4102.1

表 4-3-4　不同专业医务人员月均收入水平

项目	临床医生		护理人员		公共卫生人员		医技人员		药剂人员	
	2013年	2018年	2013年	2018年	2013年	2018年	2013年	2018年	2013年	2018年
分段（%）										
≤1000元	2.3	1.6	4.0	1.7	3.4	1.2	—	1.7	—	1.4
1000～2000元	15.2	2.9	24.3	9.0	26.3	8.2	—	5.1	—	5.1
2000～3000元	30.8	11.2	32.4	18.4	41.5	24.1	—	16.2	—	22.2
3000～4000元	17.7	19.0	16.0	22.1	15.2	28.4	—	20.3	—	27.8
4000～5000元	17.5	21.1	12.6	18.7	8.5	19.0	—	21.2	—	16.7
＞5000元	16.5	44.2	10.7	30.2	5.1	19.2	—	35.4	—	26.9
均数（元）	3889.8	6058.8	3218.8	4885.0	2806.3	4218.5	—	5580.3	—	4718.8

专/中技学历的医务人员月均收入水平为4097.0元，中专/中技以下所有学历的医务人员月均收入低于4000元。

相同学历的医务人员中，东部地区的月均收入高于西部和中部地区。以大学本科医务人员为例，东部地区月均收入为6645.8元，为西部地区和中部地区本科医务人员收入水平的1.2倍和1.4倍。详见表4-3-5。

表4-3-5　不同地区相同学历医务人员月均收入水平（元）

学历	合计	东部地区	中部地区	西部地区
博士研究生	12 309.5	13 227.6	8041.9	11 565.2
硕士研究生	7655.9	8654.4	6020.4	7493.8
大学本科	5611.0	6645.8	4658.4	5412.0
大专	4200.9	4947.0	3737.0	4213.5
中专/中技	4097.0	4496.3	3944.3	4021.1
技工学校	3082.6	2500.0	2481.5	3680.0
高中	3420.5	3307.5	2628.9	4337.8
初中及以下	2878.6	1050.0	2800.0	3375.0
合计	5434.7	6738.5	4450.6	5122.1

（六）不同职称的收入分布

被调查医务人员的月均收入水平随职称升高而增长，正高级和副高级医务人员月均收入依次为9811.9元和7601.0元，而初级职称和无职称医务人员月均收入为3424.2元和3238.0元。

相同职称的医务人员中，东部地区的月均收入高于西部和中部地区。以中级职称医务人员为例，东部地区月均收入为6944.5元，比西部地区同职称医务人员收入高1358.2元，比中部高2131.9元。详见表4-3-6。

相同学历的医务人员，在不同机构月均收入差距较大。硕士以上学历的医务人员在城市三级、二级医院，以及社区卫生服务中心的月均收入高于县医院和乡镇卫生院。大学本科、大专等学历的医务人员在医院工作（城市三级、二级医院以及县医院）的月均收入高于基层医疗卫生机构。详见表4-3-7。

表4-3-6　不同地区相同职称医务人员月均收入水平比较（元）

职称	合计	东部地区	中部地区	西部地区
正高级	9811.9	11 682.2	7284.1	9820.9
副高级	7601.0	9258.5	6057.8	7160.3
中级	5849.7	6944.5	4812.5	5586.2
初（师）级	4558.5	5394.3	3849.1	4555.3
士级	3424.2	4062.9	2956.7	3461.0
无职称	3238.0	3437.6	2759.6	3396.1

表4-3-7　不同机构相同学历医务人员月均收入比较（元）

学历	城市三级医院	城市二级医院	社区卫生服务中心	县医院	乡镇卫生院
博士研究生	12 597.6	8617.4	—	4666.7	4300.0
硕士研究生	8073.4	6365.7	6220.8	6047.4	4366.2
大学本科	7171.1	5473.3	4902.3	5245.0	4520.6
大专	5675.6	4263.6	4025.1	4324.2	3879.5
中专/中技	5522.1	5478.3	4165.9	4412.4	3784.7
技工学校	5100.0	—	2000.0	2756.5	2533.3
高中	9000.0	1510.0	2863.5	2691.7	3823.3
初中及以下	—	3100.0	2500.0	5000.0	2660.0

对于获得专业技术职称的各级人员（初级及以上），在医院工作的月均收入高于在基层医疗卫生机构工作的月均收入。以中级职称为例，城市三级医院月均收入最高，为7653.6元，其次为二级医院和县医院，分别为5591.2元和5259.6元，而在社区卫生服务中心和乡镇卫生院，中级职称医务人员的月均收入分别为5003.5元和4856.4元。详见表4-3-8。

表4-3-8　不同机构相同职称医务人员月均收入比较（元）

职称	城市三级医院	城市二级医院	社区卫生服务中心	县医院	乡镇卫生院
正高级	11 774.1	7987.3	6625.5	7484.5	5351.4
副高级	9415.1	6767.0	6318.2	6632.8	6113.4
中级	7653.6	5591.2	5003.5	5259.6	4856.4
初（师）级	5833.6	4598.2	4145.4	4348.6	3890.7
士级	4985.7	3193.5	3154.9	3078.9	3357.4
无职称	3897.7	3186.5	3210.8	3156.4	3114.2

（七）固定收入和浮动收入的占比

此次调查中，医务人员固定收入部分（不受个人表现或机构发展情况影响的收入部分）所占比例为63.2%，城市医务人员固定收入占比为60.6%，而农村医务人员固定收入占比相对略高，为68.2%。

不同区域医务人员固定收入占比略有差异，中部地区固定收入占比相对高于西部、东部地区，为65.1%。不同机构中，医院医务人员固定收入占比普遍高于基层医疗卫生机构。临床医生与护理人员的固定收入占比相对较低，分别为61.9%和61.4%，而公共卫生人员收入中，固定收入部分占比达72.5%，相比医生高10.6个百分点。医务人员随职称升高，固定收入所占比例降低：无职称人员固定收入占比达70.5%，而正高级职称医务人员固定收入占比为59.0%。详见表4-3-9。

二、对收入水平的认知

参与调查的医务人员目前的收入水平普遍未达到期望水平。整体平均水平显示，医务人员目前收入为期望收入的59.5%，其中城市医务人员目前收入为期望收入的60.7%，农村医务人员该比例为61.6%。中部地区医务人员目前收入与期望收入差距大于东部和西部地区。不同机构中，

表4-3-9　调查对象月均固定收入占比（%）

项目	合计	城市地区	农村地区
地区			
东部	63.2	60.6	68.2
中部	65.1	65.0	65.2
西部	61.2	56.0	68.0
机构类别			
城市三级医院	53.8	53.8	—
城市二级医院	59.8	59.8	—
社区卫生服务中心	69.6	69.7	69.0
县医院	63.0	—	63.0
乡镇卫生院	72.0	70.7	72.3
专业类别			
临床医疗	61.9	59.0	66.1
护理	61.4	58.5	65.8
公共卫生	72.5	71.5	74.2
医技	62.8	58.8	68.6
药剂	70.8	65.4	76.7
职称			
正高级	59.0	56.5	66.3
副高级	60.7	57.9	65.5
中级	62.7	60.7	66.4
初（师）级	63.4	60.9	66.9
士级	65.4	62.0	68.5
无职称	70.5	68.4	72.1

城市二级医院医务人员收入与期望收入差距略大于其他机构。尽管临床医生平均月收入高于其专业医务人员，但临床医生实际收入与期望收入差距最大，其目前收入达到期望收入的57.5%。医务人员随职称升高，目前实际收入与期望收入的差距逐步缩小。详见表4-3-10。

表4-3-10　不同地区调查对象自评实际收入与期望收入存在差距占比（%）

项目	合计	城市地区	农村地区
地区			
东部	61.0	60.7	61.6
中部	58.6	57.2	60.5
西部	58.9	58.9	58.9
机构类别			
城市三级医院	59.5	59.5	—
城市二级医院	56.3	56.3	—
社区卫生服务中心	60.3	60.2	62.1
县医院	60.5	—	60.5
乡镇卫生院	59.8	60.1	59.7
专业类别			
临床医疗	57.5	56.9	58.4
护理	62.1	62.9	60.8
公共卫生	60.1	59.2	61.7
医技	59.0	58.3	60.0
药剂	60.1	57.2	62.9
职称			
正高级	60.8	59.9	63.1
副高级	61.5	60.3	63.8
中级	60.9	59.6	63.2
初（师）级	58.8	58.8	58.9
士级	56.6	57.1	56.2
无职称	53.6	53.1	54.0

三、对收入变化的认知

与5年前相比，71.9%的医务人员自评收入有所提升，但考虑工作性质和整体社会收入水平后，有55.9%的医务人员感到自己收入水平的提高。与城市相比，农村医务人员收入水平提升更为明显，74.8%的人员实现收入增长，61.0%的医务人员实际感受到收入水平的提升；城市中依然有10.0%的医务人员实际收入比5年前有所降低，还有24.4%的医务人员认为与整体社会收入情况相比，自己的相对收入水平下降。

地区间医务人员收入水平比较结果显示，西部地区近5年收入增长的医务人员占比为69.9%，低于东部和中部地区，但是考虑工作性质和社会整体收入水平后，却有最高比例（58.3%）的医务人员感觉相对收入水平提升，高于东、中部地区。详见表4-3-11。

表4-3-11　城乡及不同区域调查对象自感收入变化的比较（%）

收入变化	合计	城乡		地区		
		城市	农村	东部	中部	西部
绝对收入水平						
提高	71.9	69.9	74.8	73.9	72.0	69.9
无变化	19.2	20.1	17.9	18.4	18.8	20.4
降低	8.9	10.0	7.3	7.7	9.2	9.8
相对收入水平						
提高	55.9	52.3	61.0	53.3	56.1	58.3
无变化	22.7	23.2	22.0	23.6	22.5	22.2
降低	21.4	24.4	17.0	23.2	21.5	19.6

不同机构医务人员近5年自感收入变化情况略有差异。县医院和乡镇卫生院中自感绝对收入增长的医务人员占比相对较高，分别为75.6%和73.8%。城市二级医院中，近5年自感收入增长的医务人员占比为64.3%，低于其他机构。在考虑工作性质和整体社会收入水平后，县医院和乡镇卫生院仍有约60%的医务人员感受到相对收入水平的提升。城市三级医院和二级医院分别有54.8%和46.2%的医务人员认为自己相对收入水平有所提高，考虑到他们自感绝对收入提高的比例最高，可见城市社会整体收入水平增长更快、城市医疗机构医务工作负荷更重。详见表4-3-12。

表4-3-12　不同机构医务人员自感收入变化比较（%）

收入变化	城市三级医院	城市二级医院	社区卫生服务中心	县医院	乡镇卫生院
绝对收入水平					
提高	73.5	64.3	67.4	75.6	73.8
无变化	17.6	22.4	22.7	17.5	18.4
降低	8.9	13.2	9.9	6.9	7.7
相对收入水平					
提高	54.8	46.2	52.2	61.1	60.2
无变化	21.9	23.7	25.3	21.4	22.8
降低	23.4	30.2	22.6	17.6	17.1

与5年前相比，各专业均有超过70%的医务人员自感绝对收入是增长的，但对考虑工作性质和整体社会收入水平后的相对收入变化情况进行统计分析显示，有52.5%和54.4%的临床医生和公共卫生人员感到相对收入水平的提升，与自感绝对收入提高的差距最大，与近5年临床工作和公共卫生工作的负荷变大有关系。详见表4-3-13。

表4-3-13　不同专业医务人员收入变化比较（%）

收入变化	临床医疗人员	护理人员	公共卫生人员	医技人员	药剂人员
绝对收入水平					
提高	71.1	73.4	70.4	73.0	76.7
无变化	19.5	18.0	21.1	21.0	14.4
降低	9.4	8.6	8.5	6.0	9.0
相对收入水平					
提高	52.5	61.6	54.4	57.2	61.0
无变化	22.8	21.4	26.5	23.2	19.7
降低	24.7	17.0	19.0	19.6	19.3

第二节 职业发展和成长

一、发展和成长现状

（一）过去5年职称或职务是否晋升

职称、职务的晋升是医务人员个人职业发展的重要体现。20.2%的医务人员在过去5年中获得了职务晋升，44.4%的医务人员获得了职称晋升。城市医务人员中，职务和职称晋升的人员占比略低于农村。

与2013年相比，获得职务晋升的人员比例出现小幅下降，而职称晋升的医务人员占比略有上涨。详见表4-3-14。

表4-3-14 城乡及不同区域医务人员职业发展变化（%）

职业发展变化情况	合计		城市地区		农村地区	
	2013年	2018年	2013年	2018年	2013年	2018年
职务晋升						
是	22.6	20.2	21.7	19.9	23.6	20.5
否	77.4	79.8	78.3	80.1	76.4	79.5
职称晋升						
是	43.5	44.4	42.5	44.0	44.5	44.9
否	56.5	55.6	57.5	56.0	55.5	55.2

东部地区医务人员中，获得职务晋升的比例最高（20.9%），其次为西部地区（20.0%）和中部地区（19.6%）。职称晋升方面，西部地区晋升的医务人员占比最高（44.9%），略高于东部地区（44.6%）和中部地区（43.6%）。

与2013年相比，中部和西部地区职务晋升的医务人员占比分别下降3.1个百分点和2.9个百分点，东部地区下降1.2个百分点。职称晋升方面，西部晋升人员占比上涨，增长2.9个百分点，高于东部和中部地区。详见表4-3-15。

表4-3-15　不同地区医务人员职业发展变化（%）

职业发展变化情况	东部地区		中部地区		西部地区	
	2013年	2018年	2013年	2018年	2013年	2018年
职务晋升						
是	22.1	20.9	22.7	19.6	22.9	20.0
否	77.9	79.1	77.3	80.5	77.1	80.0
职称晋升						
是	44.3	44.6	44.0	43.6	42.0	44.9
否	55.7	55.4	56.0	56.4	58.0	55.2

各类医疗机构中，县医院和城市三级医院医务人员职务晋升的比例相对较高，分别为23.2%和22.9%，其次为城市二级医院（19.4%）和乡镇卫生院（17.7%），社区卫生服务中心获得职务晋升的医务人员占比最低，为16.0%。

城市三级医院和县医院职称晋升人员占比最高，分别为50.0%和49.7%，其次为城市二级医院，为43.0%，乡镇卫生院（38.6%）和社区卫生服务中心（37.5%）在职称晋升方面相对处于较低水平。

与2013年相比，职务晋升方面，城市三级医院晋升人员占比基本持平，其他各类机构均有不同幅度的下降。职称晋升方面，城市二级医院和乡镇卫生院获得晋升的人员占比有所下降，城市三级医院、社区卫生服务中心和县医院中职称晋升人员占比上升。详见表4-3-16。

表4-3-16　不同机构医务人员职业发展变化（%）

职业发展变化情况	城市三级医院		城市二级医院		社区卫生服务中心		县医院		乡镇卫生院	
	2013年	2018年	2013年	2018年	2013年	2018年	2013年	2018年	2013年	2018年
职务晋升										
是	23.2	22.9	22.2	19.4	19.5	16.0	26.6	23.2	20.8	17.7
否	76.8	77.1	77.8	80.7	80.5	84.0	73.4	76.8	79.2	82.3
职称晋升										
是	48.3	50.0	45.0	43.0	36.1	37.5	48.4	49.7	39.7	38.6
否	51.7	50.0	55.0	57.0	63.9	62.5	51.6	50.3	60.3	61.4

不同专业医务人员中，护理人员和临床医疗人员获得职务晋升的比例相对较高，分别为21.5%和20.9%，其次为医技人员，获得晋升的比例为19.6%，药剂和公共卫生人员职务晋升的比例相对处于较低水平，分别为15.1%和13.8%。

职称晋升方面，护理人员获得晋升的人员占比最高，为49.0%，其次为临床医疗人员（45.1%）、药剂人员（41.7%）和医技人员（41.2%），公共卫生人员中，获得职称晋升的占比明显低于其他各类专业人员，为32.4%。

与2013年相比，临床医疗、护理和公共卫生人员职务晋升比例均有不同幅度的下降，获得职称晋升的人员占比均有所上升。详见表4-3-17。

表4-3-17　不同专业医务人员职业发展变化（%）

职业发展变化情况	临床医疗人员		护理人员		公共卫生人员		医技人员		药剂人员	
	2013年	2018年	2013年	2018年	2013年	2018年	2013年	2018年	2013年	2018年
职务晋升										
是	23.3	20.9	23.2	21.5	17.8	13.8	—	19.6	—	15.1
否	76.7	79.1	76.8	78.5	82.2	86.2	—	80.4	—	84.9
职称晋升										
是	44.1	45.1	47.2	49.0	30.2	32.4	—	41.2	—	41.7
否	55.9	54.9	52.8	51.0	69.8	67.6	—	58.9	—	58.3

（二）基层医疗卫生机构职称晋升人员基本特征分布

基层医疗卫生机构中，近5年职称晋升的医务人员平均年龄和工作年数分别为37.8岁和15.7年，与未晋升的医务人员基本持平。年龄构成分布中，职称晋升的医务人员年龄在35～45岁的占比为36.9%，比未晋升的医务人员中该年龄组占比高8.4个百分点。职称晋升的医务人员中，43.2%工作年数分布在10～20年，相比未晋升的医务人员高14.1个百分点。

其中，社区卫生服务中心中职称晋升的医务人员平均年龄和工作年数均低于未获得职称晋升的医务人员。而乡镇卫生院中职称晋升的医务人员平均年龄和工作年数高于未获得职称晋升的医务人员。详见表4-3-18。

整体来看，基层医疗卫生机构获得职称晋升的医务人员学历构成以大学本科（57.2%）为主，而未获得职称晋升的医务人员中，学历构成以大专为主，占比45.7%，大学本科学历占比35.3%。

其中，社区卫生服务中心中，近5年获得职称晋升的医务人员中64.5%为大学本科学历，29.2%为大专学历，未晋升的医务人员中大学本科和大专学历人员占比分别为44.3%和41.4%。乡镇卫生院中，职称晋升的医务人员中52.1%为大学本科学历，相比未晋升的医务人员中大学本科学历占比高23.3个百分点。详见表4-3-19。

表4-3-18　基层医疗卫生机构职称晋升医务人员年龄及工作年数分布情况

项目	基层医疗卫生机构		社区卫生服务中心		乡镇卫生院	
	晋升	未晋升	晋升	未晋升	晋升	未晋升
年龄						
均数（岁）	37.8	37.8	37.8	38.8	37.8	36.8
分段（%）						
≤35岁	41.8	43.9	40.7	38.5	42.6	47.7
35～45岁	36.9	28.5	38.6	30.1	35.6	27.3
＞45岁	21.4	27.7	20.7	31.4	21.8	25.0
工作年数						
均数（年）	15.7	15.8	15.7	16.9	15.7	14.6
分段（%）						
≤10岁	28.2	36.6	25.6	31.0	30.0	40.5
10～20岁	43.2	29.1	47.6	29.8	40.2	28.7
＞20岁	28.6	34.3	26.8	39.2	29.8	30.8

表4-3-19　基层医疗卫生机构职称晋升医务人员学历分布情况（%）

学历	基层医疗卫生机构		社区卫生服务中心		乡镇卫生院	
	晋升	未晋升	晋升	未晋升	晋升	未晋升
博士	0	0	0	0	0.1	0
硕士	1.0	0.8	2.1	1.4	0.2	0.3
大学本科	57.2	35.3	64.5	44.3	52.1	28.8
大专	33.6	45.7	29.2	41.4	36.7	48.8
中专/中技	8.0	17.0	4.1	12.0	10.7	20.6
高中/技校	0.1	1.0	0.1	0.9	0.1	1.2
初中及以下	0.1	0.2	0	0.1	0.1	0.3

整体来看，基层医疗卫生机构近5年职称晋升的医务人员中，高级、中级和初（师）级职称人员占比分别为14.2%、39.7%和40.2%，高于未晋升的人员中对应职称人员占比。

其中，社区卫生服务中心中，职称晋升的医务人员中46.8%为中级职称，16.2%为高级职称；未晋升的医务人员中，中级和高级职称人员占比分别为33.5%和5.8%，低于获得职称晋升的医务人员。乡镇卫生院中，获得职称晋升的医务人员中高级、中级以及初（师）级职称人员占比均高于未获得晋升的医务人员中对应职称占比。详见表4-3-20。

表4-3-20　基层医疗卫生机构职称晋升医务人员职称分布情况（%）

职称	基层医疗卫生机构		社区卫生服务中心		乡镇卫生院	
	晋升	未晋升	晋升	未晋升	晋升	未晋升
正高级	1.1	0.5	1.3	0.8	0.9	0.2
副高级	13.1	3.3	14.9	5.0	11.9	2.1
中级	39.7	25.5	46.8	33.5	34.9	19.9
初（师）级	40.2	35.4	33.0	33.8	45.2	36.6
士级	4.9	21.6	3.6	18.0	5.7	24.2
无职称	1.0	13.7	0.5	8.9	1.4	17.1

（三）基层医疗卫生机构职称晋升人员基本特征分布的变化

本次参与调查的医务人员中，基层医疗卫生机构近5年职称晋升的医务人员平均年龄和工作年数分别为37.8岁和15.7年。基层医疗卫生机构获得职称晋升的医务人员平均年龄和工作年数均大于2013年。

年龄构成分布中，职称晋升的医务人员年龄大于45岁的人员占比为21.4%，而2013年获得晋升的人员中，大于45岁的人员占比为12.7%。工作年数分布中，2018年职称晋升的医务人员中，工作年数在10～20年的医务人员占比为43.2%，低于2013年（51.1%）；工作年数超过20年的医务人员占比为28.6%，高于2013年（19.2%）。详见表4-3-21。

本次参与调查的医务人员中，基层医疗卫生机构获得职称晋升的人员学历构成以大学本科（57.2%）和大专学历（33.6%）为主。与2013年相比，获得晋升的人员中，本科学历占比增加超过20个百分点，大专学历占比下降13.1个百分点。详见表4-3-22。

本次参与调查的医务人员中，基层医疗卫生机构近5年职称晋升的医务人员中，高级、中级和初（师）级职称人员占比分别为14.2%、39.7%和40.2%。2013年，获得晋升的医务人员中高级、中级职称人员占比分别为7.5%和35.4%，均低于2018年；只有初（师）级职称人员占比为42.2%，高于2018年，近5年解决了更多原始低职称人员的晋级。详见表4-3-23。

表4-3-21　基层医疗卫生机构职称晋升医务人员年龄及工作年数分布对比

项目	职称晋升		职称未晋升	
	2013年	2018年	2013年	2018年
年龄				
分段（%）				
≤35岁	45.4	41.8	40.8	43.9
35～45岁	41.9	36.9	32.4	28.5
＞45岁	12.7	21.4	26.8	27.7
均数（岁）	36.0	37.8	38.0	37.8
工作年数				
分段（%）				
≤10年	29.7	28.2	34.9	36.6
10～20年	51.1	43.2	29.9	29.1
＞20年	19.2	28.6	35.2	34.3
均数（年）	14.3	15.7	16.1	15.8

表4-3-22　基层医疗卫生机构职称晋升医务人员学历分布对比（%）

学历	职称晋升		职称未晋升	
	2013年	2018年	2013年	2018年
博士	0.1	—	0.1	—
硕士	0.7	1.0	0.4	0.8
大学本科	34.8	57.2	22.8	35.3
大专	46.7	33.6	45.0	45.7
中专/中技	17.1	8.0	28.9	17.0
高中/技校	0.5	0.1	2.1	1.0
初中及以下	0.1	0.1	0.8	0.2

表4-3-23　基层医疗卫生机构职称晋升医务人员职称分布对比（%）

职称	职称晋升		职称未晋升	
	2013年	2018年	2013年	2018年
正高级	0.8	1.1	0.5	0.5
副高级	6.7	13.1	2.9	3.3
中级	35.4	39.7	24.9	25.5
初（师）级	42.2	40.2	34.4	35.4
士级	12.8	4.9	26.3	21.6
无职称	2.1	1.0	11.0	13.7

（四）医务人员进修及培训情况

参与调研的医务人员中，46.2%的人员在上级医院接受过阶段性进修培训，其中农村医务人员接受过进修培训的比例（47.8%）高于城市（45.0%）。在不同地区中，西部地区医务人员接受过进修培训的比例为46.7%，东部和中部地区该比例分别为46.2%和45.6%。

总体来看，62.3%的医务人员在过去一年中，参加过专业相关课程培训。城市医务人员接受短期课程培训的比例为65.4%，农村医务人员接受短期培训的比例为57.8%。不同地区中，东部和中部地区过去一年接受过短期课程培训的医务人员占比分别为67.7%和63.1%，西部地区该比例最低，为56.1%。详见表4-3-24。

表4-3-24　城乡及不同地区医务人员参加培训情况（%）

培训	合计	城乡		地区		
		城市	农村	东部	中部	西部
进修培训						
是	46.2	45.0	47.8	46.2	45.6	46.7
否	53.8	55.0	52.2	53.8	54.4	53.4
短期培训						
是	62.3	65.4	57.8	67.7	63.1	56.1
否	37.8	34.6	42.2	32.3	36.9	43.9

不同医疗机构中，县医院医务人员接受阶段性进修培训的人员占比最高，为54.8%，其次为城市二级医院（50.3%），城市三级医院和乡镇卫生院接受进修培训的人员占比依次为46.9%和40.2%，社区卫生服务中心接受进修培训的医务人员占比最低，为38.1%。

过去一年，不同机构医务人员接受短期培训的情况显示，城市三级医院71.4%的人员接受过短期课程培训，其次为县医院（65.9%）、城市二级医院（64.8%）和社区卫生服务中心（59.0%），乡镇卫生院有49.0%的医务人员接受过短期培训，低于其他类型机构。详见表4-3-25。

表4-3-25　不同机构医务人员参加培训情况（%）

培训	城市三级医院	城市二级医院	社区卫生服务中心	县医院	乡镇卫生院
进修培训					
是	46.9	50.3	38.1	54.8	40.2
否	53.1	49.7	62.0	45.2	59.8
短期培训					
是	71.4	64.8	59.0	65.9	49.0
否	28.7	35.2	41.0	34.2	51.0

各类人员中，临床医生和医技人员接受阶段性进修培训的占比相对较高，依次为58.6%和50.7%，其次为护理人员，接受过阶段性进修培训的人员占比为35.0%，公共卫生人员和药剂人员中，分别有22.7%和20.2%接受过阶段性进修培训。

近一年，各类人员中，临床医生参加短期课程培训的比例最高（66.2%），其次为医技人员（59.0%）、公共卫生人员（58.6%）和护理人员（58.3%），药剂人员接受短期培训的比例略低于其他类型专业人员（47.0%）。详见表4-3-26。

表4-3-26　不同专业医务人员参加培训情况（%）

培训	临床医疗	护理	公共卫生	医技	药剂
进修培训					
是	58.6	35.0	22.7	50.7	20.2
否	41.5	65.0	77.3	49.3	79.8
短期培训					
是	66.2	58.3	58.6	59.0	47.0
否	33.8	41.7	41.4	41.0	53.1

医务人员最近一次参加阶段性进修培训的时长为6个月左右，城市和农村地区进修培训时长没有差异，各地区中，东部地区医务人员平均接受进修培训时长为6.4个月，西部和中部地区分别为5.7个月和5.6个月。短期培训中，平均每次培训课程持续3.2天左右，各地区间差异不大。详见表4-3-27。

表4-3-27　城乡及不同区域医务人员参加培训时长

培训	合计	城乡		地区		
		城市	农村	东部	中部	西部
进修培训（月）	5.9	5.9	5.9	6.4	5.6	5.7
短期培训（天）	3.2	3.1	3.2	2.9	3.3	3.3

不同机构中，城市二级医院医务人员阶段性进修培训平均持续6.3个月，略高于乡镇卫生院（6.0个月）、社区卫生服务中心（5.8个月）、县医院（5.9个月）和城市三级医院（5.7个月）。短期课程培训中，城市三级医院、城市二级医院和乡镇卫生院平均每次课程培训时长均为3.2天，略高于社区卫生服务中心（3.0天）和县医院（3.1天）。详见表4-3-28。

表4-3-28　不同机构医务人员参加培训时长

培训	城市三级医院	城市二级医院	社区卫生服务中心	县医院	乡镇卫生院
进修培训（月）	5.7	6.3	5.8	5.9	6.0
短期培训（天）	3.2	3.2	3.0	3.1	3.2

不同专业的医务人员中，临床医生阶段性进修培训平均持续时间最长，为7.0个月，其次为医技人员和公共卫生人员，分别为5.4个月和5.1个月，药剂人员和护理人员阶段性进修培训时间相对较短，依次为4.1个月和2.9个月。短期课程培训中，临床医生平均每次课程时长为3.4天，其次为医技人员、护理人员和药剂人员，平均培训时长依次为3.2天、3.0天和2.9天，公共卫生人员平均每次课程持续2.6天，略低于其他类型机构。详见表4-3-29。

表4-3-29　不同专业医务人员参加培训时长

培训	临床医疗	护理	公共卫生	医技	药剂
进修培训（月）	7.0	2.9	5.1	5.4	4.1
短期培训（天）	3.4	3.0	2.6	3.2	2.9

（五）基层医疗卫生机构进修及培训医务人员特征分布

基层医疗卫生机构中，参加阶段性进修培训的医务人员平均年龄为39.6岁，高于未参加过进修的医务人员（36.6岁）。参加进修的医务人员平均工作年数为17.5年，比未参加过进修的医务人员平均工作年限高2.9年。

其中，社区卫生服务中心和乡镇卫生院中参加过进修培训的人员平均年龄分别为40.0岁和39.2岁，高于未参加过进修的医务人员。社区卫生服务中心和乡镇卫生院参加进修的医务人员的平均工作年数比未参加过进修的医务人员平均工作年数分别高2.3年和3.4年。详见表4-3-30。

整体来看，基层医疗卫生机构参加阶段性进修的医务人员学历构成以大学本科（52.4%）和大专（36.8%）为主。未参加过进修的医务人员中，大学本科学历占比37.9%，大专学历占比43.9%。进修机会更多倾向于现学历较高的医务人员。

其中，社区卫生服务中心中，参加进修的医务人员中63.1%为大学本科学历，29.9%为大专学历。未参加进修的医务人员中大学本科和大专学历人员占比分别为44.9%和41.0%。乡镇卫生院中，参加过进修的医务人员中45.3%为大学本科学历，高于未参加进修的医务人员中大学本科学历占比。详见表4-3-31。

表4-3-30　基层医疗卫生机构参加进修医务人员年龄及工作年数分布情况

项目	基层		社区卫生服务中心		乡镇卫生院	
	参加	未参加	参加	未参加	参加	未参加
年龄						
分段（%）						
≤35岁	33.6	49.4	30.5	44.8	35.7	52.7
35～45岁	37.5	27.8	39.9	29.2	36.0	26.7
＞45岁	28.9	22.9	29.6	26.1	28.4	20.6
均数（岁）	39.6	36.6	40.0	37.4	39.2	35.8
工作年数						
分段（%）						
≤10年	23.4	40.0	20.1	34.5	25.6	44.0
10～20年	39.1	31.4	42.1	32.8	37.1	30.4
＞20年	37.5	28.6	37.8	32.6	37.3	25.7
均数（年）	17.5	14.6	17.9	15.6	17.0	13.6

表4-3-31　基层医疗卫生机构参加进修医务人员学历分布情况（%）

学历	基层		社区卫生服务中心		乡镇卫生院	
	参加	未参加	参加	未参加	参加	未参加
博士	—	0	—	—	—	0
硕士	1.1	0.7	2.1	1.4	0.4	0.2
大学本科	52.4	37.9	63.1	44.9	45.3	32.8
大专	36.8	43.9	29.9	41.0	41.4	46.0
中专/中技	9.3	16.4	4.7	11.9	12.3	19.6
高中/技校	0.3	0.9	0.2	0.8	0.4	1.0
初中及以下	0.1	0.2	—	0.1	0.2	0.3

整体来看，基层医疗卫生机构参加阶段性进修的医务人员中，正高级、副高级以及中级职称人员占比分别为1.1%、10.6%和39.1%，高于未参加过进修的人员中对应职称人员占比。进修机会更多地分配给职称较高的医务人员。

其中，社区卫生服务中心中，参加进修的医务人员中47.4%为中级职称，15.1%为高级职称，未参加进修的医务人员中中级和高级职称人员占比分别为32.9%和6.5%，低于参加过进修的医务人员。乡镇卫生院中，参加过进修的医务人员中33.5%为中级职称，高于未参加进修的医务人员中中级职称占比。详见表4-3-32。

表4-3-32　基层医疗卫生机构参加进修医务人员职称分布情况（%）

职称	基层		社区卫生服务中心		乡镇卫生院	
	参加	未参加	参加	未参加	参加	未参加
正高级	1.1	0.4	1.5	0.7	0.8	0.2
副高级	10.6	4.8	13.6	5.8	8.7	4.0
中级	39.1	25.6	47.4	32.9	33.5	20.3
初（师）级	35.2	38.6	28.9	36.5	39.3	40.2
士级	9.7	18.8	6.6	16.3	11.7	20.7
无职称	4.4	11.8	2.0	7.9	5.9	14.6

基层医疗卫生机构中，参加短期培训的医务人员平均年龄为38.6岁，高于未参加过培训的医务人员（36.9岁）。参加培训的医务人员平均工作年数为16.6年，比未参加过短期培训的医务人员工作年限长1.8年。

其中社区卫生服务中心和乡镇卫生院中参加过短期培训的人员平均年龄分别为38.9岁和38.3岁，高于未参加过培训的医务人员。社区卫生服务中心和乡镇卫生院参加短期培训医务人员的平均工作年数比未参加过培训的医务人员平均工作年数分别长1.5年和2.2年。详见表4-3-33。

表4-3-33 基层医疗卫生机构参加短期培训医务人员年龄及工作年数分布情况

项目	基层		社区卫生服务中心		乡镇卫生院	
	参加	未参加	参加	未参加	参加	未参加
年龄						
分段（%）						
≤35岁	37.7	49.4	36.0	44.1	39.1	52.3
35～45岁	34.9	27.8	35.8	29.5	34.2	26.9
>45岁	27.4	22.8	28.2	26.3	26.7	20.8
均数（岁）	38.6	36.9	38.9	37.7	38.3	36.1
工作年数						
分段（%）						
≤10年	27.5	40.3	25.1	34.7	29.5	43.4
10～20年	36.8	31.8	37.6	34.5	36.1	30.2
>20年	35.7	28.0	37.2	30.8	34.4	26.4
均数（年）	16.6	14.8	17.1	15.6	16.1	13.9

整体来看，基层医疗卫生机构接受过短期培训的医务人员学历构成以大学本科（46.7%）和大专（40.1%）为主。未参加过短期培训的医务人员中，大学本科学历占比40.1%，大专学历占比42.3%。培训机会更多地分配给当前学历较高的医务人员。

其中，社区卫生服务中心中，接受过短期培训的医务人员中54.3%为大学本科学历，未参加培训的医务人员中大学本科学历人员占比为48.3%。乡镇卫生院中，参加过短期培训的医务人员中40.3%为大学本科学历，高于未参加培训的医务人员中大学本科学历占比。详见表4-3-34。

表4-3-34　基层医疗卫生机构参加短期培训医务人员学历分布情况

学历	基层		社区卫生服务中心		乡镇卫生院	
	参加	未参加	参加	未参加	参加	未参加
博士	0	—	—	—	0.1	—
硕士	1.2	0.5	2.2	0.9	0.4	0.2
大学本科	46.7	40.1	54.3	48.3	40.3	35.5
大专	40.1	42.3	35.5	38.5	44.0	44.3
中专/中技	11.6	15.9	7.8	11.1	14.7	18.6
高中/技校	0.3	1.1	0.2	1.2	0.5	1.1
初中及以下	0.1	0.2	—	0.1	0.2	0.3

基层医疗卫生机构参加短期培训的医务人员职称构成与未参加短期培训的医务人员职称构成存在差异。其中，社区卫生服务中心中参加培训的医务人员中41.8%为中级职称，11.3%为高级职称。未参加培训的医务人员中中级和高级职称人员占比分别为33.5%和7.5%，低于参加过培训的医务人员。乡镇卫生院中，参加过短期培训的医务人员中29.3%为中级职称，高于未参加培训的医务人员中中级职称占比。培训机会更多地分配给现职称较高的医务人员。详见表4-3-35。

表4-3-35　基层医疗卫生机构参加短期培训医务人员职称分布情况（%）

职称	基层		社区卫生服务中心		乡镇卫生院	
	参加	未参加	参加	未参加	参加	未参加
正高级	0.9	0.5	1.1	0.9	0.7	0.3
副高级	8.8	5.1	10.2	6.6	7.6	4.2
中级	35.0	26.2	41.8	33.5	29.3	22.1
初（师）级	35.9	38.8	31.8	36.2	39.4	40.3
士级	13.3	17.4	11.0	14.9	15.3	18.8
无职称	6.1	12.1	4.1	8.0	7.8	14.4

二、对发展和成长的认知

对发展和成长的认知包含4个条目，分别为“工作对我来说是一个学习和成长的过程”“通过工作，我的知识和技能在逐步提升”“在工作中我可以尝试一些新事物，积极挖掘自身潜能”以及“现在的工作对我的个人成长没有任何帮助”。问卷采用李克特6点计分法，“非常不符合”计1分，“比较不符合”计2分，“有点不符合”计3分，“有点符合”计4分，“比较符合”计5分，“非常符合”计6分。将条目得分之和作为各维度总体衡量指标，以衡量医务人员能力提升水平，依据计分办法划分为低、中、高三个程度，(0，8］为低，(8，16］为中，(16，24］为高。

医务人员对自身的发展和能力保持较高程度的认可，86.1%的医务人员认为工作中自己能力得到了高度提升。分地区看，农村（86.9%）略高于城市（85.5%）；东部地区（86.9%）和中部地区（86.6%）略高于西部地区（84.7%）。

与2013年相比，无论是全国平均水平，或者在城乡、东中西部地区医务人员，对工作中自身发展和能力提高自评高水平的比例均略有所下降。详见表4-3-36、表4-3-37。

表4-3-36　医务人员对能力提升评价比较（%）

评价	合计		城市地区		农村地区	
	2013年	2018年	2013年	2018年	2013年	2018年
低	0	0.4	0	0.4	0	0.3
中	12.5	13.6	12.5	14.1	12.5	12.8
高	87.5	86.1	87.5	85.5	87.5	86.9

表4-3-37 城乡及不同区域医务人员对能力提升评价比较（%）

评价	东部地区		中部地区		西部地区	
	2013年	2018年	2013年	2018年	2013年	2018年
低	0	0.3	0	0.4	0	0.4
中	12.0	12.8	12.4	13.0	13.2	14.9
高	88.0	86.9	87.6	86.6	86.8	84.7

各类机构中，县医院、城市三级医院和城市二级医院医务人员对自身能力和发展的认可水平相对较高，分别有90.9%、88.0%和86.6%的医务人员认为自己的能力得到高度提升，乡镇卫生院和社区卫生服务中心中，分别有82.3%和81.0%的医务人员认为自己的能力得到高度提升。详见表4-3-38。

表4-3-38 不同机构医务人员对能力提升评价比较（%）

评价	城市三级医院	城市二级医院	社区卫生服务中心	县医院	乡镇卫生院
低	0.2	0.4	0.7	0.1	0.5
中	11.8	13.0	18.4	9.0	17.2
高	88.0	86.6	81.0	90.9	82.3

各类人员中，分别有87.3%和88.2%的护理人员和临床医生认为自身的能力得到了高度提升，高于医技人员（85.4%）、药剂人员（83.5%）和公共卫生人员（77.5%），公共卫生人员对能力和发展的认可程度相对较低。

与2013年相比，护理人员中认可自己工作能力和发展的人员占比有所提升，而临床医生和公共卫生人员对自身能力和发展高度认可的人员占比则出现不同幅度的下降，其中公共卫生人员下降更为明显。详见表4-3-39。

表4-3-39　不同专业医务人员对能力提升评价比较（%）

评价	临床医疗		护理		公共卫生		医技		药剂	
	2013年	2018年	2013年	2018年	2013年	2018年	2013年	2018年	2013年	2018年
低	0	0.3	0	0.1	0	0.9	—	0.2	—	—
中	11.3	12.3	12.2	11.7	19.4	21.6	—	14.5	—	16.5
高	88.7	87.3	87.8	88.2	80.6	77.5	—	85.4	—	83.5

三、发展和成长前景变化的认知

49.6%的被调查医务人员认为近5年职称晋升标准有所改善，8.7%的医务人员认为职称晋升标准变差。农村地区认为职称晋升标准改善的人员占比为51.6%，高于城市；认为职称晋升标准变差的农村医务人员比例为6.5%，低于城市医务人员（10.3%）。在西部和中部地区，认为职称晋升标准改善的医务人员占比分别为52.6%和49.3%，东部地区该比例最低，为46.9%；而东部地区认为职称晋升标准变差的人员占比为10.6%，高于中部和西部地区。

培训和能力提高机会的变化方面，66.0%的医务人员认为近5年能力提升机会改善。城乡之间以及东、中、西部地区之间对近5年能力提升机会变化的认知无显著差异。详见表4-3-40。

县医院中认为与5年前相比职称晋升标准改善的医务人员占比为55.4%，高于城市三级医院（52.1%）和城市二级医院（47.9%）。社区卫生服务中心和乡镇卫生院医务人员中，接近50%认为职称晋升标准没有变化，分别有43.9%和46.0%的医务人员认为职称晋升标准有所改善。

培训和能力提升机会方面，城市三级医院和县医院中分别有70.8%和70.7%的医务人员认为能力提升机会改善，高于城市二级医院（64.4%）、社区卫生服务中心（60.2%）和乡镇卫生院（60.6%）。详见表4-3-41。

表4-3-40　不同地区医务人员对发展和成长前景变化评价的比较（%）

项目	合计	城乡		地区		
		城市	农村	东部	中部	西部
职称晋升标准						
改善	49.6	48.3	51.6	46.9	49.3	52.6
无变化	41.7	41.5	41.9	42.5	43.1	39.5
变差	8.7	10.3	6.5	10.6	7.6	8.0
能力提升机会						
改善	66.0	65.9	66.0	65.6	65.6	66.6
无变化	29.4	29.3	29.6	30.3	29.7	28.3
变差	4.6	4.8	4.3	4.1	4.7	5.0

表4-3-41　不同机构医务人员对发展和成长前景变化评价的比较（%）

项目	城市三级医院	城市二级医院	社区卫生服务中心	县医院	乡镇卫生院
职称晋升标准					
改善	52.1	47.9	43.9	55.4	46.0
无变化	34.6	41.7	49.9	36.7	49.1
变差	13.3	10.5	6.2	7.9	4.9
能力提升机会					
改善	70.8	64.4	60.2	70.7	60.6
无变化	24.4	30.0	35.5	25.3	34.7
变差	4.8	5.6	4.3	4.0	4.7

比较不同专业医务人员的认知发现，54.5%的护理人员认为职称晋升标准改善，该比例明显高于其他专业人员。而只有40.9%的公共卫生人员认为近5年职称晋升标准改善、大约一半（54.1%）的公共卫生人员认为5年来职称晋升标准没有变化。

培训和能力提升机会方面，70.9%的护理人员感到能力提升机会改善，高于其他专业医务人员。药剂人员中认为培训和能力提升机会改善的人员占为51.1%，另有43.1%的人员认为能力提升机会没有变化，其对能力提升机会的改善程度的评价低于其他专业医务人员。详见表4-3-42。

表4-3-42　不同专业医务人员对发展和成长前景变化评价的比较（%）

项目	临床医疗	护理	公共卫生	医技	药剂
职称晋升标准					
改善	48.6	54.5	40.9	49.9	48.4
无变化	40.4	39.1	54.1	41.3	44.4
变差	11.0	6.4	5.0	8.8	7.2
能力提升机会					
改善	64.4	70.9	62.4	63.7	51.1
无变化	30.1	25.8	34.3	30.1	43.1
变差	5.5	3.3	3.3	6.2	5.8

过去5年中获得职称晋升的医务人员中，有60.6%认为职称晋升标准有所改善，而未获得职称晋升的医务人员中，有40.8%的人员认为职称晋升标准改善。详见表4-3-43。

表4-3-43　职称晋升医务人员对晋升标准变化评价的比较（%）

职称晋升标准	晋升	未晋升
改善	60.6	40.8
无变化	31.3	50.0
变差	8.2	9.2

在上级机构接受过阶段性进修培训的医务人员中，70.9%认为工作中能力提升机会有改善，而未参与过进修培训的医务人员中，有61.5%

认为能力提升机会改善。

72.4%的接受过短期培训的医务人员认为近年来能力提升机会有所改善，而未接受过短期培训的医务人员中，有54.6%认为培训和能力提升机会改善。详见表4-3-44。

表4-3-44　接受培训的医务人员对能力提升机会变化评价的比较（%）

能力提升机会	进修培训		短期培训	
	是	否	是	否
改善	70.9	61.5	72.4	54.6
无变化	24.7	33.6	23.7	39.3
变差	4.4	4.9	3.8	6.1

分医疗机构类型进一步分析对职称晋升改善的感受发现，各类机构中近5年获得职称晋升的医务人员中，认为职称晋升标准有所改善的人员占比均高于未获得职称晋升的人员。基层医疗卫生机构中获得职称晋升的医务人员中，认为职称晋升标准有所改善的比例远高于未获得晋升的医务人员。社区卫生服务中心和乡镇卫生院中，晋升人员和非晋升人员认为晋升标准改善的比例差均超过20个百分点，并且超过各类医院医务人员中的这个差异。详见表4-3-45。

分医疗机构类型进一步分析对能力提升的感受发现，各类医疗机构中，参加过进修或接受过短期培训的医务人员中，认为培训和能力提升机会有所改善的人员占比均高于未参加过进修或培训的人员，基层医务人员中这个差异略高于医院的医务人员。详见表4-3-46、表4-3-47。

表4-3-45 不同机构职称晋升医务人员对晋升标准变化评价的比较（%）

职称晋升标准	晋升					未晋升				
	城市三级医院	城市二级医院	社区卫生服务中心	县医院	乡镇卫生院	城市三级医院	城市二级医院	社区卫生服务中心	县医院	乡镇卫生院
改善	60.1	57.3	59.0	65.2	58.8	43.8	40.7	34.6	46.2	38.0
无变化	27.6	33.2	35.4	27.7	37.0	41.7	48.2	58.8	45.0	56.7
变差	12.3	9.5	5.5	7.1	4.2	14.5	11.2	6.6	8.8	5.4

表4-3-46 不同机构进修医务人员对能力提升机会变化评价的比较（%）

能力提升机会	进修					未进修				
	城市三级医院	城市二级医院	社区卫生服务中心	县医院	乡镇卫生院	城市三级医院	城市二级医院	社区卫生服务中心	县医院	乡镇卫生院
改善	75.7	68.3	65.2	74.8	65.0	66.3	60.5	56.9	65.5	57.2
无变化	19.8	26.1	31.3	21.2	30.6	28.6	34.0	38.3	30.3	37.8
变差	4.5	5.6	3.5	4.0	4.4	5.1	5.5	4.8	4.2	5.0

表4-3-47 不同机构短期培训医务人员对能力提升机会变化评价的比较（%）

能力提升机会	短期培训					未短期培训				
	城市三级医院	城市二级医院	社区卫生服务中心	县医院	乡镇卫生院	城市三级医院	城市二级医院	社区卫生服务中心	县医院	乡镇卫生院
改善	75.9	69.2	67.7	75.5	69.2	57.1	55.5	49.1	60.9	51.6
无变化	20.2	25.7	28.9	21.0	27.3	35.8	38.1	45.3	33.7	42.5
变差	4.0	5.2	3.5	3.5	3.5	7.1	6.4	5.6	5.5	5.9

第三节　资源支持

一、对资源支持的认知

对资源支持的认知包含2个条目，分别为“我工作的单位提供了可以让我高效工作的设备和设施”和“我在单位可以方便地获得工作中需要的各种信息”。问卷采用李克特4点计分法，“完全不同意”计1分，“不同意”计2分，“同意”计3分，“完全同意”计4分。将条目得分之和作为总体衡量指标，依据计分办法划分为低、中、高三个程度，（0，3］为低，（3，5］为中，（5，8］为高。

总体来看，57.8%的医务人员认为自己的工作得到的资源支持处于较高水平，37.3%的医务人员认为工作中得到了中等水平的资源支持。与农村医务人员（57.2%）相比，城市医务人员感受到高水平的资源支持的比例（58.2%）略高。不同地区间，东部地区医务人员感受到高水平的资源支持的比例为61.2%，其次为中部地区，比例为57.4%，西部地区医务人员得到高水平资源支持的人员占比相对较低，为55.0%。详见表4-3-48。

表4-3-48　城乡及不同地区医务人员对资源支持的评价（%）

评价	合计	城乡		地区		
		城市	农村	东部	中部	西部
低	4.9	5.2	4.5	4.9	4.4	5.4
中	37.3	36.6	38.4	33.9	38.2	39.6
高	57.8	58.2	57.2	61.2	57.4	55.0

不同机构中，城市三级医院医务人员感受到高水平资源支持的比例

最高，为63.8%，其次为县医院和社区卫生服务中心，得到高水平资源支持的比例分别为59.4%和56.4%，乡镇卫生院和城市二级医院该比例相对较低，依次为53.8%和51.7%。详见表4-3-49。

表4-3-49　不同机构医务人员对资源支持的评价（%）

评价	城市三级医院	城市二级医院	社区卫生服务中心	县医院	乡镇卫生院
低	4.7	6.8	4.6	4.4	4.7
中	31.5	41.4	39.1	36.2	41.5
高	63.8	51.7	56.4	59.4	53.8

不同专业医务人员中，护理人员感受到“高水平资源支持”的比例更高、感受到“低水平资源支持”的比例最低；药剂、公共卫生和医技人员感受到“高水平资源支持”的人员占比依次为60.9%、58.5%和58.3%；临床医生感受到“高水平资源支持”的比例最低，“低水平资源支持”的比例相对偏高。详见表4-3-50。

表4-3-50　不同专业医务人员对资源支持的评价（%）

评价	临床医疗	护理	公共卫生	医技	药剂
低	6.0	3.0	4.8	5.5	3.6
中	39.0	35.0	36.7	36.2	35.6
高	54.9	62.0	58.5	58.3	60.9

二、对资源支持变化的认知

总体上医务人员对近5年资源支持的变化持乐观态度，81.9%的医务人员认为近5年就医环境改善，85.1%的医务人员认为医疗设备有所改善，84.3%的医务人员认为医疗技术水平提升，67.6%的医务人员认为药品供应改善。农村地区医务人员中认为就医环境、医疗设备和医疗技术水平有所改善的人员占比高于城市地区；药品供应方面，农村地区医务人员认为有所改善的比例低于城市地区。东中西部地区之间，医务人员对近五年资源支持变化情况的评价整体保持一致。详见表4-3-51。

表4-3-51　不同地区医务人员对资源支持变化的评价（%）

项目	合计	城乡		地区		
		城市	农村	东部	中部	西部
就医环境						
改善	81.9	79.9	84.8	81.0	83.0	81.6
无变化	10.9	12.0	9.4	11.4	10.8	10.6
变差	7.2	8.1	5.9	7.6	6.2	7.8
医疗设备						
改善	85.1	83.6	87.3	85.2	85.3	84.9
无变化	10.2	11.0	9.0	10.3	10.6	9.7
变差	4.7	5.3	3.7	4.5	4.1	5.4
医疗技术水平						
改善	84.3	83.8	85.1	84.8	83.9	84.3
无变化	11.1	11.6	10.2	11.5	11.3	10.5
变差	4.6	4.6	4.6	3.8	4.8	5.2
药品供应						
改善	67.6	68.3	66.6	65.7	67.2	69.8
无变化	13.0	14.0	11.4	13.9	12.9	12.1
变差	19.5	17.7	22.0	20.4	19.9	18.1

不同机构医务人员对资源支持变化情况的感受略有差别。县医院和乡镇卫生院医务人员对5年来就医环境的改善程度评价略高于其他类型机构。医疗设备和医疗技术水平方面，县医院和城市三级医院医务人员认为情况改善的比例处于相对较高的水平。药品供应方面，乡镇卫生院

和县医院中医务人员感受偏差：分别有24.7%和19.5%的医务人员感受到药品供应情况的变差。详见表4-3-52。

表4-3-52　不同机构医务人员对资源支持变化的评价（%）

项目	城市三级医院	城市二级医院	社区卫生服务中心	县医院	乡镇卫生院
就医环境					
改善	81.3	77.1	77.8	85.7	84.4
无变化	10.9	13.9	14.1	8.8	9.3
变差	7.8	9.1	8.2	5.5	6.4
医疗设备					
改善	87.5	81.9	78.6	90.7	83.4
无变化	8.4	12.0	15.0	6.2	11.9
变差	4.1	6.1	6.5	3.2	4.7
医疗技术水平					
改善	88.8	81.3	78.8	90.5	78.6
无变化	8.0	12.9	15.4	6.2	15.4
变差	3.2	5.8	5.9	3.3	6.0
药品供应					
改善	70.2	66.7	67.6	69.7	63.0
无变化	12.9	15.0	15.3	10.9	12.3
变差	17.0	18.3	17.0	19.5	24.7

比较不同专业医务人员对资源支持变化的感受发现，护理人员对资源支持的改善程度评价相对较高，认为就医环境、医疗设备、医疗技术水平和药品供应等各个方面近5年有所改善的比例均高于其他专业人员。

相比其他资源支持维度，医务人员对药品供应的改善情况评价相对较低，临床医生、公共卫生和药剂人员中，分别有24.6%、17.2%和15.8%的人员认为，药品供应情况近5年出现退步。详见表4-3-53。

表4-3-53　不同专业医务人员对资源支持变化的评价（%）

项目	临床医疗	护理	公共卫生	医技	药剂
就医环境					
改善	80.4	85.7	79.9	79.1	85.1
无变化	11.7	8.4	13.1	12.8	11.7
变差	7.9	5.9	7.1	8.1	3.2
医疗设备					
改善	84.7	88.0	81.1	82.4	83.8
无变化	10.6	7.9	13.6	12.2	11.3
变差	4.7	4.2	5.3	5.4	5.0
医疗技术水平					
改善	84.6	87.1	77.2	82.8	78.4
无变化	11.0	8.6	16.9	11.8	15.3
变差	4.4	4.3	5.9	5.4	6.3
药品供应					
改善	61.9	76.4	67.2	71.8	74.8
无变化	13.5	11.2	15.6	13.8	9.5
变差	24.6	12.4	17.2	14.4	15.8

第四节　管理支持

一、对管理支持的认知

对管理支持的认知包含4个条目，分别为“我的工作完成时，我能直接地了解和感受到自己工作的绩效”“有些行政程序和不必要的管理条框阻碍了我工作效率的提高”“等待别人或别的部门的工作经常减慢我的工作进度”和“我能清晰知道自己的工作职责和目标”。问卷采用李克特4点计分法，“完全不同意”计1分，“不同意”计2分，“同意”计3分，“完全同意”计4分。将条目得分之和作为总体衡量指标，依据计分办法划分为低、中、高三个程度,（0，5］为低,（5，11］为中,（11，16］为高。

总体来看，大部分的医务人员感受到的管理支持处于中等水平，67.8%的医务人员认为自己工作中得到的管理支持处于中等水平，32.0%的医务人员认为工作中得到了较高的管理支持。与农村医务人员（32.9%）相比，城市医务人员感受到高水平的管理支持的比例（31.4%）略低。不同地区间，中部和东部地区认为管理支持处于高水平的医务人员占比略高于西部地区。详见表4-3-54。

表4-3-54　不同地区医务人员对管理支持的评价（%）

评价	合计	城乡		地区		
		城市	农村	东部	中部	西部
低	0.2	0.2	0.1	0.2	0.1	0.1
中	67.8	68.4	67.0	67.5	67.2	68.7
高	32.0	31.4	32.9	32.3	32.7	31.2

不同机构中，社区卫生服务中心（36.3%）和乡镇卫生院（36.0%）感受到高水平管理支持的医务人员占比最高，其次为县医院（30.8%）和城市二级医院（30.3%），城市三级医院（27.8%）医务人员感受到高水平管理支持的比例最低。详见表4-3-55。

表4-3-55　不同机构医务人员对管理支持的评价（%）

评价	城市三级医院	城市二级医院	社区卫生服务中心	县医院	乡镇卫生院
低	0.2	0.2	0.2	0.1	0.1
中	72.0	69.5	63.5	69.2	63.9
高	27.8	30.3	36.3	30.8	36.0

不同专业医务人员中，护理人员、医技人员和公共卫生人员感受到“高水平管理支持”的比例相对较高，依次为38.7%、36.2%和36.2%，药剂人员感受到“高水平管理支持”的比例为35.8%，临床医生感受到“高水平管理支持”的人员占比最低，仅为26.7%。详见表4-3-56。

表4-3-56　不同专业医务人员对管理支持的评价（%）

评价	临床医疗	护理	公共卫生	医技	药剂
低	0.2	0.1	0.1	0	0
中	73.1	61.3	63.8	63.8	64.2
高	26.7	38.7	36.2	36.2	35.8

二、对管理支持变化的认知

总体上61.9%的医务人员认为5年来绩效考核及分配制度等管理支持有所改善，14.2%的医务人员认为管理支持水平变差。农村地区医务人员认为绩效考核及分配制度有所改善的人员占比略高于城市地区。东中西部地区之间，医务人员对近5年管理支持变化情况的评价趋势基本一致。详见表4-3-57。

表4-3-57　不同地区医务人员对管理支持变化的评价（%）

评价	合计	城乡		地区		
		城市	农村	东部	中部	西部
绩效考核及分配制度						
改善	61.9	61.1	63.1	60.7	61.9	63.0
无变化	23.9	24.1	23.7	24.9	24.3	22.6
变差	14.2	14.9	13.3	14.4	13.8	14.4

不同机构医务人员对管理支持变化情况的感受略有差别。乡镇卫生院（57.4%）、城市二级医院（58.4%）以及社区卫生服务中心（59.3%）中，认为近5年来绩效考核及分配制度有所改善的人员占比相对低于城市三级医院（64.6%）和县医院（67.0%）。城市二级医院医务人员对管理支持改善的评价最低，有18.1%的人员认为绩效考核及分配制度出现退步，高于其他各类机构。详见表4-3-58。

表4-3-58 不同机构医务人员对管理支持变化的评价（%）

评价	城市三级医院	城市二级医院	社区卫生服务中心	县医院	乡镇卫生院
绩效考核及分配制度					
改善	64.6	58.4	59.3	67.0	57.4
无变化	20.5	23.5	28.9	19.4	29.1
变差	14.9	18.1	11.8	13.6	13.5

比较不同专业医务人员对管理支持的感受发现，护理人员中认为绩效考核及分配制度与5年前相比有所改善的比例最高，为67.7%；其次是临床人员（59.8%）；医技（58.9%）、公共卫生（57.5%）和药剂人员（56.5%）认为5年来绩效考核及分配制度改善的比例差别不大。但是，临床医生中，认为绩效考核及分配制度出现退步的比例最高，为16.1%。详见表4-3-59。

表4-3-59 不同专业医务人员对管理支持变化的评价（%）

评价	临床医疗	护理	公共卫生	医技	药剂
绩效考核及分配制度					
改善	59.8	67.7	57.5	58.9	56.5
无变化	24.1	20.0	30.7	27.5	31.4
变差	16.1	12.3	11.9	13.6	12.1

第五节　社会认可

一、对社会认可的认知

对社会认可的自我评价包含4个条目，分别为“您感觉患者对您的尊重程度”“您感觉社会整体对您这个职业的尊重程度”“您感觉患者对您提供服务的信任程度”“您认为当前医患关系”和“您感觉自己的工作能否得到患者的认可”。问卷采用李克特4点计分法，“完全不同意”计1分，“不同意”计2分，“同意”计3分，“完全同意”计4分。将条目得分之和作为总体衡量指标，依据计分办法划分为低、中、高三个程度，（0，7］为低，（7，13］为中，（13，20］为高。

调查数据分析发现，总体上绝大多数医务人员（86.2%）认为其工作受到社会认可程度处于中等水平。详见表4-3-60。

表4-3-60　医务人员对社会认可的自我评价（%）

评价	合计	城乡		地区		
		城市	农村	东部	中部	西部
高	7.6	6.9	8.6	6.9	7.9	8.0
中	86.2	86.9	85.1	86.8	86.3	85.3
低	6.3	6.2	6.3	6.3	5.8	6.7

分机构分析发现，基层卫生服务机构（社区卫生服务中心和乡镇卫生院）的医务人员感受到“高水平认可”的比例更高、感受到“低水平认可”的比例更低；相比较，县医院、城市二级和三级医院的医务人员感受到“高水平认可”的比例较低。详见表4-3-61。

表4-3-61　不同机构医务人员对社会认可的自我评价（%）

评价	城市三级医院	城市二级医院	社区卫生服务中心	县医院	乡镇卫生院
高	6.3	6.4	7.7	7.4	9.8
中	86.3	85.9	88.5	84.7	86.0
低	7.4	7.7	3.8	7.9	4.2

在各类专业的医务人员中，公共卫生人员感受到“高水平认可”的比例最高，临床医生感受到“高水平认可”的比例最低。详见表4-3-62。

表4-3-62　不同专业医务人员对社会认可的自我评价（%）

评价	临床医疗	护理	公共卫生	医技	药剂
高	7.2	7.5	8.4	10.5	8.6
中	85.6	86.9	88.2	82.1	86.0
低	7.2	5.7	3.4	7.4	5.4

二、对社会认可变化的认知

医务人员评价了5年来社会认可程度的变化，结果显示，总体上医务人员对与患者关系和社会认可的变化持有乐观的态度，认为尊重程度提高（42.8%）、医患关系改善（39.2%）的比例最高；在社会地位这个选项上，医务人员选择社会地位没有变化的比例最高（40.0%），认为社会地位提高的比例是32.1%。城乡之间、东中西部之间的医务人员对社会认可变化的感受整体趋势一致。详见表4-3-63。

不同类型机构的医务人员感受有所差别，基层卫生服务机构的医务人员认为尊重程度提高（社区卫生服务中心45.5%，乡镇卫生院46.4%）、医患关系改善（社区卫生服务中心41.6%，乡镇卫生院42.1%）的比例相对较高。详见表4-3-64。

表4-3-63　医务人员对社会认可变化的评价（%）

评价	合计	城乡		地区		
		城市	农村	东部	中部	西部
尊重程度						
提高	42.8	41.3	44.9	40.1	43.8	44.3
无变化	33.5	35.2	31.2	35.7	32.8	32.1
降低	23.7	23.6	23.9	24.2	23.4	23.6
社会地位						
提高	32.1	31.3	33.3	30.4	33.5	32.4
无变化	40.0	41.3	38.0	41.2	38.6	40.0
降低	28.0	27.4	28.7	28.4	27.9	27.7
医患关系						
提高	39.2	37.3	41.8	35.6	41.9	39.9
无变化	32.5	34.4	29.8	35.1	30.9	31.5
降低	28.4	28.3	28.4	29.3	27.2	28.6

表4-3-64　不同机构医务人员对社会认可变化的评价（%）

评价	城市三级医院	城市二级医院	社区卫生服务中心	县医院	乡镇卫生院
尊重程度					
提高	39.9	39.0	45.5	42.6	46.4
无变化	34.7	35.8	35.3	31.2	31.9
降低	25.4	25.2	19.2	26.2	21.7
社会地位					
提高	32.3	28.9	32.5	32.5	33.1
无变化	39.6	41.4	43.8	38.3	38.5
降低	28.2	29.8	23.7	29.2	28.5
医患关系					
提高	36.0	35.3	41.6	40.4	42.1
无变化	33.3	34.3	35.9	29.4	31.2
降低	30.7	30.4	22.6	30.3	26.8

比较不同工作类型医务人员对社会认可变化的感受发现，临床医生对社会认可程度的改善程度评价偏低，只有38.5%认为尊重程度改善、28.2%认为社会地位改善、34.6%认为医患关系改善；这些比例均明显低于其他专业医务人员。详见表4-3-65。

表4-3-65　不同专业医务人员对社会认可变化的评价（%）

评价	临床医疗	护理	公共卫生	医技	药剂
尊重程度					
提高	38.5	47.0	47.7	45.1	49.3
无变化	35.3	30.9	33.9	31.7	32.3
降低	26.3	22.2	18.4	23.2	18.4
社会地位					
提高	28.2	36.3	35.3	35.4	36.8
无变化	40.7	37.9	43.1	38.4	39.0
降低	31.1	25.7	21.6	26.2	24.2
医患关系					
提高	34.6	44.3	43.4	41.6	43.1
无变化	33.8	30.0	34.3	31.4	29.6
降低	31.6	25.8	22.3	27.0	27.4

第六节　医务工作本身的特点

一、心理要求

医务工作心理要求包含3个条目，分别为“我的工作需要我集中注意力”“我觉得工作对我的能力有很多要求”和“工作中，我必须承担很多责任”。问卷采用李克特4点计分法，“完全不同意”计1分，“不同意”计2分，“同意”计3分，“完全同意”计4分。将条目得分之和作为总体衡量指标，依据计分办法划分为低、中、高三个程度，（0，4］为低，（4，8］为中，（8，12］为高。

参与调查的医务人员中，绝大部分医务人员（97.1%）认为自身工作的心理要求处于较高水平。城市和农村医务人员对工作心理要求的感知差异不大。不同地区间，东部和中部地区中认为工作心理要求较高的医务人员占比分别为97.7%和97.2%，略高于西部地区（96.5%）。详见表4-3-66。

表4-3-66　城乡及不同区域医务人员对工作心理要求的认知（%）

认知	合计	城乡		地区		
		城市	农村	东部	中部	西部
低	0.5	0.5	0.4	0.5	0.4	0.5
中	2.4	2.3	2.6	1.9	2.4	3.0
高	97.1	97.2	97.0	97.7	97.2	96.5

不同机构中，医院（包括城市三级医院、城市二级医院和县医院）医务人员中认为工作心理要求较高的人员占比普遍高于基层医疗卫生机构（包括社区卫生服务中心和乡镇卫生院）。详见表4-3-67。

表4-3-67　不同机构医务人员对工作心理要求的认知（%）

认知	城市三级医院	城市二级医院	社区卫生服务中心	县医院	乡镇卫生院
低	0.6	0.5	0.4	0.5	0.2
中	1.7	2.0	3.5	1.8	3.3
高	97.7	97.4	96.1	97.7	96.4

不同专业医务人员中，97.9%的护理人员和97.3%的临床医生认为自

身工作心理要求较高。公共卫生人员中，认为工作心理要求处于较高水平的人员占比最低，为95.6%，认为工作心理要求中等的人员占比最高（4.2%），公共卫生人员对自身工作心理要求评价低于其他专业人员。详见表4-3-68。

表4-3-68　不同专业医务人员对工作心理要求的认知（%）

认知	临床医疗	护理	公共卫生	医技	药剂
低	0.6	0.2	0.2	0.7	0
中	2.1	1.9	4.2	2.9	3.6
高	97.3	97.9	95.6	96.4	96.4

二、工作意义感

工作意义感包含4个条目，分别为“我的工作会对他人的生活或幸福产生较大影响”“我工作完成得好坏会对很多人产生影响”“我的工作很有意义，非常重要”和“我的工作能给我成就感”。问卷采用李克特4点计分法，“完全不同意”计1分，“不同意”计2分，“同意”计3分，“完全同意”计4分。将条目得分之和作为总体衡量指标，依据计分办法划分为低、中、高三个程度，（0，5］为低，（5，11］为中，（11，16］为高。

总体来看，85.3%的医务人员认为自己的工作意义重大，14.5%的医务人员认为工作意义处于中等水平。城市地区和农村地区医务人员对工作意义的感知无明显差异。

与2013年相比，认为自己工作很有意义的医务人员占比下降3.2个百分点，认为工作意义一般的医务人员占比上升3.8个百分点。城市和农村地区认为工作意义重大的医务人员占比与2013年相比分别下降3.5个百分点和2.9个百分点。详见表4-3-69。

表4-3-69　城乡医务人员工作意义感比较（%）

意义感	合计		城市地区		农村地区	
	2013年	2018年	2013年	2018年	2013年	2018年
低	0.8	0.2	0.8	0.3	0.8	0.1
中	10.7	14.5	10.2	14.3	11.2	14.7
高	88.5	85.3	89.0	85.5	88.0	85.1

不同地区医务人员中，东部地区医务人员中87.5%认为自身工作意义重大，高于其他地区。而中部和西部地区认为工作意义重大的医务人员占比分别为84.7%和83.9%，认为工作意义一般的人员占比分别为15.2%和15.8%。

与2013年相比，东中西部地区认为工作意义重大的医务人员占比均有不同幅度的下降。其中，中部地区下降最多，认为工作很有意义的人员占比下降3.5个百分点。但同时，对自己工作意义评价较低的人员占比也出现下降：东部、中部和西部地区医务人员中认为自己工作意义很小的人员占比分别下降0.6个百分点、0.5个百分点和0.5个百分点。详见表4-3-70。

表4-3-70　不同地区医务人员工作意义感比较（%）

意义感	东部地区		中部地区		西部地区	
	2013年	2018年	2013年	2018年	2013年	2018年
低	0.8	0.2	0.6	0.1	0.9	0.4
中	9.4	12.4	11.2	15.2	12.3	15.8
高	89.8	87.5	88.2	84.7	86.8	83.9

各类机构中，医院医务人员中认为自身工作意义重大的人员占比高于基层医疗卫生机构。其中，县医院中认为自身工作很有意义的人员占比为

88.1%，高于其他各类机构，而乡镇卫生院、社区卫生服务中心中认为自身工作很有意义的比例分别为82.1%和81.5%，相对处于较低水平。

与2013年相比，各类机构中认为工作意义重大的医务人员占比均有不同幅度的下降，其中社区卫生服务中心下降5.7个百分点，降幅较大。详见表4-3-71。

表4-3-71　不同机构医务人员工作意义感比较（%）

意义感	城市三级医院		城市二级医院		社区卫生服务中心		县医院		乡镇卫生院	
	2013年	2018年	2013年	2018年	2013年	2018年	2013年	2018年	2013年	2018年
低	1.0	0.3	0.7	0.3	0.7	0.2	0.7	0.1	0.9	0.2
中	8.6	12.1	8.7	13.4	12.1	18.3	7.0	11.8	14.1	17.7
高	90.4	87.6	90.6	86.3	87.2	81.5	92.3	88.1	85.0	82.1

对不同专业医务人员工作意义感知比较发现，感到工作意义重大的临床医生和护理人员占比分别为86.9%和85.7%，相对处于较高水平，而公共卫生人员认为自己工作意义很大的人员占比为79.4%，低于其他各专业人员。

与2013年相比，公共卫生人员中认为工作意义很大的占比下降4.1个百分点，降幅大于其他各专业人员。详见表4-3-72。

表4-3-72　不同专业医务人员工作意义感比较（%）

意义感	临床医疗		护理		公共卫生		医技		药剂	
	2013年	2018年	2013年	2018年	2013年	2018年	2013年	2018年	2013年	2018年
低	1.0	0.3	0.8	0.1	0.7	0.4	—	0.1	—	0
中	9.5	12.9	11.7	14.2	15.8	20.3	—	16.3	—	17.0
高	89.5	86.9	87.5	85.7	83.5	79.4	—	83.6	—	83.0

第七节　医务人员的工作量

一、平均每周工作时间

（一）总体及城乡医务人员平均每周工作时间比较

全国医务人员平均每周工作时间为49.9个小时。农村地区医务人员平均每周工作时间（52.9小时）比城市地区（47.8小时）长5.1个小时。根据国家法定每天工作时间8小时，每周工作5天的标准，将平均每周工作时间分为≤40小时、40～56小时、＞56小时三段。总体上，36.4%的医务人员平均每周工作时间不超过40小时，39.9%的人在41～56小时之间，23.7%的人多于56小时。

与2013年相比，医务人员平均每周工作时间降低了1.3个小时，农村医疗机构医务人员的平均每周工作时间降低幅度（0.9小时）略低于城市（1.3小时）。医务人员每周工作时间超过40小时的比例降低了6.6个百分点，农村医疗机构医务人员降低幅度（5.4个百分点）略低于城市（6.3个百分点）。城乡差距变化不大。详见表4-3-73。

表4-3-73　总体及城乡医务人员平均每周工作时间比较

平均每周工作时间	合计		城市地区		农村地区	
	2013年	2018年	2013年	2018年	2013年	2018年
分段（%）						
≤40小时	29.8	36.4	37.2	43.5	21.0	26.4
40～56小时	45.3	39.9	42.7	36.6	48.4	44.6
＞56小时	24.9	23.7	20.1	19.9	30.6	29.0
均数（小时）	51.2	49.9	49.1	47.8	53.8	52.9

（二）不同地区医务人员平均每周工作时间比较

不同地区医务人员中，中、西部地区医务人员平均每周工作时间稍高于全国平均水平，东部地区稍低于全国平均水平。东部地区59.9%的医务人员平均每周工作时间超过40小时，明显低于中部地区（64.8%）和西部地区（65.9%）。

与2013年相比，东、中、西部地区医务人员平均每周工作时间均有不同程度的减少，其中中部地区变化最大，平均每周工作时间超过40小时的医务人员所占比例降低11.5个百分点，西部次之（7.2个百分点），东部变化较小（4.1个百分点）。详见表4-3-74。

表4-3-74　不同区域医务人员平均每周工作时间比较

平均每周工作时间	东部地区		中部地区		西部地区	
	2013年	2018年	2013年	2018年	2013年	2018年
分段（%）						
≤40小时	36.0	40.1	23.7	35.2	26.9	34.1
40～56小时	43.4	40.8	46.2	39.1	46.7	39.8
＞56小时	20.6	19.1	30.1	25.7	26.4	26.1
均数（小时）	49.4	48.3	53.3	50.5	52.0	50.9

（三）不同机构医务人员平均每周工作时间比较

不同机构医务人员中，乡镇卫生院医务人员平均每周工作时间最长，为53.4小时；其次为县医院（52.3小时）；社区卫生服务中心平均每周工作时间最短，为43.2小时。县医院和乡镇卫生院中分别有73.6%和73.1%的医务人员每周工作40小时以上，高于其他四类机构。

与2013年比较，城市二级医院平均每周工作时间降低幅度最大，减少了2.4小时；社区卫生服务中心减少了1.4小时；三级医院减少了1.3小时；县医院减少了0.7小时，乡镇卫生院降幅最小，减少了0.6小时。从平均每周工作时间分段的占比看，平均每周工作时间在41～56小时之间的比例以及超过56小时的比例，在各类机构人员中均有明显降低。详见表4-3-75。

（四）不同专业医务人员平均每周工作时间比较

五类不同专业医务人员中，临床医生平均每周工作时间最长，为54.5小时；公共卫生人员最短，为43.8小时。平均每周工作时间超过40小时的比例，临床医生占75.9%，明显高于其他专业医务人员；公共卫生人员占比最少，为46.9%。

与2013年比较，护理和公卫人员平均每周工作时间均有所缩短，其中，公共卫生人员的工作时间减少更加明显，减少了2.5小时；临床医生基本保持不变。临床医生、护理和公共卫生人员平均每周工作时间在40小时以上的占比均有所降低，其中，公共卫生人员降幅最为明显，降低了10.7个百分点；护理人员降低了8.0个百分点；临床医生降低了3.2个百分点。详见表4-3-76。

（五）不同职称医务人员平均每周工作时间比较

六类不同职称医务人员中，初（师）级医务人员平均每周工作时间最长，为51.2小时；士级职称医务人员工作时间最短，为47.9小时。从平均每周工作时间超过40小时的比例看，副高级职称工作者占66.4%，高于其他职称工作者；士级职称人员占比最小，为58.4%。

与2013年比较，六类职称医务人员平均每周工作时间均有不同程度的缩短，其中，无职称和士级职称医务人员的工作时间减少更加明显，分别减少了3.7小时和2.6小时；中级职称医务人员变化最小，为0.7小时。六类职称医务人员平均每周工作时间在40小时以上的占比也均有降低，总体上中级及以下职称医务人员降幅高于高级职称者，其中，士级职称人员降幅最为明显，降低了10.4个百分点；副高级职称人员降低了5.4个百分点。详见表4-3-77。

表 4-3-75　不同机构医务人员平均每周工作时间比较

平均每周工作时间	城市三级医院		城市二级医院		社区卫生服务中心		县医院		乡镇卫生院	
	2013年	2018年	2013年	2018年	2013年	2018年	2013年	2018年	2013年	2018年
分段（%）										
≤40小时	32.9	36.8	31.9	43.8	51.2	57.6	21.3	26.5	19.4	26.9
40～56小时	39.3	36.9	45.3	36.2	40.9	35.2	48.2	44.4	51.4	44.4
＞56小时	27.8	26.4	22.8	20.0	7.9	7.2	30.5	29.2	29.2	28.7
均数（小时）	51.3	50.0	50.3	47.9	44.6	43.2	53.0	52.3	54.0	53.4

表 4-3-76　不同专业医务人员平均每周工作时间比较

平均每周工作时间	临床医疗		护理		公共卫生		医技		药剂	
	2013年	2018年	2013年	2018年	2013年	2018年	2013年	2018年	2013年	2018年
分段（%）										
≤40小时	20.9	24.1	41.0	49.0	42.4	53.1	—	43.9	—	40.4
40～56小时	44.7	39.7	46.3	39.9	48.0	40.3	—	43.7	—	40.8
＞56小时	34.4	36.2	12.7	11.1	9.6	6.6	—	12.4	—	18.8
均数（小时）	54.5	54.5	47.1	45.5	46.3	43.8	—	45.9	—	51.4

表 4-3-77　不同职称医务人员平均每周工作时间比较

平均每周工作时间	正高级		副高级		中级		初（师）级		士级		无职称	
	2013年	2018年	2013年	2018年	2013年	2018年	2013年	2018年	2013年	2018年	2013年	2018年
分段（%）												
≤40小时	26.4	35.5	28.2	33.6	30.7	37.8	28.8	35.0	31.3	41.7	29.3	36.3
40～56小时	52.0	44.2	46.6	44.3	45.6	38.0	43.6	38.5	48.3	42.2	45.0	42.3
＞56小时	21.6	20.3	25.2	22.1	23.7	24.2	27.6	26.5	20.4	16.2	25.7	21.5
均数（小时）	50.0	48.1	50.7	49.3	50.6	49.9	52.3	51.2	50.5	47.9	52.5	48.8

二、平均每月值班次数

（一）总体及城乡医务人员每月值夜班次数比较

医务人员平均每月在单位值夜班（不包括在家听班）的次数为4.5次，农村（5.3次）比城市（3.9次）多1.4次。将平均每月值夜班次数分为≤4次、5～7次和＞7次三段，值夜班次数≤4次的比例为52.4%，城市高于农村；5～7次占24.5%，＞7次占23.1%，农村均高于城市。

与2013年比较，医务人员平均每月值夜班次数基本保持不变。值夜班次数≤4次的比例上升了2.2个百分点，城市上升幅度（1.8个百分点）略高于农村（1.0个百分点）；7次以上比例降低了2.1个百分点，农村降幅（1.4个百分点）略低于城市（1.8个百分点）。详见表4-3-78。

表4-3-78　总体及城乡医务人员每月值夜班次数比较

平均每月值班次数	合计		城市地区		农村地区	
	2013年	2018年	2013年	2018年	2013年	2018年
分段（%）						
≤4次	50.2	52.4	56.6	58.4	42.8	43.8
4～7次	24.6	24.5	22.6	22.6	26.9	27.2
＞7次	25.2	23.1	20.8	19.0	30.3	28.9
均数（次）	4.5	4.5	3.9	3.9	5.2	5.3

（二）不同区域医务人员每月值夜班次数比较

不同区域医务人员中，中、西部地区医务人员每月值夜班次数稍高于全国平均水平，东部地区稍低于全国平均水平。东部地区17.4%的医务人员平均每月值夜班次数超过7次，明显低于中部地区（25.6%）和西部地区（26.3%）所占比例。

与2013年比较，东部地区医务人员每月值夜班次数减少，中、西部地区基本保持稳定。其中东部地区医务人员平均每月值夜班次数超过7次所占比例降低5.0个百分点，中部次之（3.2个百分点），西部变化较小（1.0个百分点）。详见表4-3-79。

表4-3-79　不同区域医务人员每月值夜班次数比较

平均每月值班次数	东部地区		中部地区		西部地区	
	2013年	2018年	2013年	2018年	2013年	2018年
分段（%）						
≤4次	52.4	56.9	45.6	49.5	49.4	50.8
4～7次	25.2	25.7	25.6	25.0	23.3	22.9
＞7次	22.4	17.4	28.8	25.6	27.3	26.3
均数（次）	4.2	4.0	4.8	4.8	4.8	4.8

（三）不同机构医务人员每月值夜班次数比较

不同机构医务人员中，社区卫生服务中心医务人员平均每月值夜班次数最少，为2.0次，明显低于其他机构；乡镇卫生院医务人员值夜班最多，平均每月5.5次。

与2013年比较，城市二级医院和社区卫生服务中心医务人员的平均每月值夜班次数均略有减少，其他三类机构平均每月值夜班次数有小幅增长。从平均每月值夜班次数分段来看，各级机构平均每月值夜班次数超过4小时的比例均有所降低，其中，城市二级医院和社区卫生服务中心变化幅度最大，分别降低5.7和4.3个百分点。详见表4-3-80。

（四）不同专业医务人员每月值夜班次数比较

五类不同专业医务人员中，临床医生平均每月值夜班5.2次，次数最多；公共卫生人员平均每月值夜班1.4次，次数最少。平均每月值夜班

表4-3-80　不同机构医务人员每月值夜班次数比较

平均每月值班次数	城市三级医院		城市二级医院		社区卫生服务中心		县医院		乡镇卫生院	
	2013年	2018年	2013年	2018年	2013年	2018年	2013年	2018年	2013年	2018年
分段（%）										
≤4次	49.4	51.0	45.9	51.6	75.9	80.2	41.3	43.4	43.8	44.6
4～7次	29.0	28.9	26.1	23.4	13.2	10.6	30.6	30.4	23.1	23.5
＞7次	21.6	20.1	28.0	25.1	10.9	9.3	28.1	26.2	33.1	31.9
均数（次）	4.5	4.6	4.7	4.5	2.3	2.0	5.0	5.1	5.4	5.5

次数超过4次的比例，临床医生占58.8%，其他专业医务人员均不超过半数；公共卫生人员的比例最小，为11.3%。

与2013年比较，公共卫生人员平均每月值夜班次数略有减少，平均每月值夜班次数超过7次的比例减少了2.4个百分点；临床医生和护理人员值夜班次数略有增加。详见表4-3-81。

（五）不同职称医务人员每月值夜班次数比较

六类不同职称医务人员中，总的来说，初（师）级及以下职称医务人员平均每月值夜班次数多于中级，中级多于高级；其中，初（师）级医务人员平均每月值夜班次数最多，为5.2次；正高级值夜班次数最少，为2.7次。平均每月值夜班次数超过4次的比例，正高级、副高级职称人员分别占22.4%、35.3%，明显低于其他职称工作者；初（师）级占比最大，为56.2%。

与2013年比较，中级、初（师）级职称和无职称医务人员平均每月值班次数有所增长，其他职称医务人员平均每月值夜班次数均有不同程度的减少。除无职称人员外，其他五类人员平均每月值夜班次数超过4次的比例也都有所降低，总体上正、副高级和士级职称人员降幅较大，分别减少4.7个、4.1个和3.5个百分点；中级和初（师）级职称者变化较不明显。详见表4-3-82。

三、基层医务人员双重工作情况

通过调查基层医疗卫生机构的医生、护士承担公共卫生工作的人员占比发现：73.1%的基层医生、护士同时承担临床和公共卫生双重工作，其中，护士承担双重工作的比例高于医生，城市高于农村。详见表4-3-83。

表 4-3-81　不同专业医务人员每月值夜班次数比较

平均每月值班次数	临床医疗		护理		公共卫生		医技		药剂	
	2013年	2018年	2013年	2018年	2013年	2018年	2013年	2018年	2013年	2018年
分段（%）										
≤4次	40.8	41.2	54.7	55.4	85.7	88.8	—	67.6	—	55.4
4～7次	30.9	32.6	19.8	18.9	7.1	6.5	—	17.2	—	15.0
＞7次	28.3	26.2	25.5	25.7	7.2	4.8	—	15.2	—	29.5
均数（次）	5.1	5.2	4.3	4.5	1.7	1.4	—	3.4	—	5.7

表 4-3-82　不同职称医务人员每月值夜班次数比较

平均每月值班次数	正高级		副高级		中级		初（师）级		士级		无职称	
	2013年	2018年	2013年	2018年	2013年	2018年	2013年	2018年	2013年	2018年	2013年	2018年
分段（%）												
≤4次	72.9	77.6	60.6	64.7	53.3	54.2	43.0	43.8	45.2	48.7	54.4	52.8
4～7次	18.1	13.6	24.9	22.8	25.0	25.6	26.9	26.7	22.3	21.4	19.5	21.0
＞7次	9.0	8.8	14.5	12.5	21.7	20.2	30.1	29.5	32.5	29.9	26.1	26.3
均数（次）	2.8	2.7	3.6	3.5	4.1	4.2	5.1	5.2	5.2	5.0	4.4	4.7

表4-3-83　城乡及不同专业基层医务人员双重工作情况

岗位	合计	城市地区	农村地区
基层医生	72.7	75.6	69.9
基层护士	73.6	75.9	71.4
合计	73.1	75.8	70.5

第八节　小　　结

1. 2018年参与调查的医务人员平均月收入5434.6元，与2013年比收入水平大幅提升。其中乡镇卫生院和县医院医务人员收入水平提高幅度最大，分别增长59.3%和59.0%，社区卫生服务中心医务人员收入增长幅度最低（34.2%）。医务人员的主观感受上，目前收入平均只达到他们期望收入的59.6%，其中城市二级医院医务人员实际收入与期望收入差距最大。虽然客观收入近5年大幅提高，但只有55.9%的医务人员感觉与社会整体收入比较的相对收入水平是提高的。

2. 2018年参与调查的医务人员中有44.4%近5年获得职称晋升，整体上职称晋升比例与2013年调查结果差别不大。近5年城市三级医院和县医院的医务人员职称晋升的概率更高，基层医疗卫生机构晋升机会最少；临床和护理医务人员晋升机会也高于公共卫生人员。具体分析近5年基层医疗卫生机构获得职称晋升人员的特征发现，年龄大于45岁和工作年限高于20年的医务人员占比明显高于2013年，并且与2013年相比，所有晋升人员中获得初级职称的占比明显高于获得中级和高级职称的占比。基层机构医务人员的晋升机会仍少于医院医务人员，但近五年基层机构内更多的高年资、低原始职称人员获得了晋升。

3. 2018年被调查的医务人员中有46.2%曾在上级医疗机构接受过阶段性进修培训，进修机构上农村地区医务人员和西部地区的医务人员经历多于城市和东中部的医务人员，临床医生和医技人员的进修机会更多。比较而言，短期培训情况有所不同，有62.3%的医务人员在过去一年接受过短期课程培训，城市地区和东中部地区的医务人员在短期课程培训上的经历更多，公共卫生人员比其他专业人员有更多的短期培训经历。基层培训人员特征分析发现，基层培训机会更多地分配给学历高和职称高的人员。

4. 2018年参与调查的医务人员中，有高达86.1%认为在目前医务工作中能感受到较高水平的发展和成长；医院医务人员对工作中成长和发展的感受好于基层医务人员；临床和护理人员对工作能带来的成长和发展评价高于其他专业工作人员。与2013年相比，医务人员对成长和发展的感受普遍提高。另外，被调查医务人员中近5年获得职称晋升的人员对发展和成长的感受更好，有过进修和短期培训经历的人员也感受到更高程度的发展和成长，并且发现职称晋升和进修、短期培训对成长和发展感受的提升作用，在基层医务人员中更明显。

5. 2018年调查发现57.8%的医务人员认为工作中资源支持处于高水平。其中三级医院医务人员认为高水平资源支持的比例最高，乡镇卫生院和城市二级医院医务人员认为工作提供了高水平资源支持的比例最低；在各类专业工作人员中，临床医生认为工作提供了高水平资源支持的比例最低。与5年前相比，总体上医务人员对资源支持的变化持乐观态度，其中县医院和乡镇卫生院的医务人员感受到各类资源支持改善的比例更高，唯独对药品供应感受到改善的比例更低。

6. 对于执业环境中的管理支持，绝大多数医务人员（67.8%）认为管理支持处于中等水平，32.0%认为管理支持处于高水平。其中，基层机构医务人员感受到较好管理支持的比例更高。而各类专业人员中，临床医生感受到较好管理支持的比例最低，其他人员对管理支持的评价差别不大。与2013年相比，总体上医务人员对管理制度的变化评价较为乐观，相对来说城市二级医院医务人员认为管理制度有改善的比例最低；各类技术人员中，公共卫生人员认为管理制度有改善的比例最低。

7. 86.2%的被调查医务人员认为执业环境中的社会认可处于中等水平。其中，基层机构医务人员感受到高水平社会认可的比例相对较高；各类专业人员中，公共卫生人员感受到较高社会认可的比例最高。与5年前相比，总体上医务人员对与患者关系和社会认可的变化持有乐观的态度，其中基层机构医务人员认为社会认可改善的比例最高。各类专业人员中大多数类别对社会认可改善的感受差别不大，唯独临床医生对社会认可的改善程度评价偏低。

8. 工作量是执业环境的重要指标，2018年调查发现，总体上医务人员平均工作时间为每周49.9小时，其中农村地区医务人员工作时间长于城市地区、基层机构医务人员工作时间长于医院。与2013年相比，平均每周工作时长减少1.3小时，其中城市二级医院降幅最大、乡镇卫生院降幅最小，公共卫生人员的工作时长降幅最大，临床医生工作时间降幅最小。

第四章
医务人员的工作满意度和激励状态

本章内容主要分析被调查医务人员的工作满意度及工作激励状态，分为三大部分。第一部分展示医务人员对工作中各要素的满意度及不同特征医务人员的满意度差别；第二部分分析医务人员总体工作满意度，包括5年来满意度的变化以及不同特征医务人员在总体工作满意度上的差别；第三部分描述和分析目前医务人员的工作激励状态以及在不同特征医务人员的分布。工作激励是一种心理状态，比较难以直接测量，具体指在工作中投入个人努力的主观意愿，是激励制度要重点关注和改变的心理状态。不同医务人员在特定执业环境中形成的不同心理状态，这种心理状态又会使得不同医务人员在同样的执业环境中形成不同的工作满意度水平和工作激励状态水平。

第一节　工作满意度

一、工作中各要素满意度得分分布

工作满意度包含11个条目，分别为“我对我目前的工作非常满意”“我对单位的同事是满意的”“我对自己收入水平是满意的”“我对领导是满意的”“我对单位的工作条件和设备配置是满意的”“我对这份工作中晋升和职业发展前景是满意的”“我对单位的管理状况是满意的”“我对工作中获得的福利待遇是满意的”“我对工作中获得的培训机会是满意的”“我对在工作中有机会施展自己的能力是满意的”和“最近我感到很有动力去努力工作”。问卷采用李克特 6 点计分法，“非常不符合”记1分，“比较不符合”记2分，“有点不符合”记3分，“有点符合”记4分，“比较符合”记5分，“非常符合”记6分。

（一）整体得分分布

在工作满意度各要素中，医务人员对收入水平和福利待遇的满意率最低，分别为29.8%和32.2%；此外，工作中获得的培训机会、晋升及职业发展前景的满意率也相对较低；对同事和领导的满意率最高，分别为68.9%和65.6%。

与2013年相比，医务人员对目前工作本身的满意率由69.5%下降至44.4%，此外，对单位同事的满意率也出现下降。医务人员对单位领导、工作条件和设备配置的满意率均有不同幅度的增长。医务人员对于收入水平的满意度虽然仍处于较低水平，但相比2013年，满意率上升6.1个百分点。医务人员对晋升和职业发展前景的满意率基本保持不变。详见表4-4-1。

表4-4-1　医务人员工作满意度各题目得分分布（%）

题目	2013年			2018年		
	低	中	高	低	中	高
我对我目前的工作非常满意	5.8	24.7	69.5	11.4	44.2	44.4
我对单位的同事是满意的	3.7	22.7	73.6	2.8	28.3	68.9
我对自己收入水平是满意的	35.7	40.6	23.7	23.3	46.9	29.8
我对领导是满意的	22.3	43.9	33.8	5.7	28.7	65.6
我对单位的工作条件和设备配置是满意的	22.3	43.9	33.9	12.7	41.9	45.4
我对这份工作中的晋升和职业发展前景是满意的	18.5	41.6	39.9	13.7	46.0	40.4
我对单位的管理状况是满意的	—	—	—	11.6	41.8	46.7
我对工作中获得的福利待遇是满意的	—	—	—	20.9	46.9	32.2
我对工作中获得的培训机会是满意的	—	—	—	16.1	46.2	37.7
我对在工作中有机会施展自己的能力是满意的	—	—	—	8.7	45.0	46.3
最近我感到很有动力去努力工作	—	—	—	9.5	45.0	45.6

（二）城乡得分分布

各工作满意度要素中，城市和农村医务人员均对收入水平、福利待遇的满意度最低。农村医务人员在工作本身、同事、收入水平、领导、晋升和职业发展前景、管理状况和工作动力等大部分要素方面的满意率高于城市医务人员。但是关于在工作中获得的福利待遇、培训机会以及有机会施展自己的能力方面，农村医务人员的满意率略低于城市医务人员。详见表4-4-2。

表4-4-2 城乡医务人员工作满意度各题目得分分布（%）

题目	城市地区			农村地区		
	低	中	高	低	中	高
我对我目前的工作非常满意	12.1	44.4	43.5	10.4	43.9	45.7
我对单位的同事是满意的	3.1	29.4	67.6	2.4	26.8	70.8
我对自己收入水平是满意的	24.7	46.6	28.7	21.3	47.3	31.4
我对领导是满意的	6.1	29.3	64.6	5.0	27.9	67.1
我对单位的工作条件和设备配置是满意的	13.0	42.1	45.0	12.4	41.7	46.0
我对这份工作中的晋升和职业发展前景是满意的	14.2	46.1	39.7	12.9	45.9	41.2
我对单位的管理状况是满意的	12.4	42.1	45.5	10.3	41.3	48.3
我对工作中获得的福利待遇是满意的	21.3	46.4	32.4	20.4	47.7	31.9
我对工作中获得的培训机会是满意的	15.5	46.1	38.4	16.9	46.3	36.8
我对在工作中有机会施展自己的能力是满意的	9.1	44.3	46.7	8.2	46.1	45.7
最近我感到很有动力去努力工作	10.0	45.3	44.7	8.7	44.5	46.8

（三）不同地区得分分布

不同地区医务人员对工作满意度各要素的满意率与整体保持一致，对收入水平和福利待遇的满意率较低。

东部地区医务人员满意度相对较高，对工作满意度各要素的满意率普遍高于中部和西部地区。中部地区医务人员对收入水平（29.1%）的满意率最低，西部地区对领导（64.4%）、工作条件和设备配置（43.5%）、管理状况（46.0%）、福利待遇（30.9%）、培训机会（35.8%）等方面的满意率低于其他地区。详见表4-4-3。

表4-4-3 不同地区医务人员工作满意度各题目得分分布（%）

题目	东部地区			中部地区			西部地区		
	低	中	高	低	中	高	低	中	高
我对我目前的工作非常满意	11.4	44.7	43.9	11.5	44.1	44.4	11.3	43.8	44.9
我对单位的同事是满意的	2.9	26.7	70.4	2.6	28.3	69.1	2.9	29.8	67.3
我对自己收入水平是满意的	23.7	46.8	29.6	23.4	47.5	29.1	22.9	46.3	30.8
我对领导是满意的	5.6	28.0	66.5	5.2	28.7	66.1	6.2	29.4	64.4
我对单位的工作条件和设备配置是满意的	12.4	40.2	47.4	12.6	42.1	45.3	13.1	43.4	43.5
我对这份工作中的晋升和职业发展前景是满意的	13.2	45.0	41.9	13.7	46.6	39.6	14.0	46.4	39.6
我对单位的管理状况是满意的	11.1	41.3	47.6	11.2	42.4	46.4	12.3	41.8	46.0
我对工作中获得的福利待遇是满意的	20.4	45.6	34.0	21.1	47.2	31.7	21.1	47.9	30.9
我对工作中获得的培训机会是满意的	13.9	45.8	40.3	16.1	46.7	37.2	18.2	46.1	35.8
我对在工作中有机会施展自己的能力是满意的	7.8	44.1	48.1	8.8	45.5	45.7	9.5	45.5	45.0
最近我感到很有动力去努力工作	8.8	45.2	46.0	9.7	44.8	45.5	9.9	44.9	45.2

（四）不同机构得分分布

各类机构中，在工作本身满意度方面，县医院医务人员满意率最高（45.8%），其次为乡镇卫生院（45.5%）、城市三级医院（45.1%）和社区卫生服务中心（43.6%），城市二级医院医务人员满意率最低（39.7%）。在其他要素中，城市二级医院在同事（66.7%）、收入水平（23.9%）、领导（60.4%）、工作条件和设备配置（38.0%）、晋升和职业发展前景（35.5%）、管理状况（40.5%）、福利待遇（27.7%）和工作动力（42.4%）等多个方面的满意率均明显低于其他机构。在工作中获得的培训机会以及施展自己能力的机会方面，乡镇卫生院医务人员的满意率最低，分别为32.7%和42.6%。基层医疗卫生机构（社区卫生服务中心和乡镇卫生院）对领导和管理状况的满意度相对较高。详见表4-4-4。

（五）不同专业得分分布

各专业人员中，在工作本身满意度方面，护理人员满意率最高（50.1%），其次为药剂人员（48.9%）、医技人员（48.5%）和公共卫生人员（42.5%），临床医生满意率最低（40.9%）。护理人员对其他各要素的满意率均高于其他各类人员。临床医生对同事（65.7%）、领导（61.9%）、工作条件和设备配置（41.8%）、单位的管理状况（43.1%）、福利待遇（29.0%）等方面的满意率相对较低。晋升和职业发展前景（33.0%）、培训机会（27.8%）、施展能力的机会（41.0%）等方面，药剂人员的满意率低于其他人员。公共卫生人员在收入水平（26.4%）和工作动力（42.9%）等方面低于其他人员。详见表4-4-5。

（六）不同年龄组得分分布

不同年龄组的医务人员中，年龄在45岁以上的医务人员工作本身满意度最高，满意率为49.4%，其次为年龄小于等于35岁的医务人员，满意率为43.1%，年龄在35～45岁的医务人员工作满意率最低，为42.3%。

在其他要素满意度上，年龄在35～45岁的医务人员满意率均低于

表 4-4-4　不同机构医务人员工作满意度各题目得分分布（%）

题目	城市三级医院			城市二级医院			社区卫生服务中心			县医院			乡镇卫生院		
	低	中	高	低	中	高	低	中	高	低	中	高	低	中	高
我对我目前的工作非常满意	11.5	43.5	45.1	15.0	45.2	39.7	10.9	45.5	43.6	10.9	43.4	45.8	10.1	44.4	45.5
我对单位的同事是满意的	3.4	29.5	67.1	3.5	29.8	66.7	2.2	28.9	68.9	2.5	26.9	70.7	2.3	27.2	70.5
我对自己收入水平是满意的	23.2	45.1	31.7	30.1	44.1	23.9	24.3	49.9	25.8	21.4	46.7	31.9	20.9	48.5	30.6
我对领导是满意的	6.1	29.9	64.0	8.1	31.5	60.4	4.8	27.3	67.9	5.6	29.8	64.6	4.5	25.5	70.0
我对单位的工作条件和设备配置是满意的	10.7	41.0	48.4	18.1	44.0	38.0	12.1	42.5	45.5	11.5	40.3	48.2	13.6	43.1	43.2
我对这份工作中的晋升和职业发展前景是满意的	10.7	45.0	44.3	17.5	47.0	35.5	16.7	46.9	36.4	10.9	44.0	45.1	15.5	48.0	36.5
我对单位的管理状况是满意的	12.7	42.8	44.5	16.7	42.8	40.5	9.3	41.3	49.4	10.8	42.0	47.3	9.8	40.2	50.0
我对工作中获得的福利待遇是满意的	19.5	45.9	34.6	26.1	46.2	27.7	20.3	47.1	32.6	19.4	47.5	33.1	21.5	47.9	30.7
我对工作中获得的培训机会是满意的	12.5	45.6	41.9	18.7	46.1	35.2	16.7	46.8	36.5	13.6	46.1	40.3	20.8	46.5	32.7
我对在工作中有机会施展自己的能力是满意的	7.2	42.7	50.1	11.0	45.4	43.7	9.2	46.8	44.1	7.3	44.2	48.5	10.3	47.1	42.6
最近我感到很有动力去努力工作	9.7	43.9	46.4	12.0	45.7	42.4	9.1	47.2	43.8	8.7	43.7	47.6	8.8	45.6	45.7

表 4-4-5　不同专业医务人员工作满意度各题目得分分布（%）

题目	临床医疗			护理			公共卫生			医技			药剂		
	低	中	高	低	中	高	低	中	高	低	中	高	低	中	高
我对我目前的工作非常满意	13.5	45.7	40.9	8.4	41.5	50.1	11.1	46.3	42.5	9.9	41.7	48.5	7.1	44.1	48.9
我对单位的同事是满意的	3.3	31.0	65.7	2.3	23.3	74.5	2.1	27.9	70.1	3.2	30.0	66.9	0.4	30.8	68.7
我对自己收入水平是满意的	26.6	46.5	27.0	18.6	45.8	35.6	22.9	50.7	26.4	22.7	46.6	30.8	17.6	52.0	30.4
我对领导是满意的	6.6	31.5	61.9	3.9	24.8	71.3	5.4	26.3	68.3	8.0	30.0	62.0	4.4	27.0	68.6
我对单位的工作条件和设备配置是满意的	15.0	43.2	41.8	9.2	40.2	50.6	11.7	41.4	46.9	14.4	39.4	46.2	11.5	46.7	41.9
我对这份工作中的晋升和职业发展前景是满意的	14.8	46.3	39.0	10.5	44.4	45.0	16.7	48.9	34.4	14.6	44.4	41.1	13.2	53.7	33.0
我对单位的管理状况是满意的	13.6	43.3	43.1	8.6	39.7	51.8	10.3	41.3	48.3	13.0	40.4	46.6	9.3	39.6	51.1
我对工作中获得的福利待遇是满意的	23.6	47.4	29.0	16.5	45.3	38.2	21.6	48.0	30.4	21.5	45.5	33.0	15.0	54.2	30.8
我对工作中获得的培训机会是满意的	17.0	47.5	35.5	13.4	43.5	43.1	17.4	47.7	34.9	20.3	42.9	36.8	22.5	49.8	27.8
我对在工作中有机会施展自己的能力是满意的	9.5	45.8	44.8	7.2	42.2	50.6	9.4	48.5	42.1	9.7	43.3	47.0	8.4	50.7	41.0
最近我感到很有动力去努力工作	10.5	45.9	43.7	7.4	42.7	49.9	10.0	47.1	42.9	11.9	41.5	46.6	7.9	47.1	44.9

其他年龄组。对同事、收入水平、工作条件和设备配置、福利待遇、培训机会、施展能力的机会以及工作动力等方面，年龄小于等于35岁的医务人员满意率普遍较高。而晋升和职业发展前景以及单位管理状况方面，年龄大于45岁的医务人员满意率更高。详见表4-4-6。

表4-4-6　不同年龄医务人员工作满意度各题目得分分布（%）

题目	≤35岁			35～45岁			＞45岁		
	低	中	高	低	中	高	低	中	高
我对我目前的工作非常满意	11.7	45.3	43.1	12.1	45.6	42.3	10.0	40.6	49.4
我对单位的同事是满意的	2.7	26.5	70.8	3.1	30.5	66.4	2.6	29.2	68.2
我对自己收入水平是满意的	21.8	46.8	31.5	26.1	47.2	26.7	23.0	46.8	30.2
我对领导是满意的	5.3	27.2	67.5	6.1	30.0	63.9	5.9	30.2	63.9
我对单位的工作条件和设备配置是满意的	11.5	40.7	47.9	13.9	43.8	42.3	13.7	42.2	44.1
我对这份工作中的晋升和职业发展前景是满意的	12.1	46.8	41.1	15.7	46.6	37.7	14.2	43.7	42.1
我对单位的管理状况是满意的	11.4	41.5	47.1	12.8	43.0	44.2	10.2	41.1	48.7
我对工作中获得的福利待遇是满意的	19.2	46.6	34.1	23.3	47.7	29.1	21.3	46.8	32.0
我对工作中获得的培训机会是满意的	15.5	45.2	39.3	17.3	47.1	35.7	15.8	47.1	37.1
我对在工作中有机会施展自己的能力是满意的	8.0	44.8	47.2	9.6	46.3	44.2	9.2	43.8	46.9
最近我感到很有动力去努力工作	9.2	44.1	46.7	10.2	46.8	43.0	8.9	44.6	46.5

（七）不同工作年限得分分布

不同工作年限组的医务人员中，工作年限在20年以上的医务人员对工作本身满意度最高，满意率为49.2%，其次为工作年限小于等于10年的医务人员，满意率为43.0%，工作年限在10～20年的医务人员工作满意率最低，为41.6%。在其他要素的满意度中，除单位的管理状况外，工作年限小于等于10年的医务人员满意率均高于其他组医务人员。单位管理状况方面，工作年限大于20年的医务人员满意率更高。详见表4-4-7。

（八）不同学历得分分布

不同学历的医务人员中，大专及以下学历的医务人员对目前工作本身的满意度相对较高，大学本科、博士学历的医务人员对工作本身满意率略低，硕士学历医务人员满意率最低，为40.1%。对其他要素的满意度中，高中/技校学历的医务人员对收入、工作条件和设备配置、晋升和职业发展前景、管理状况、培训机会等多个要素的满意率高于其他学历医务人员。具有博士学历的医务人员对同事、收入水平、领导、工作条件和设备配置、管理状况、福利待遇等方面的满意率相对低于其他学历人员。本科学历的医务人员对晋升和职业发展前景等方面的满意率较低。详见表4-4-8、表4-4-9。

（九）不同职称得分分布

不同职称的医务人员中，无职称（50.8%）以及拥有士级职称（49.9%）的医务人员对目前工作本身的满意度相对较高，其次为拥有高级职称的医务人员（45.8%），初（师）级职称医务人员（43.4%）、中级职称医务人员（41.9%）对目前工作本身的满意率最低。对于工作满意度的其他要素，拥有士级职称和无职称的医务人员对各要素的满意率均处于较高水平。高级职称医务人员对同事和领导的满意率最低。中级职称医务人员对收入、晋升和职业发展、管理状况、福利待遇、培训机会等各方面满意率均低于其他职称医务人员。详见表4-4-10。

表4-4-7　不同工作年限医务人员工作满意度各题目得分分布（%）

题目	≤10年			10～20年			＞20年		
	低	中	高	低	中	高	低	中	高
我对我目前的工作非常满意	12.0	45.0	43.0	11.9	46.5	41.6	10.1	40.7	49.2
我对单位的同事是满意的	2.6	26.4	71.0	3.1	30.3	66.7	2.6	28.6	68.8
我对自己收入水平是满意的	21.3	47.2	31.5	25.8	46.8	27.4	23.1	46.7	30.2
我对领导是满意的	5.1	27.5	67.4	6.0	29.8	64.2	6.0	29.1	64.8
我对单位的工作条件和设备配置是满意的	11.0	40.8	48.3	13.4	43.8	42.8	14.3	41.4	44.3
我对这份工作中的晋升和职业发展前景是满意的	11.3	47.0	41.8	15.5	46.9	37.6	14.7	43.7	41.6
我对单位的管理状况是满意的	11.3	41.7	47.0	12.5	43.2	44.3	10.9	40.4	48.7
我对工作中获得的福利待遇是满意的	18.6	47.5	34.0	22.9	46.8	30.3	21.8	46.6	31.7
我对工作中获得的培训机会是满意的	15.0	45.7	39.3	17.2	46.2	36.7	16.2	47.1	36.7
我对在工作中有机会施展自己的能力是满意的	7.2	45.1	47.6	9.7	46.2	44.1	9.5	43.6	46.9
最近我感到很有动力去努力工作	9.1	43.8	47.2	10.2	46.4	43.4	9.2	45.1	45.7

表 4-4-8　不同学历医务人员工作满意度各题目得分分布 1（%）

题目	博士			硕士			大学本科			大专		
	低	中	高	低	中	高	低	中	高	低	中	高
我对我目前的工作非常满意	10.8	47.8	41.4	13.2	46.7	40.1	12.4	45.4	42.2	9.5	42.1	48.4
我对单位的同事是满意的	5.7	36.2	58.1	3.8	32.7	63.5	2.8	29.1	68.1	2.4	25.1	72.5
我对自己收入水平是满意的	28.2	50.7	21.1	25.8	45.3	28.9	24.4	47.3	28.3	21.1	46.8	32.1
我对领导是满意的	9.1	33.2	57.7	6.0	33.1	60.8	5.9	29.8	64.3	5.0	25.4	69.6
我对单位的工作条件和设备配置是满意的	13.4	43.6	43.0	11.6	42.4	46.1	13.7	42.9	43.5	11.5	40.7	47.8
我对这份工作中的晋升和职业发展前景是满意的	11.8	47.5	40.7	11.7	46.1	42.2	14.5	46.4	39.1	13.0	45.7	41.3
我对单位的管理状况是满意的	14.1	47.8	38.1	13.6	44.5	41.9	12.6	42.9	44.6	9.3	39.6	51.2
我对工作中获得的福利待遇是满意的	21.8	52.0	26.2	20.6	48.1	31.4	22.0	47.3	30.7	19.3	46.3	34.4
我对工作中获得的培训机会是满意的	12.1	50.8	37.0	12.8	47.4	39.9	16.5	46.6	36.9	16.3	46.0	37.8
我对在工作中有机会施展自己的能力是满意的	8.4	44.1	47.5	7.5	44.6	47.9	9.1	45.9	45.0	8.4	44.1	47.5
最近我感到很有动力去努力工作	8.8	48.3	42.9	10.2	44.3	45.5	10.4	45.9	43.8	7.9	44.2	47.9

表4-4-9　不同学历医务人员工作满意度各题目得分分布2（%）

题目	中专/中技			高中/技校			初中及以下		
	低	中	高	低	中	高	低	中	高
我对我目前的工作非常满意	8.9	38.7	52.4	2.8	39.4	57.7	5.6	33.3	61.1
我对单位的同事是满意的	2.0	26.8	71.3	1.4	22.5	76.1	5.6	11.1	83.3
我对自己收入水平是满意的	19.6	44.5	35.9	14.1	49.3	36.6	22.2	50.0	27.8
我对领导是满意的	4.9	25.9	69.2	5.6	16.9	77.5	0	22.2	77.8
我对单位的工作条件和设备配置是满意的	11.6	38.1	50.3	7.0	36.6	56.3	0	50.0	50.0
我对这份工作中的晋升和职业发展前景是满意的	12.1	43.9	44.0	19.7	35.2	45.1	22.2	33.3	44.4
我对单位的管理状况是满意的	8.5	37.4	54.1	5.6	31.0	63.4	11.1	27.8	61.1
我对工作中获得的福利待遇是满意的	18.6	44.4	37.0	12.7	39.4	47.9	16.7	38.9	44.4
我对工作中获得的培训机会是满意的	17.6	41.4	41.0	15.5	39.4	45.1	16.7	61.1	22.2
我对在工作中有机会施展自己的能力是满意的	8.6	42.7	48.7	7.0	35.2	57.7	0	66.7	33.3
最近我感到很有动力去努力工作	7.3	41.5	51.1	5.6	38.0	56.3	0	55.6	44.5

表 4-4-10　不同职称医务人员工作满意度各题目得分分布（%）

题目	高级			中级			初（师）级			士级			无职称		
	低	中	高	低	中	高	低	中	高	低	中	高	低	中	高
我对我目前的工作非常满意	11.8	42.4	45.8	12.2	45.9	41.9	11.7	44.9	43.4	9.1	41.1	49.9	7.8	41.4	50.8
我对单位的同事是满意的	3.2	31.7	65.1	3.3	30.1	66.6	2.4	26.9	70.7	2.2	24.0	73.9	1.5	22.9	75.6
我对自己收入水平是满意的	25.1	45.7	29.2	25.6	47.3	27.1	22.3	47.4	30.3	20.2	46.5	33.3	16.1	45.0	38.9
我对领导是满意的	6.6	32.8	60.6	6.5	30.6	62.9	5.2	27.2	67.6	3.7	23.5	72.8	3.9	22.7	73.4
我对单位的工作条件和设备配置是满意的	14.2	42.8	42.9	14.5	43.5	42.1	11.9	41.5	46.6	10.1	38.5	51.5	7.2	38.1	54.7
我对这份工作中的晋升和职业发展前景是满意的	12.5	43.6	43.9	16.4	46.7	36.9	12.9	47.4	39.6	11.2	43.8	45.0	9.2	45.0	45.8
我对单位的管理状况是满意的	12.1	42.2	45.6	13.4	43.5	43.1	11.1	42.0	46.9	8.3	37.5	54.3	7.0	36.9	56.2
我对工作中获得的福利待遇是满意的	21.4	47.4	31.2	23.0	47.8	29.2	20.7	47.3	32.0	17.9	44.3	37.8	13.0	43.0	43.9
我对工作中获得的培训机会是满意的	13.6	47.4	39.0	17.5	47.7	34.9	16.9	45.7	37.4	14.5	42.6	43.0	13.8	43.1	43.1
我对在工作中有机会施展自己的能力是满意的	8.7	44.0	47.3	10.2	46.5	43.4	8.4	44.9	46.7	6.5	43.4	50.1	5.4	43.2	51.4
最近我感到很有动力去努力工作	9.7	45.8	44.5	11.0	46.6	42.5	9.4	44.8	45.7	6.3	41.9	51.9	5.4	39.7	55.0

（十）不同科室得分分布

不同科室的医务人员中，中医科和药剂科人员（47.7%）对目前工作本身的满意度最高，外科（42.6%）及内科医务人员（42.9%）对目前工作的满意率相对较低。各类其他要素满意度中，药剂科医务人员对收入水平、管理状况和福利待遇的满意率较高，但在晋升和职业发展前景、培训机会和施展能力的机会等要素方面满意率较低。中医科室医务人员对晋升和职业发展前景、施展能力的机会和工作动力方面满意度高于其他科室人员。外科医务人员对领导的满意率相对较低；公共卫生科室医务人员对收入水平和工作动力的满意率较低；放射科医务人员对管理状况和福利待遇的满意率较低。详见表4-4-11、表4-4-12。

（十一）不同编制得分分布

参与调研的医务人员中，无编制人员（46.0%）对目前工作本身整体满意率略高于有编制的医务人员（43.6%）。在各个其他要素中，无编制医务人员的满意率均高于有编制的医务人员。详见表4-4-13。

表 4-4-11　不同科室医务人员工作满意度各题目得分分布 1（%）

题目	内科			外科			妇产科			儿科			中医科		
	低	中	高	低	中	高	低	中	高	低	中	高	低	中	高
我对我目前的工作非常满意	12.2	45.0	42.9	13.5	43.9	42.6	10.8	46.0	43.2	11.3	45.4	43.4	9.4	42.8	47.7
我对单位的同事是满意的	2.8	27.9	69.3	3.9	30.2	66.0	3.1	26.3	70.6	1.7	26.4	71.9	2.7	29.1	68.2
我对自己收入水平是满意的	23.7	46.8	29.6	26.8	42.7	30.5	22.3	46.8	30.9	24.2	46.5	29.4	20.6	47.6	31.9
我对领导是满意的	5.5	29.7	64.8	7.9	29.7	62.5	5.5	27.1	67.5	4.5	30.2	65.3	4.9	29.5	65.6
我对单位的工作条件和设备配置是满意的	13.3	41.8	45.0	15.2	40.4	44.3	12.3	43.2	44.5	10.0	43.9	46.2	11.0	42.8	46.2
我对这份工作中的晋升和职业发展前景是满意的	13.7	45.7	40.6	13.5	44.6	41.9	13.8	44.4	41.8	11.7	46.7	41.6	11.7	44.4	43.9
我对单位的管理状况是满意的	12.2	42.5	45.3	14.9	39.9	45.2	9.6	43.1	47.3	11.3	40.9	47.9	9.8	40.9	49.3
我对工作中获得的福利待遇是满意的	21.2	46.5	32.3	24.2	44.1	31.7	18.9	47.6	33.5	19.9	48.0	32.1	19.2	47.4	33.5
我对工作中获得的培训机会是满意的	15.9	45.7	38.4	15.8	45.4	38.8	14.9	47.0	38.1	13.6	44.1	42.4	16.7	46.9	36.4
我对在工作中有机会施展自己的能力是满意的	8.2	45.0	46.8	10.0	43.1	46.9	9.2	44.3	46.6	8.2	45.7	46.1	8.0	42.4	49.6
最近我感到很有动力去努力工作	9.4	46.1	44.6	11.6	42.9	45.5	8.2	45.6	46.2	10.0	43.3	46.7	8.3	44.0	47.7

表 4-4-12　不同科室医务人员工作满意度各题目得分分布 2（%）

题目	药剂科			放射科			预防保健科（公共卫生）			其他		
	低	中	高	低	中	高	低	中	高	低	中	高
我对我目前的工作非常满意	8.9	43.4	47.7	12.8	41.9	45.3	10.3	45.3	44.4	10.2	42.9	47.0
我对单位的同事是满意的	1.1	31.3	67.6	3.4	31.2	65.4	2.0	28.4	69.6	2.5	28.0	69.5
我对自己收入水平是满意的	18.2	49.5	32.4	26.2	42.5	31.3	23.1	50.8	26.1	21.7	47.9	30.5
我对领导是满意的	4.7	27.5	67.9	8.7	28.3	63.0	4.9	26.4	68.7	5.2	28.1	66.7
我对单位的工作条件和设备配置是满意的	10.7	45.9	43.4	17.6	36.9	45.5	11.0	40.7	48.3	12.0	42.7	45.3
我对这份工作中的晋升和职业发展前景是满意的	12.8	53.0	34.2	16.0	47.2	36.8	15.5	49.7	34.8	13.5	45.9	40.6
我对单位的管理状况是满意的	9.6	40.9	49.5	15.8	40.6	43.6	9.6	41.2	49.2	10.3	42.6	47.1
我对工作中获得的福利待遇是满意的	13.5	53.0	33.5	25.2	45.3	29.5	20.6	49.1	30.3	19.8	47.6	32.6
我对工作中获得的培训机会是满意的	18.2	52.0	29.9	21.5	38.6	39.9	16.8	47.0	36.1	16.4	46.9	36.7
我对在工作中有机会施展自己的能力是满意的	7.1	52.7	40.2	10.7	42.1	47.2	9.2	48.2	42.7	8.4	45.3	46.3
最近我感到很有动力去努力工作	6.8	47.3	45.9	12.0	43.8	44.2	9.1	47.0	43.9	8.9	44.4	46.7

表4-4-13　不同编制医务人员工作满意度各题目得分分布（%）

题目	有编制			无编制			不知道		
	低	中	高	低	中	高	低	中	高
我对我目前的工作非常满意	11.9	44.4	43.6	10.2	43.9	46.0	11.3	43.6	45.0
我对单位的同事是满意的	3.0	29.3	67.7	2.3	25.5	72.2	3.8	31.5	64.7
我对自己收入水平是满意的	23.8	47.0	29.2	22.2	46.6	31.2	24.1	47.4	28.5
我对领导是满意的	6.1	29.7	64.2	4.5	26.1	69.4	7.2	31.6	61.2
我对单位的工作条件和设备配置是满意的	14.1	42.8	43.2	9.2	39.7	51.1	13.1	39.2	47.8
我对这份工作中的晋升和职业发展前景是满意的	14.4	46.2	39.4	11.8	45.6	42.6	13.4	45.2	41.4
我对单位的管理状况是满意的	12.3	42.6	45.1	9.6	39.8	50.6	13.7	42.1	44.2
我对工作中获得的福利待遇是满意的	21.9	47.4	30.8	18.6	45.7	35.7	19.9	49.1	30.9
我对工作中获得的培训机会是满意的	16.8	46.9	36.3	14.1	44.5	41.4	20.2	42.8	37.0
我对在工作中有机会施展自己的能力是满意的	9.4	45.6	45.0	6.9	43.8	49.3	8.9	43.5	47.6
最近我感到很有动力去努力工作	10.0	45.8	44.2	8.0	43.0	49.0	8.6	47.3	44.2

（十二）不同管理职位得分分布

参与调研的医务人员中，有管理职务的医务人员（48.8%）对目前工作本身整体满意率略高于无管理职务的医务人员（42.6%）。对其他各个要素，除单位同事以及工作条件和设备配置两个要素外，有管理职务的医务人员满意率均高于无管理职务的人员。详见表4-4-14。

（十三）不同工作时长得分分布

医务人员对目前工作本身的满意率随每周工作时长增长而降低，平均每周工作低于40小时的医务人员（49.2%）满意率最高，其次为平均每周工作40～56小时的医务人员（44.2%），平均每周工作超过56小时的医务人员（36.7%）满意率最低。医务人员对工作其他要素的满意率均随每周工作时间增长而下降。详见表4-4-15。

表4-4-14　不同管理职务医务人员工作满意度各题目得分分布（%）

题目	有管理职务			无管理职务		
	低	中	高	低	中	高
我对我目前的工作非常满意	9.8	41.5	48.8	12.0	45.4	42.6
我对单位的同事是满意的	2.8	29.8	67.5	2.8	27.8	69.4
我对自己收入水平是满意的	22.0	46.9	31.1	23.8	46.9	29.2
我对领导是满意的	4.6	27.2	68.2	6.1	29.4	64.6
我对单位的工作条件和设备配置是满意的	13.8	41.8	44.4	12.3	42.0	45.7
我对这份工作中的晋升和职业发展前景是满意的	11.9	43.5	44.6	14.4	47.0	38.6
我对单位的管理状况是满意的	9.9	40.5	49.6	12.2	42.4	45.4
我对工作中获得的福利待遇是满意的	19.7	46.4	33.8	21.4	47.2	31.4
我对工作中获得的培训机会是满意的	14.3	45.4	40.3	16.8	46.5	36.7
我对在工作中有机会施展自己的能力是满意的	7.4	42.5	50.1	9.2	46.1	44.7
最近我感到很有动力去努力工作	8.3	43.5	48.2	9.9	45.6	44.4

表4-4-15　不同工作时长医务人员工作满意度各题目得分分布（%）

题目	≤40小时			40～56小时			＞56小时		
	低	中	高	低	中	高	低	中	高
我对我目前的工作非常满意	8.5	42.3	49.2	11.2	44.6	44.2	16.6	46.8	36.7
我对单位的同事是满意的	2.2	26.1	71.7	2.8	28.7	68.5	3.8	31.2	65.0
我对自己收入水平是满意的	19.3	46.7	34.0	23.0	47.5	29.5	30.3	46.5	23.2
我对领导是满意的	4.4	26.9	68.8	5.6	28.3	66.2	7.9	32.6	59.6
我对单位的工作条件和设备配置是满意的	10.9	39.9	49.2	12.5	41.6	45.9	15.9	46.0	38.1
我对这份工作中的晋升和职业发展前景是满意的	11.9	44.3	43.8	13.3	46.4	40.3	17.1	48.4	34.5
我对单位的管理状况是满意的	9.2	39.7	51.1	11.2	42.1	46.7	16.0	45.0	38.9
我对工作中获得的福利待遇是满意的	17.3	46.1	36.6	20.2	47.3	32.5	27.9	48.0	24.1
我对工作中获得的培训机会是满意的	13.0	45.3	41.7	15.9	46.6	37.5	21.3	47.4	31.3
我对在工作中有机会施展自己的能力是满意的	7.5	44.0	48.5	8.4	44.1	47.4	11.1	48.4	40.5
最近我感到很有动力去努力工作	7.8	43.8	48.4	8.8	45.1	46.1	13.3	47.0	39.7

（十四）不同值夜班次数得分分布

平均每月值夜班次数不多于4次的医务人员目前工作本身满意度最高，满意率为47.2%；其次为值夜班次数大于7次的医务人员，满意率为40.9%；每月值班4～7次的医务人员对工作本身满意率最低，为39.0%。平均每月值班次数不多于4次的医务人员对其他要素的满意率均高于其他组医务人员。平均每月值夜班4～7次的医务人员对同事、收入水平、领导、管理状况以及工作动力等方面满意率最低。平均每月值夜班超过7次的医务人员对工作条件和设备配置、晋升和职业发展前景、福利待遇、培训机会以及施展能力的机会等要素的满意率最低。详见表4-4-16。

表4-4-16　不同值夜班次数医务人员工作满意度各题目得分分布（%）

题目	≤4次			4～7次			＞7次		
	低	中	高	低	中	高	低	中	高
我对我目前的工作非常满意	9.5	43.3	47.2	13.8	47.2	39.0	14.1	45.0	40.9
我对单位的同事是满意的	2.6	28.0	69.4	3.1	29.5	67.4	3.0	28.5	68.5
我对自己收入水平是满意的	21.9	47.0	31.1	25.4	47.7	27.0	26.0	45.1	28.9
我对领导是满意的	5.1	27.2	67.7	6.3	31.7	62.0	6.5	28.8	64.7
我对单位的工作条件和设备配置是满意的	11.2	41.3	47.6	13.7	43.2	43.1	15.8	42.0	42.1
我对这份工作中的晋升和职业发展前景是满意的	12.7	44.7	42.5	14.1	48.2	37.7	15.7	46.7	37.6
我对单位的管理状况是满意的	9.8	40.9	49.3	13.9	43.2	42.9	13.9	42.8	43.3
我对工作中获得的福利待遇是满意的	18.9	46.9	34.2	22.9	47.6	29.6	24.7	46.6	28.8
我对工作中获得的培训机会是满意的	14.0	46.1	39.9	16.7	48.0	35.3	19.8	45.3	34.9
我对在工作中有机会施展自己的能力是满意的	8.0	43.2	48.8	9.1	47.5	43.5	9.9	46.7	43.4
最近我感到很有动力去努力工作	8.1	44.7	47.1	10.6	46.8	42.5	11.7	44.4	43.8

（十五）不同收入水平得分分布

参与调查的医务人员对收入水平的满意率相对较低。月收入1000元以上的医务人员随收入增长，对自己收入水平的满意率增加。详见表4-4-17。

（十六）不同晋升状况得分分布

总体来看，参与调查的医务人员对晋升和职业发展的满意率为40.3%，其中，近5年职称晋升的医务人员对发展前景的满意率（43.2%）高于未获得职称晋升的医务人员（38.0%）。详见表4-4-18。

表4-4-17　不同收入水平医务人员收入满意度得分分布（%）

收入满意度	平均月收入（元）					
	≤1000	1000～2000	2000～3000	3000～4000	4000～5000	＞5000
低	27.9	31.8	25.3	25.0	23.0	20.6
中	44.6	41.8	47.6	47.3	47.3	47.4
高	27.5	26.4	27.1	27.7	29.7	32.1

表4-4-18　不同医务人员发展前景满意度得分分布（%）

晋升和职业发展前景满意度	总体	晋升	未晋升
低	13.7	11.9	15.0
中	46.1	44.8	47.0
高	40.3	43.2	38.0

（十七）不同培训状况得分分布

总体来看，参加过进修或短期培训的医务人员对工作中的培训机会的满意率普遍高于未参加过进修或短期培训的人员。参加进修和短期课程两种形式培训对提高满意率的作用分别是提高6.5个百分点和11.7个百分点。详见表4-4-19。

表4-4-19　不同医务人员培训机会满意度得分分布（%）

培训机会满意度	进修		培训	
	进修	未进修	培训	未培训
低	12.8	19.2	12.0	23.4
中	46.2	46.3	46.1	46.4
高	41.0	34.5	41.9	30.2

二、总体满意度

（一）总体满意度的变化

工作满意度包含11个条目中，有5个条目（“我对单位同事是满意的”“我对自己的收入水平是满意的”“我对领导是满意的”“我对单位的工作条件和设备配置是满意的”和“我对这份工作中的晋升和职业发展前景是满意的”）与2013年保持一致。两次问卷都采用李克特6点计分法，“非常不符合”记1分，“比较不符合”记2分，“有点不符合”记3分，“有点符合”记4分，“比较符合”记5分，“非常符合”记6分。本部分5个条目得分汇总进行医务人员总体工作满意度的比较，依据总分平均划分为高、中、低三个水平。

与2013年相比，参与调查的医务人员总体工作满意率增长，2018年医务人员总体满意率相比2013年高5.2个百分点。城乡医务人员的总体满意率变化趋势基本一致，处于高满意度的城乡医务人员占比均有增长。详见表4-4-20。

与2013年相比，不同地区医务人员总体工作满意度均有不同幅度的增长。其中，东部地区和中部地区医务人员总体工作满意率相比2013年分别增长7.9个百分点和8.0个百分点，高于西部地区的增长（4.2个百分点）。详见表4-4-21。

表4-4-20　城乡医务人员总体满意度得分分布比较（%）

满意度	合计		城市地区		农村地区	
	2013年	2018年	2013年	2018年	2013年	2018年
满意度水平（%）						
低	3.0	2.3	3.4	2.7	2.5	1.8
中	45.6	41.1	46.5	41.9	44.5	40.0
高	51.4	56.6	50.0	55.4	53.0	58.2

表4-4-21　不同地区医务人员总体满意度得分分布比较（%）

满意度	东部地区		中部地区		西部地区	
	2013年	2018年	2013年	2018年	2013年	2018年
满意度水平（%）						
低	3.0	2.1	2.9	2.3	3.4	2.5
中	47.0	40.0	48.9	41.5	45.1	41.8
高	50.0	57.9	48.2	56.2	51.5	55.7

与2013年相比，不同机构医务人员总体工作满意度均有不同幅度的增长。医院（城市三级医院、城市二级医院和县医院）医务人员满意率增幅高于基层医疗卫生机构（社区卫生服务中心和乡镇卫生院）。其中，城市三级医院和县医院医务人员整体工作满意率相比2013年分别增长9.0个百分点和7.0个百分点，相对增幅较大；其次为城市二级医院，增长5.0个百分点；乡镇卫生院和社区卫生服务中心医务人员工作满意率分别增长3.1个百分点和1.0个百分点。详见表4-4-22。

与2013年相比，护理人员和临床医生对总体工作的满意率增幅较大，分别增长了7.5个百分点和4.6个百分点，高于公共卫生人员（0.4个百分点）。详见表4-4-23。

表4-4-22　不同机构医务人员总体满意度得分分布比较（%）

满意度	城市三级医院		城市二级医院		社区卫生服务中心		县医院		乡镇卫生院	
	2013年	2018年	2013年	2018年	2013年	2018年	2013年	2018年	2013年	2018年
满意度水平										
低	3.7	2.5	4.8	3.8	1.7	2.2	2.6	2.1	2.8	1.6
中	46.8	39.1	50.1	46.1	44.1	42.7	45.0	38.5	44.1	42.1
高	49.4	58.4	45.1	50.1	54.1	55.1	52.4	59.4	53.2	56.3

表4-4-23　不同专业医务人员总体满意度得分分布比较（%）

满意度	临床医疗		护理		公共卫生		医技		药剂	
	2013年	2018年	2013年	2018年	2013年	2018年	2013年	2018年	2013年	2018年
满意度水平										
低	3.7	3.0	2.3	1.3	1.6	1.7		2.5		1.3
中	48.8	44.8	41.3	34.8	41.6	41.0		42.3		41.6
高	47.6	52.2	56.4	63.9	56.9	57.3		55.2		57.1

（二）2018年总体满意度及在不同特征医务人员的分布

工作满意度包含11个条目，得分汇总进行医务人员总体工作满意度的分析，对总体满意度，依据总分平均划分为高、中、低三个水平。

本次调查结果显示，参与调查的医务人员总体满意度平均得分为4.2分，其中46.7%来自于经济相关因素的满意度；经济相关因素满意度平均得分（3.8分）低于非经济相关因素的满意度（4.3分），表明医务人员总体工作满意度主要来自非经济相关因素。详见表4-4-24。

表4-4-24　医务人员总体工作满意度比较

满意度	合计	满意度	
		经济相关因素	非经济相关因素
满意度得分	4.2	3.8	4.3
满意度水平（%）			
低	2.7	10.9	2.3
中	43.2	50.4	38.0
高	54.1	38.7	59.8

全国满意度平均得分为4.2分，农村地区（4.2分）高于城市地区（4.1分）；东中西部医务人员的总体工作满意度平均得分和满意度水平分布的趋势基本一致。详见表4-4-25。

按照工作机构的类型看，城市二级医院医务人员的工作满意度得分（4.0分）明显低于其他医疗机构医务人员的满意度；只有47.2%的城市二级医院参与调查人员总体工作满意度处于高水平。总体满意度最高的是城市三级医院和县医院的医务人员，平均得分均为4.2分，分别有56.4%和57.0%的人员有高水平的总体工作满意度。详见表4-4-26。

表4-4-25　城乡及不同区域医务人员总体满意度

满意度	合计	城乡		地区		
		城市	农村	东部	中部	西部
满意度得分	4.2	4.1	4.2	4.2	4.2	4.1
满意度水平（%）						
低	2.7	3.0	2.3	2.8	2.5	2.8
中	43.2	43.9	42.3	41.5	44.1	44.1
高	54.1	53.1	55.4	55.7	53.4	53.1

表4-4-26 不同机构医务人员总体满意度

满意度	城市三级医院	城市二级医院	社区卫生服务中心	县医院	乡镇卫生院
满意度得分	4.2	4.0	4.1	4.2	4.1
满意度水平（%）					
低	2.8	4.2	2.7	2.4	2.1
中	40.8	48.6	44.4	40.6	44.8
高	56.4	47.2	52.9	57.0	53.1

按照工作类型分组分析发现，护理人员的总体工作满意度得分最高（4.3分），61.3%的护理人员自评有高水平的总体工作满意度。详见表4-4-27。

表4-4-27 不同专业医务人员总体满意度

满意度	临床医生	护理	公共卫生	医技	药剂
满意度得分	4.1	4.3	4.1	4.1	4.1
满意度水平（%）					
低	3.3	1.6	2.9	3.5	1.3
中	46.9	37.0	43.6	42.4	45.6
高	49.8	61.3	53.5	54.2	53.1

针对满意度最高的护理人员展开深入分析，结果显示护理人员城乡及区域分布情况与参与调查的医务人员总体分布相近。城乡护理人员工作满意度情况无显著差异。不同地区之间，东部地区和中部地区总体工作满意度较高的护理人员占比分别为63.9%和60.8%，高于西部地区（59.3%）。详见表4-4-28。

与参与调查的整体医务人员机构分布情况相比，护理人员分布在医院（城市三级医院、城市二级医院、县医院）的比例相对高于平均水平，

表4-4-28　护理人员城乡及区域分布及满意度（%）

项目	城乡		地区		
	城市	农村	东部	中部	西部
医务人员平均	58.6	41.4	32.9	33.1	34.0
护理人员	58.5	41.5	34.0	33.5	32.5
护理人员满意度水平					
低	1.8	1.3	1.8	1.4	1.7
中	36.7	37.5	34.4	37.8	39.1
高	61.5	61.2	63.9	60.8	59.3

而在基层（社区卫生服务中心和乡镇卫生院）分布的比例低于整体医务人员平均水平。医院，尤其是城市三级医院和县医院的护理人员满意度高于其他机构。详见表4-4-29。

表4-4-29　护理人员机构分布及满意度（%）

项目	城市三级医院	城市二级医院	社区卫生服务中心	县医院	乡镇卫生院
医务人员平均	25.8	12.8	15.9	22.7	22.7
护理人员	28.4	14.4	12.2	25.1	20.0
护理人员满意度水平					
低	1.5	2.3	2.4	0.9	1.7
中	31.7	43.2	39.2	34.0	42.7
高	66.8	54.5	58.4	65.1	55.6

与参与调查的医务人员总体情况相比，护理人员年龄分布在35岁及以下与工作年数在10年及以下的比例均超过医务人员平均水平。不同年龄组的护理人员中，62.2%的年龄在35岁及以下的护理人员总体工作满意度处于较高水平。工作年数在10年及以下的护理人员中，62.8%总体工作满意度处于较高水平，高于其他工作年数分组的护理人员。详

见表4-4-30。

表4-4-30　护理人员年龄及工作年数分布及满意度（%）

项目	年龄（岁）			工作年数		
	≤35	35～45	>45	≤10	10～20	>20
医务人员平均	47.1	29.7	23.3	37.9	33.8	28.3
护理人员	58.4	26.1	15.4	43.0	33.3	23.7
护理人员满意度水平						
低	1.8	1.6	1.1	1.7	1.6	1.5
中	36.0	40.7	35.2	35.4	38.9	37.3
高	62.2	57.7	63.8	62.8	59.5	61.2

与参与调查的医务人员总体情况相比，护理人员中无编制的人员占比更高，为39.0%，而没有编制的护理人员对总体工作满意度相对较高，其中处于高满意度的人员占比为62.8%，高于有编制的护理人员。详见表4-4-31。

表4-4-31　护理人员编制及满意度（%）

项目	有编制	无编制	不知道
医务人员平均	71.3	27.1	1.6
护理人员	59.2	39.0	1.8
护理人员满意度水平			
低	1.7	1.6	1.0
中	37.7	35.7	46.9
高	60.6	62.8	52.0

（三）2018年经济相关因素满意度

将工作满意度包含的11个条目分为经济相关因素和非经济相关因素两大类，分别汇总为经济相关总体满意度和非经济相关总体满意度，并依据总分平均划分为高、中、低三个水平。

如果只看医务人员对工作中经济相关因素的满意度，经济相关总体满意度平均得分为3.8分，城乡医务人员之间、东中西部地区医务人员之间，对经济相关总体满意度处在基本相同的水平。详见表4-4-32。

表4-4-32 城乡及不同区域医务人员经济相关总体满意度比较

项目	合计	城乡		地区		
		城市	农村	东部	中部	西部
满意度得分	3.8	3.8	3.8	3.8	3.8	3.8
满意度水平（%）						
低	10.9	11.4	10.2	10.8	10.8	11.1
中	50.4	50.4	50.5	49.6	51.2	50.5
高	38.7	38.2	39.2	39.6	38.0	38.4

按照工作机构的类型看，城市二级医院医务人员对经济相关总体满意度得分（3.5分）明显低于其他医疗机构医务人员；只有32.6%的城市二级医院参与调查人员对经济相关总体满意度处于高水平。经济相关总体满意度最高的是城市三级医院的医务人员，平均得分3.9分，41.5%的人员有高水平的经济相关总体满意度。详见表4-4-33。

表4-4-33 不同机构医务人员经济相关总体满意度比较

项目	城市三级医院	城市二级医院	社区卫生服务中心	县医院	乡镇卫生院
满意度得分	3.9	3.5	3.7	3.9	3.8
满意度水平（%）					
低	9.8	16.9	10.3	10.0	10.2
中	48.7	50.5	51.8	49.2	52.7
高	41.5	32.6	37.9	40.8	37.1

按照工作类型分组分析发现：临床医生的经济相关总体满意度得分最低（3.7分），只有34.5%的医生有高水平的经济相关总体满意度；护理人员的经济相关总体满意度得分最高（4.0分），有45.6%的护理人员自评对经济相关因素有高水平的满意度。详见表4-4-34。

表4-4-34　不同专业医务人员经济相关总体满意度比较

项目	临床医生	护理	公共卫生	医技	药剂
满意度得分	3.7	4.0	3.8	3.8	3.8
满意度水平（%）					
低	13.2	7.5	10.3	11.3	6.2
中	52.3	47.0	51.0	50.3	55.5
高	34.5	45.6	38.8	38.4	38.3

（四）2018年非经济相关因素满意度

调查医务人员对工作中非经济相关因素的满意度，平均得分为4.3分，城乡医务人员之间、东中西部地区医务人员之间，对非经济相关因素的满意度处在基本相同的水平。详见表4-4-35。

表4-4-35　城乡及不同区域医务人员非经济相关总体满意度比较

项目	合计	城乡		地区		
		城市	农村	东部	中部	西部
满意度得分	4.3	4.3	4.3	4.3	4.3	4.3
满意度水平（%）						
低	2.3	2.6	1.8	2.3	2.1	2.5
中	38.0	38.5	37.2	36.0	38.8	39.1
高	59.8	58.9	61.0	61.8	59.2	58.5

按照工作机构的类型看，城市二级医院医务人员对非经济相关因素的满意度得分（4.2分）明显低于其他医疗机构医务人员。详见表

4-4-36。

表4-4-36 不同机构医务人员非经济相关总体满意度比较

项目	城市三级医院	城市二级医院	社区卫生服务中心	县医院	乡镇卫生院
满意度得分	4.4	4.2	4.3	4.4	4.3
满意度水平（%）					
低	2.6	3.4	2.1	1.9	1.7
中	36.0	42.2	38.9	35.9	39.2
高	61.4	54.4	59.1	62.2	59.0

按照工作类型分组分析发现：临床医生对非经济相关因素的满意度得分最低（4.2分）；护理人员对非经济相关因素的满意度得分最高（4.5分）。详见表4-4-37。

表4-4-37 不同专业医务人员非经济相关总体满意度比较

项目	临床医生	护理	公共卫生	医技	药剂
满意度得分	4.2	4.5	4.3	4.3	4.3
满意度水平（%）					
低	2.7	1.4	2.2	3.5	1.3
中	40.7	32.8	38.9	38.5	41.2
高	56.6	65.8	58.9	58.0	57.5

第二节 工作激励水平

一、总体激励水平

工作激励包含9个条目，根据激励来源可分为内源性激励和外源性激励2个维度。其中，内源性激励包括“对工作的喜欢”“因为这是本职工作”“因为工作对患者非常重要”和“为了自我认可和肯定”4个条目，外源性激励包括“患者和居民的感激”“别人好的评价和看法”“团队好的表现”“领导的认可和赞扬”和“挣钱养家”5个条目。问卷采用李克特7点计分法，从“从来没有/完全不赞同”到“比较不符合”反映感受出现频率或认同程度的递增，依次记0～6分。将各维度所含条目得分之和作为各维度总体衡量指标，依据计分办法划分为高、中、低三个水平。

全国医务人员工作激励平均得分为4.4分，其中53.2%来自于内源性激励且其平均得分（4.6分）高于外源性激励（4.1分），表明医务人员工作激励更多的源自于内在的动机。有60.4%的医务人员处于高激励水平，有2.8%的医务人员处于低激励水平；医务人员处于高内源性激励水平的比例（69.0%）明显高于外源性激励（51.5%）。总体来说，目前的工作激励水平较好。详见表4-4-38。

表4-4-38　总体医务人员工作激励比较

项目	合计	激励来源	
		内源性激励	外源性激励
激励得分	4.4	4.6	4.1
激励水平（%）			
低	2.8	3.1	7.3
中	36.8	27.9	41.2
高	60.4	69.0	51.5

城乡、东中西部医务人员的工作激励平均得分和激励来源差别不大。从城乡来看，农村地区（4.4分）工作激励平均得分略高于城市地区（4.3分）；农村地区有53.8%的工作激励源于内源性激励，略高于城市地区（52.8%）。从区域分布来看，中部地区激励水平（4.4分）略高于东部和西部地区（均为4.3分）；西部地区有53.7%的工作激励源于内源性激

励，略高于中部地区（53.1%）和东部地区（52.8%）。详见表4-4-39。

表4-4-39　城乡及不同地区医务人员工作激励比较

项目	合计	城乡		地区		
		城市	农村	东部	中部	西部
激励得分	4.3	4.3	4.4	4.3	4.4	4.3
激励来源（%）						
内源性	53.2	52.8	53.8	52.8	53.1	53.7
外源性	46.8	47.2	46.2	47.2	46.9	46.3

不同机构医务人员的工作激励平均得分和激励来源的差别不大。城市二级医院、县医院激励平均得分（均为4.4分）略高于城市三级医院、社区卫生服务中心和乡镇卫生院（均为4.3分）；乡镇卫生院54.0%的工作激励源于内源性激励，其次为县医院（53.7%）和城市二级医院（53.2%），略高于城市三级医院（52.6%）和社区卫生服务中心（52.7%）。详见表4-4-40。

表4-4-40　不同机构医务人员工作激励比较

项目	城市三级医院	城市二级医院	社区卫生服务中心	县医院	乡镇卫生院
激励得分	4.3	4.4	4.3	4.4	4.3
激励来源（%）					
内源性	52.6	53.2	52.7	53.7	54.0
外源性	47.4	46.8	47.3	46.3	46.0

按照不同专业分组分析发现：护理人员的工作激励平均得分最高（4.4分），公共卫生和药剂人员最低（均为4.2分）；医技人员内源性激励占比最大（54.2%），公共卫生人员最低（52.5%）。详见表4-4-41。

表4-4-41　不同专业医务人员工作激励比较

项目	临床医生	护理	公共卫生	医技	药剂
激励得分	4.3	4.4	4.2	4.3	4.2
激励来源（%）					
内源性	53.6	52.7	52.5	54.2	53.2
外源性	46.4	47.3	47.5	45.8	46.8

二、内源性激励

从城乡来看，城乡医务人员的内源性激励平均得分差别不大，农村地区内源性激励平均得分（4.7分）略高于城市地区（4.6分），且农村地区有72.1%的医务人员具有高水平的内源性激励，高于城市地区（66.8%）。

从区域分布来看，东中西部医务人员的内源性激励平均得分差别不大，中部和西部地区地区内源性激励平均得分（均为4.7分）略高于东部（4.6分）。西部、中部地区分别有69.7%、69.6%的医务人员具有高水平的内源性激励，略高于东部地区（67.6%）。详见表4-4-42。

不同机构医务人员的内源性激励平均得分差别不大，城市二级医院、县医院和乡镇卫生院工作激励水平（均为4.7分）略高于城市三级医院（4.6分）和社区卫生服务中心（4.5分）。县医院有72.9%的医务人员具有高水平的内源性激励，其次为乡镇卫生院（71.4%）、城市二级医院（69.8%），稍高于城市三级医院（65.7%）和社区卫生服务中心（64.6%）。详见表4-4-43。

按照不同专业分组分析发现，医技人员的内源性激励平均得分最高（4.8分），公共卫生和药剂人员最低（均为4.5分）；医技人员具有高水平的内源性激励的比例最大（72.7%），公共卫生人员最低（62.4%）。详见表4-4-44。

表4-4-42　城乡及不同区域医务人员内源性激励比较

项目	合计	城乡		地区		
		城市	农村	东部	中部	西部
激励得分	4.6	4.6	4.7	4.6	4.7	4.7
激励水平（%）						
低	3.1	3.2	2.8	3.1	2.9	3.3
中	27.9	30.0	25.1	29.3	27.5	27.0
高	69.0	66.8	72.1	67.6	69.6	69.7

表4-4-43　不同机构医务人员内源性激励比较

项目	城市三级医院	城市二级医院	社区卫生服务中心	县医院	乡镇卫生院
激励得分	4.6	4.7	4.5	4.7	4.7
激励水平（%）					
低	3.2	2.6	4.4	2.5	2.8
中	31.1	27.6	31.1	24.6	25.8
高	65.7	69.8	64.6	72.9	71.4

表4-4-44　不同专业医务人员内源性激励比较

项目	临床医生	护理	公共卫生	医技	药剂
激励得分	4.7	4.7	4.5	4.8	4.5
激励水平（%）					
低	2.8	2.68	5.14	2.6	4.44
中	28.3	25.6	32.5	24.7	29.8
高	68.9	71.7	62.4	72.7	65.8

三、外源性激励

从城乡来看，城乡医务人员的外源性激励平均得分无差别，且城市地区有51.6%的医务人员具有高水平的外源性激励，略高于农村地区（51.4%）。

从区域分布来看，东中西部医务人员的外源性激励平均得分差别不大，东部和中部地区外源性激励平均得分（均为4.1分）略高于西部地区（4.0分）。东部、中部地区分别有53.5%、52.2%的医务人员具有高水平的外源性激励，稍高于西部地区（49.0%）。详见表4-4-45。

不同机构医务人员的外源性激励平均得分基本无差别，乡镇卫生院（4.0分）略低于其他机构（均为4.1分），且乡镇卫生院具有高水平的外源性激励的比例最低（50.6%），城市三级医院比例最高（52.1%）。详见表4-4-46。

按照不同专业分组分析发现：护理人员的外源性激励平均得分最高（4.2分），具有高水平的外源性激励的比例最大（56.6%）；临床医生外源性激励平均得分较低（4.0分），具有高水平外源性激励的比例也最低（49.2%）。详见表4-4-47。

表4-4-45　城乡及不同区域医务人员外源性激励比较

项目	合计	城乡		地区		
		城市	农村	东部	中部	西部
激励得分	4.1	4.1	4.1	4.1	4.1	4.0
激励水平（%）						
低	7.3	6.7	8.1	6.7	7.1	8.0
中	41.2	41.7	40.5	39.8	40.7	43.0
高	51.5	51.6	51.4	53.5	52.2	49.0

表4-4-46　不同机构医务人员外源性激励比较

项目	城市三级医院	城市二级医院	社区卫生服务中心	县医院	乡镇卫生院
激励得分	4.1	4.1	4.1	4.1	4.0
激励水平（%）					
低	6.1	6.6	7.2	7.2	9.3
中	41.8	41.2	41.9	40.9	40.2
高	52.1	52.2	50.9	51.9	50.6

表4-4-47　不同专业医务人员外源性激励比较

项目	临床医生	护理	公共卫生	医技	药剂
激励得分	4.0	4.2	4.0	4.0	4.0
激励水平（%）					
低	7.7	5.6	8.6	10.2	9.8
中	43.2	37.8	41.5	39.6	40.2
高	49.2	56.6	49.8	50.3	50.0

第三节　小　　结

1. 将工作满意度分为高、中、低三个级别，高工作满意度被界定“满意”。2018年参与调查的医务人员总体工作满意率为56.6%，其中县医院和城市三级医院医务人员总体工作满意率最高，城市二级医院医务人员总体工作满意率低于其他机构；护理人员总体工作满意率最高、公共卫生人员总体工作满意率居中、临床医生总体工作满意率最低，较2013年51.4%的满意率有明显提高。其中，医院医务人员总体工作满意度增长高于基层机构医务人员；护理人员和临床医生对总体工作的满意率增幅较大，高于公共卫生人员。

2. 单独分析工作中重要要素的满意度发现，2018年被调查医务人员对收入的满意率为29.8%，低于所有其他要素的满意率；其中城市二级医院和社区卫生服务中心医务人员对收入的满意率最低，其他机构医务人员对收入满意率无明显差异；临床医生和公共卫生人员对收入的满意率低于其他技术人员。与2013年相比（23.7%），总体上对收入的满意率有明显提高。

3. 2018年参与调查的医务人员对晋升和职业发展的满意率为40.4%；其中城市二级医院和乡镇卫生院医务人员对职业发展的满意率最低，其他机构医务人员对职业发展满意率无明显差异；公共卫生人员对职业发展的满意率低于其他技术人员。与2013年相比（39.9%），总体上对晋升和职业发展的满意率略有提高。

4. 2018年参与调查的医务人员对工作中资源支持的满意率为45.4%；其中城市二级医院和乡镇卫生院医务人员对资源支持满意率最低，城市三级医院和县医院医务人员对资源支持满意率相对较高；临床医生对资源支持的满意率低于其他技术人员。与2013年相比（33.9%），总体上对资源支持的满意率提升明显。

5. 2018年参与调查的医务人员对工作中管理因素的满意率为65.6%；其中乡镇卫生院和社区卫生服务中心医务人员对管理因素的满意率最高；公共卫生人员对管理因素的满意率高于其他专业技术人员。与2013年相比（33.8%），医务人员总体上对管理因素的满意率有大幅度提高。

6. 工作激励为人们努力工作的动力来源，分为外源性激励——工作动力来自收入、晋升、领导认可等外部因素，以及内源性激励——工作动力来自对工作内容本身的认可、热爱和享受。工作激励是执业环境影响工作满意度和工作状态的重要中介因素。2018年调查发现，被调查医务人员当前工作激励状态中53.2%来自于内源性激励，内源性激励平均得分（4.6分）高于外源性激励（4.1分），表明医务人员工作激励更多的源自于内在的动机。比较不同机构医务人员发现，乡镇卫生院54.0%的工作激励源于内源性激励，略高于其他机构的医务人员；临床医生的内源性激励高于公共卫生人员。

第五章 医务人员的工作状态

本章将分析和展示医务人员在当前执业环境中形成的工作状态，包括三个方面：工作投入状态、工作压力水平和离职倾向。

第一节　工作投入状态

本部分共17个条目，反映了医务人员的工作投入状态，将各维度所含条目得分之和作为工作投入总体衡量指标。根据17个条目表达的含义，将17个条目进一步归纳为活力、奉献、专注三个维度，分别包括6、5、6个条目。问卷采用李克特7点计分法，从“从来没有/完全不赞同”到“比较不符合”来反映感受出现频率或认同程度的递增，依次记0～6分。依据计分办法划分为高、中、低三个水平。

一、总体医务人员工作投入状态和城乡对比

整体看，58.4%的医务人员呈现高工作投入状态，有5.0%的医务人员呈现低投入状态；其中，奉献程度高的医务人员所占比例（63.0%）高于活力程度高（48.7%）和专注高（51.6%）的人员比例。从城乡来看，城市和农村医务人员工作投入状态差别不大。

与2013年比较，医务人员的工作投入状态总体水平明显提升，处于高工作投入状态医务人员所占比例比2013年增加17.2个百分点，且不同维度均明显提升，尤其奉献程度高的医务人员所占比例的增加幅度最为明显。从城乡来看，城乡工作投入高的人群所占比例均增加，且变化幅度差别不大。详见表4-5-1。

表4-5-1 总体及城乡医务人员工作投入比较（%）

项目	合计		城市地区		农村地区	
	2013年	2018年	2013年	2018年	2013年	2018年
工作投入						
低	10.3	5.0	10.5	5.1	10.2	4.9
中	48.5	36.6	49.5	37.5	47.4	35.5
高	41.2	58.4	40.0	57.5	42.4	59.7
活力						
低	14.5	7.9	15.7	8.2	13.5	7.6
中	47.1	43.4	47.6	44.5	46.5	41.8
高	38.4	48.7	36.7	47.3	40.0	50.6
奉献						
低	10.4	4.6	10.5	4.7	10.2	4.4
中	39.7	32.5	40.3	33.4	39.1	31.3
高	49.9	63.0	49.2	62.0	50.7	64.3
专注						
低	13.6	6.5	13.5	6.6	13.7	6.3
中	43.7	41.9	44.6	43.0	42.7	40.4
高	42.7	51.6	41.9	50.4	43.6	53.3

二、不同地区医务人员工作投入对比

从区域分布来看，东部、中部地区医务人员的工作投入程度略高于西部地区。东部、中部地区分别有58.1%、60.0%的医务人员处于高工作投入状态，略高于西部地区（57.1%）；西部地区有5.3%的医务人员处于低工作投入状态，略高于东部地区（5.0%）和中部地区（4.7%）。不同维度工作投入状态差别不大。

与2013年比较，东、中、西部地区医务人员工作投入状态均提高，其中东部地区变化最大，高工作投入状态医务人员所占比例增加21.3个百分点，低工作投入占比降低6.9个百分点，比例变化程度略高于中部地区和西部地区。详见表4-5-2。

表4-5-2　不同区域医务人员工作投入比较（%）

项目	东部地区		中部地区		西部地区	
	2013年	2018年	2013年	2018年	2013年	2018年
工作投入						
低	11.9	5.0	9.4	4.7	10.1	5.3
中	51.3	36.9	47.8	35.3	48.1	37.6
高	36.8	58.1	42.8	60.0	41.8	57.1
活力						
低	16.8	8.2	13.2	7.1	14.4	8.5
中	49.5	43.6	45.7	42.3	47.0	44.2
高	33.7	48.2	41.1	50.6	38.6	47.4
奉献						
低	11.4	4.5	10.2	4.4	10.1	4.8
中	41.9	32.2	39.0	32.2	40.2	33.0
高	46.7	63.3	50.8	63.4	49.7	62.2
专注						
低	16.0	6.6	12.1	5.7	13.1	7.1
中	45.6	42.4	42.9	40.5	44.4	42.9
高	38.4	51.0	45.0	53.8	42.5	50.1

三、不同机构医务人员工作投入比较

县医院医务人员的工作投入程度最高，高工作投入状态所占比例为61.7%，其次为城市二级医院（58.8%），再次为乡镇卫生院（58.3%），社区卫生服务中心的医务人员工作投入水平最低。

与2013年比较，各级机构医务人员工作投入状态均明显提高，其中城市三级医院变化最大，高工作投入医务人员所占比例增加18.6个百分点，略高于乡镇卫生院（17.9个百分点）和县医院（15.9个百分点）的增幅；社区卫生服务中心（14.7个百分点）和城市二级医院（15.0个百分点）高工作投入占比增幅最小。详见表4-5-3。

表4-5-3　不同机构医务人员工作投入比较（%）

项目	城市三级医院		城市二级医院		社区卫生服务中心		县医院		乡镇卫生院	
	2013年	2018年	2013年	2018年	2013年	2018年	2013年	2018年	2013年	2018年
工作投入										
低	10.9	4.2	8.8	5.2	11.3	7.0	10.3	4.0	11.0	5.4
中	49.7	37.8	47.4	36.1	49.4	39.0	43.9	34.4	48.6	36.2
高	39.4	58.0	43.8	58.8	39.3	54.0	45.8	61.7	40.4	58.3
活力										
低	16.3	7.7	13.9	8.3	15.6	9.4	12.5	6.8	13.9	8.1
中	47.8	44.9	45.8	43.8	48.7	45.8	46.1	41.4	47.3	41.7
高	35.9	47.5	40.3	47.9	35.7	44.8	41.4	51.8	38.8	50.2
奉献										
低	10.5	3.8	8.9	4.4	11.3	6.5	9.2	3.4	11.6	5.3
中	40.2	32.0	38.9	31.8	41.3	37.3	38.0	29.7	39.5	32.9
高	49.3	64.2	52.2	63.9	47.4	56.2	52.8	66.9	48.9	61.8
专注										
低	13.3	5.6	11.5	6.6	14.8	8.5	13.3	5.2	15.6	7.2
中	44.6	43.6	43.1	42.2	44.1	43.7	41.7	39.5	43.8	41.1
高	42.1	50.8	45.4	51.2	41.1	47.8	45.0	55.3	40.6	51.7

四、不同专业医务人员工作投入比较

五类不同专业医务人员中，临床医生、护理和医技人员工作投入状态高于公共卫生和药剂人员。医技人员高工作投入所占比例最高（63.0%），其次为护理人员（59.3%）和临床医生（59.0%），明显高于公共卫生（52.6%）和药剂人员（53.6%）。临床医生低工作投入状态所占比例最低（4.3%），其次为护理人员（4.9%）和医技人员（5.1%），明显低于药剂人员（6.3%）和公共卫生人员（8.1%）。

与2013年比较，临床医生、护理和公共卫生人员工作投入水平均明显提高，其中护理人员工作投入水平提高最为明显，高工作投入所占比例增加了21.7个百分点，明显高于公共卫生人员和临床医生（均为15.0个百分点）高工作投入占比的增幅。详见表4-5-4。

表4-5-4　不同专业医务人员工作投入比较（%）

项目	临床医疗		护理		公共卫生		医技		药剂	
	2013年	2018年	2013年	2018年	2013年	2018年	2013年	2018年	2013年	2018年
工作投入										
低	8.5	4.3	12.7	4.9	12.6	8.1	—	5.1	—	6.3
中	47.5	36.8	49.7	35.9	49.8	39.3	—	31.9	—	40.2
高	44.0	59.0	37.6	59.3	37.6	52.6	—	63.0	—	53.6
活力										
低	12.8	7.3	17.8	8.1	15.1	10.3	—	7.1	—	8.0
中	46.4	44.3	47.5	42.0	49.0	44.7	—	40.8	—	41.8
高	40.8	48.5	34.7	50.0	35.9	45.0	—	52.2	—	50.2
奉献										
低	8.6	3.8	12.5	4.2	13.2	8.3	—	4.8	—	5.3
中	38.4	31.8	41.6	31.8	41.0	37.1	—	29.9	—	39.4
高	53.0	64.5	45.9	63.9	45.8	54.7	—	65.2	—	55.3
专注										
低	11.7	5.4	15.8	6.7	16.6	9.5	—	7.6	—	8.4
中	42.7	42.0	45.4	40.9	44.3	44.7	—	39.0	—	44.4
高	45.6	52.6	38.8	52.4	39.1	45.8	—	53.5	—	47.1

第二节　工作压力水平

工作压力包含4个条目，分别为“总体工作压力大”“工作紧张程度高”“因工作难以入睡”“因工作紧张不安”。问卷采用李克特6点计分法，“非常不符合”记1分，“比较不符合”记2分，“有点不符合”记3分，“有点符合”记4分，“比较符合”记5分，“非常符合”记6分。将各维度所含条目得分之和作为工作压力总体衡量指标，依据计分办法划分为高、中、低三个水平。

一、总体医务人员工作压力及城乡比较

43.1%的医务人员感到工作压力高，有8.5%的医务人员感到工作压力低。农村医务人员工作压力稍高于城市：在农村，高工作压力人群所占比例高于城市4.3个百分点；低工作压力人群所占比例低于城市1.7个百分点。

与2013年比较，总体上医务人员的工作压力明显减轻。城乡高工作压力人群所占比例均有所降低，城市降低幅度高于农村，降低了8.8个百分点；低工作压力人员所占比例有所增加，城市增加幅度略高于农村，增加了2.6个百分点。详见表4-5-5。

表4-5-5　总体及城乡医务人员工作压力比较（%）

工作压力程度	合计		城市地区		农村地区	
	2013年	2018年	2013年	2018年	2013年	2018年
低	2.8	8.5	6.6	9.2	5.8	7.5
中	42.7	48.4	43.3	49.5	42.6	46.9
高	54.5	43.1	50.1	41.3	51.6	45.6

二、不同机构医务人员工作压力比较

不同机构医务人员中，县医院医务人员工作压力最高，49.6%的医务人员感到工作压力高，高于城市三级医院（45.7%）、城市二级医院（42.3%）、乡镇卫生院（40.7%）和社区卫生服务中心（33.5%）；社区卫生服务中心医务人员感到工作压力最低，11.4%的医务人员感到工作压力低，高于其他四类机构。

与2013年比较，各级医疗机构医务人员的工作压力均有不同程度的降低，表现为感到低工作压力的医务人员占比均有所提高，除县医院外，感到高工作压力的医务人员占比均有所降低。其中，城市二级、三级医院医务人员工作压力状态改善最为明显，表现为高工作压力人员占比分别降低15.5个、13.2个百分点，低工作压力人员占比分别提高4.6个、4.0个百分点。详见表4-5-6。

表4-5-6　不同机构医务人员工作压力比较（%）

工作压力程度	城市三级医院		城市二级医院		社区卫生服务中心		县医院		乡镇卫生院	
	2013年	2018年	2013年	2018年	2013年	2018年	2013年	2018年	2013年	2018年
低	4.0	8.0	4.8	9.4	9.7	11.4	4.6	7.1	7.5	8.1
中	37.1	46.3	37.4	48.3	52.7	55.2	46.6	43.3	48.2	51.2
高	58.9	45.7	57.8	42.3	37.6	33.5	48.8	49.6	44.3	40.7

三、不同区域医务人员工作压力比较

不同区域医务人员中，西部地区医务人员工作压力最高，45.7%的医务人员感到工作压力高，明显高于中部地区（41.9%）和东部地区（41.5%）；东部地区医务人员工作压力最低，9.5%的医务人员感到工作压力低，略高于中部地区（8.5%）和西部地区（7.7%）。

与2013年比较，东、中、西部地区医务人员工作压力均有不同程度的缓解，其中东部地区变化最大，高工作压力医务人员所占比例降低9.7个百分点，低工作压力人员占比增加3.4个百分点。详见表4-5-7。

表4-5-7　不同区域医务人员工作压力比较（%）

工作压力程度	东部地区		中部地区		西部地区	
	2013年	2018年	2013年	2018年	2013年	2018年
低	6.1	9.5	5.5	8.5	6.5	7.7
中	42.7	49.0	44.4	49.6	42.0	46.7
高	51.2	41.5	50.1	41.9	51.5	45.7

四、不同专业医务人员工作压力比较

五类不同专业医务人员中，临床医生工作压力最高，药剂人员工作压力最低，49.3%的临床医生感到高工作压力，明显高于护理人员（36.7%）、公共卫生（36.3%）、医技（36.5%）和药剂人员（31.4%）。

与2013年比较，临床医生、护理人员和公共卫生人员工作压力均有所减轻，其中护理人员压力明显降低，感到工作压力高的比例降低了9.6个百分点；临床医生次之，感到工作压力高的比例降低了6.4个百分点；公共卫生人员变化不大。详见表4-5-8。

表4-5-8　不同专业医务人员工作压力比较（%）

工作压力程度	临床医疗		护理		公共卫生		医技		药剂	
	2013年	2018年	2013年	2018年	2013年	2018年	2013年	2018年	2013年	2018年
低	5.2	6.8	7.7	10.5	7.5	9.1	—	12.0	—	11.1
中	39.1	44.0	46.0	52.8	53.9	54.7	—	51.6	—	57.5
高	55.7	49.3	46.3	36.7	38.6	36.3	—	36.5	—	31.4

五、不同年龄及工作年限医务人员工作压力比较

不同年龄组的医务人员中，年龄在35～45岁的医务人员感受到的工作压力最大，35～45岁年龄组中47.0%的医务人员感到高工作压力。≤35岁年龄组的医务人员工作压力相对较小，39.7%的医务人员感到高工作压力。

不同工作年限的医务人员中，工作年限在10～20年的医务人员工作压力最大，感到高工作压力的医务人员占比为46.2%，大于20年工作年限的医务人员中，44.7%的人员感到高工作压力。工作年限≤10年的医务人员工作压力相对较小。详见表4-5-9。

表4-5-9　不同年龄及工作年限医务人员工作压力比较（%）

工作压力程度	年龄（岁）			工作年限		
	≤35	35～45	>45	≤10	10～20	>20
低	9.3	7.3	8.4	9.3	7.7	8.3
中	51.0	45.7	46.5	51.5	46.1	47.0
高	39.7	47.0	45.1	39.2	46.2	44.7

六、不同学历医务人员工作压力比较

具有初中以上学历的医务人员中，随学历升高，感受到高工作压力的人员占比增长。其中博士学历的医务人员感到高工作压力的人员占比最高，为49.2%，其次为硕士学历医务人员（46.1%）和大学本科学历医务人员（45.5%）。中专/中技、高中/技校等学历的医务人员感到高工作压力的人员占比相对较小。

与2013年相比，具有初中以上学历的医务人员的工作压力有下降的趋势，不同学历的医务人员中，感到高工作压力的人员占比均有不同幅

度的下降。详见表4-5-10。

表4-5-10　不同学历医务人员工作压力比较（%）

工作压力程度	博士		硕士		大学本科		大专		中专/中技		高中/技校		初中及以下	
	2013年	2018年	2013年	2018年	2013年	2018年	2013年	2018年	2013年	2018年	2013年	2018年	2013年	2018年
低	4.9	5.7	4.1	7.1	5.2	7.7	7.1	10.1	8.4	11.6	10.3	16.9	7.0	5.6
中	37.9	45.1	37.5	46.8	39.3	46.9	46.1	51.7	49.5	51.6	43.7	47.9	55.8	44.4
高	57.2	49.2	58.4	46.1	55.5	45.5	46.8	38.2	42.1	36.7	46.0	35.2	37.2	50.0

七、不同职称医务人员工作压力比较

随着医务人员职称升高，工作压力增加。高级和中级职称医务人员中，感到高工作压力的人员占比分别为49.0%和46.1%，而士级和无职称的医务人员中，感到高工作压力的人员占比分别为34.2%和32.9%。

与2013年相比，各类职称医务人员中感到高工作压力的人员占比均呈现降低趋势。详见表4-5-11。

表4-5-11　不同职称医务人员工作压力比较（%）

工作压力程度	高级		中级		初（师）级		士级		无职称	
	2013年	2018年	2013年	2018年	2013年	2018年	2013年	2018年	2013年	2018年
低	5.6	6.8	5.3	7.5	6.1	8.8	8.8	10.8	9.3	14.1
中	37.4	44.2	39.9	46.4	43.8	50.0	50.5	55.1	53.1	53.0
高	57.0	49.0	54.8	46.1	50.1	41.2	40.7	34.2	37.6	32.9

八、不同科室医务人员工作压力比较

不同科室的医务人员中，外科、内科、儿科、放射科等临床医疗科室医务人员感受到比较大的工作压力，临床医疗科室中感到高工作压力的人员占比高于药剂科、预防保健科、其他科室等。详见表4-5-12。

表4-5-12　不同科室医务人员工作压力比较（%）

工作压力程度	内科	外科	妇产科	儿科	中医科	药剂科	放射科	预防保健科（公共卫生）	其他
低	6.6	6.5	8.9	6.4	11.8	9.7	9.4	8.9	11.3
中	45.3	43.4	46.1	46.8	50.1	59.9	43.8	54.5	52.9
高	48.1	50.1	45.0	46.8	38.0	30.5	46.8	36.6	35.8

九、不同工作量医务人员工作压力比较

整体来看，每周工作时间越长，工作压力越大。在平均每周工作时间超过56小时的医务人员中，58.6%感到高工作压力，每周工作时间不超过40小时的医务人员中，有32.3%感到比较大的工作压力。

与2013年相比，每周不同工作时长的医务人员的工作压力均出现不同幅度的下降。平均每周工作40～56小时以及超过56小时的医务人员中，感到高工作压力的比重均下降7个百分点左右；平均每周工作时长不超过40小时的医务人员中，感到高工作压力的占比下降6.6个百分点。详见表4-5-13。

表4-5-13　不同工作时长医务人员工作压力比较（%）

程度	≤40小时		40～56小时		>56小时	
	2013年	2018年	2013年	2018年	2013年	2018年
低	9.3	12.3	5.7	7.8	3.0	3.8
中	51.8	55.4	43.1	48.4	30.9	37.7
高	38.9	32.3	51.2	43.8	66.1	58.6

整体来看，平均每月值夜班次数越多，工作压力越大。平均每月值夜班次数在4～7次以及超过7次的医务人员中，分别有50.3%和51.1%的人员感到高工作压力；每月值夜班次数不超过4次的医务人员中，感到高工作压力的人员占比相对较低。

与2013年相比，每月不同值夜班次数的医务人员的工作压力均出现不同幅度的下降。详见表4-5-14。

表4-5-14　不同值夜班次数医务人员工作压力比较（%）

工作压力程度	≤4次		4～7次		>7次	
	2013年	2018年	2013年	2018年	2013年	2018年
低	7.7	10.3	4.5	5.6	4.6	6.5
中	48.4	52.4	37.5	44.1	36.1	42.4
高	43.9	37.3	58.0	50.3	59.3	51.1

第三节　离职倾向

离职倾向包含4个条目，分别为“常想离开医院”“离开行业”“换工作”和“找新工作”。问卷采用李克特6点计分法，“非常不符合”记1分，“比较不符合”记2分，“有点不符合”记3分，“有点符合”记4分，“比较符合”记5分，“非常符合”记6分。将各维度所含条目得分之和作为离职倾向总体衡量指标，依据计分办法划分为高、中、低三个水平。

一、总体医务人员离职倾向及城乡比较

参与调查的医务人员中高、中、低离职倾向人员所占比例分别为13.3%、42.3%和44.4%。其中，农村医务人员高离职倾向所占比例高出城市2.1个百分点，低离职倾向所占比例（43.2%）低于城市（45.3%）。

与2013年比较，总体上医务人员离职倾向有所减少。城乡高离职倾向人员所占比例均有所降低，城市降低幅度高于农村，降低了1.7个百分点；低离职倾向所占比例有所增加，城市增加幅度高于农村，增加了2.6个百分点。详见表4-5-15。

表4-5-15　总体及城乡医务人员离职倾向比较（%）

离职倾向	合计		城市地区		农村地区	
	2013年	2018年	2013年	2018年	2013年	2018年
低	42.4	44.4	42.7	45.3	42.0	43.2
中	43.0	42.3	43.2	42.3	42.9	42.3
高	14.6	13.3	14.1	12.4	15.1	14.5

二、不同区域医务人员离职倾向比较

现状：不同区域医务人员中，中部地区医务人员离职倾向最高，14.6%的医务人员具有高离职倾向，西部次之（14.0%），东部最低（11.3%）；东部地区医务人员离职倾向最低，46.8%的医务人员具有低离职倾向，明显高于西部地区（43.9%）和中部地区（42.6%）。

与2013年比较：东、中、西部地区医务人员离职倾向均有所好转，其中东部地区变化最大，高、中离职倾向医务人员所占比例分别降低3.2个、1.6个百分点，低离职倾向占比增加4.9个百分点。详见表4-5-16。

表4-5-16　不同区域医务人员离职倾向比较（%）

离职倾向	东部地区		中部地区		西部地区	
	2013年	2018年	2013年	2018年	2013年	2018年
低	41.9	46.8	40.1	42.6	41.5	43.9
中	43.6	42.0	44.9	42.8	42.9	42.1
高	14.5	11.3	15.0	14.6	15.6	14.0

三、不同机构医务人员离职倾向比较

不同机构医务人员中，城市二级医院医务人员离职倾向最高，15.4%的医务人员具有高离职倾向，高于县医院（14.6%）、乡镇卫生院（14.2%）、城市三级医院（12.2%）和社区卫生服务中心（10.2%）；社区卫生服务中心离职倾向最低，47.5%的医务人员具有低离职倾向，高于其他四类机构。

与2013年比较，医院医务人员的离职倾向均有不同程度的降低，城市三级医院、城市二级医院和县医院高离职倾向人员占比分别降低4.0个、3.0个和1.8个百分点，低离职倾向人员占比分别提高5.1个、5.4个和1.6个百分点；但是，基层医疗卫生机构医务人员离职倾向却有所提高，主要表现为社区卫生服务中心高离职倾向人员占比增加1.4个百分点，乡镇卫生院低离职倾向人员占比降低0.8个百分点。详见表4-5-17。

表4-5-17　不同机构医务人员离职倾向比较（%）

离职倾向	城市三级医院		城市二级医院		社区卫生服务中心		县医院		乡镇卫生院	
	2013年	2018年	2013年	2018年	2013年	2018年	2013年	2018年	2013年	2018年
低	41.3	46.4	36.4	41.8	47.1	47.5	42.4	44.0	42.7	41.9
中	42.5	41.5	45.2	42.8	44.1	42.3	41.2	41.4	43.4	43.9
高	16.2	12.2	18.4	15.4	8.8	10.2	16.4	14.6	13.9	14.2

四、不同专业医务人员离职倾向比较

五类不同专业医务人员中，临床医生离职倾向最高，15.1%的临床医生具有高离职倾向，高于护理、公共卫生、医技和药剂人员；护理人员离职倾向较低，50.5%的护理人员具有低离职倾向，而其他四类人员具有低离职倾向的比例均不足一半。

与2013年比较，护理人员离职倾向明显好转，低离职倾向比例增加5.8个百分点，中、高离职倾向的比例均有所降低；公共卫生人员低离职倾向比例减少1.5个百分点，中、高离职倾向的比例均有所增加；临床医生变化不大。详见表4-5-18。

表4-5-18　不同专业医务人员离职倾向比较（%）

离职倾向	临床医疗		护理		公共卫生		医技		药剂	
	2013年	2018年	2013年	2018年	2013年	2018年	2013年	2018年	2013年	2018年
低	40.4	40.6	44.7	50.5	45.6	44.1	—	48.4	—	46.9
中	43.5	44.4	42.4	38.3	42.6	43.7	—	40.1	—	44.3
高	16.1	15.1	12.9	11.2	11.8	12.2	—	11.5	—	8.9

第四节　小　　结

1. 工作状态之一：工作积极性　2018年参与调查的医务人员中58.4%自评呈现高工作投入状态。医院医务人员工作积极性高于基层医疗卫生机构，社区卫生服务中心处于高投入工作状态的医务人员占比最低。不同技术人员中，医技、护理人员和临床医生工作积极性相对较高，公共卫生人员工作积极性略低。与2013年相比，医务人员工作积极性总体水平普遍提升，处于高工作投入状态的医务人员占比增加17.2个百分点；社区卫生服务中心中处于高工作投入状态的人员占比增幅最小；不同技术人员中护理人员中处于高工作投入状态的人员占比增长最多，临床医生和公共卫生人员中高工作投入状态的人员占比增加相对较少。

2. 工作状态之二：工作压力　2018年参与调查的医务人员中43.1%自感工作压力较大。医院医务人员的工作压力普遍高于基层医疗卫生机构医务人员；不同技术人员中，临床医生工作压力最大，自感工作压力较大的人员占比达49.3%。虽然医务人员整体工作压力偏高，但与2013年相比，整体有所减轻，自感工作压力较大的人员占比下降11.4个百分点。除县医院外，各类机构医务人员自感工作压力均有所缓解，城市二级、三级医院医务人员工作压力状态减轻最为明显。各类技术人员工作压力均有所减轻，护理人员下降最明显，公共卫生人员感到较大工作压力的人员占比下降最少。

3. 工作状态之三：离职倾向　2018年调查发现医务人员队伍总体比较稳定，参与调查的医务人员中44.4%离职倾向较低，具有较高离职倾向的人员占比为13.3%。不同机构医务人员中，城市二级医院医务人员离职倾向相对较高；社区卫生服务中心医务人员离职倾向最低。不同技术人员中，临床医生离职倾向最高、护理人员的离职倾向最低。与2013年相比，医务人员队伍的稳定性有所改善，具有高度离职倾向的人员占比下降1.3个百分点。医院中高离职倾向的医务人员占比出现下降；但基层医疗卫生机构中，高离职倾向的人员占比略有上升。护理人员稳定性改善最明显，低离职倾向比例增加5.8个百分点，同时中和高离职倾向的人员比例均有所下降。

第六章 医务人员执业环境、工作感受和状态相关关系模型

本章内容为分析执业环境各因素对工作感受（工作满意度）和工作状态（工作投入、工作压力和离职倾向）的影响，包括直接影响以及通过医务人员工作激励水平的间接影响。

结构方程模型（structural equation model，SEM）是一种建立、估计和检验因果关系模型的多元数据分析方法，以评价理论模型与经验数据一致性，在社会科学领域具有广泛应用。由于很多心理、社会等概念均难以直接准确测量，这种变量称为潜变量（latent variable），如工作激励、职业发展等，需要通过一些外显的测量指标来间接估计。传统的统计方法不能有效处理这些潜变量，而SEM则能同时处理可观测的显变量和无法直接观测的潜变量，因此采用SEM的方法探究医务人员执业环境对其工作感受和状态相关关系和影响路径。与相关和回归分析等方法相比，SEM具有可以同时考虑和处理多个因变量、容许自变量和因变量含有测量误差、容许潜变量由多个观察指标构成并可同时估计各指标的信度和效度、研究者可设计出潜变量之间的关系并估计整个模型与数据的拟合等优点，可以替代多重回归、通径分析、因子分析、协方差分析等方法，清晰分析单项指标对总体的作用和单项指标间的相互关系。

第一节　结构方程模型的构建

SEM中有两个基本模型，测量模型与结构模型。测量模型是指变量之间是如何被测量的，由潜变量与测量指标组成；结构模型关注模型中

变量之间的因果关系。

测量模型：主要处理潜变量的测量问题，以其量表所属的项目或维度的得分作为测量指标，包括收入水平、职业发展、管理支持、资源支持、内在激励和外在激励。各显变量以问卷中的项目或量表得分直接测量，如工作负荷、社会认可、工作满意度、工作投入、工作压力和离职倾向。

结构模型：根据假设的理论模型，研究执业环境因素（收入水平、工作负荷、职业发展、管理支持、资源支持和社会认可）、工作激励（内在激励和外在激励）和工作感受、工作状态（工作满意度、工作投入、工作压力和离职倾向）之间的相互关系；执业环境会直接影响工作感受和工作状态，也会通过作用于医务人员的内在激励和外在激励，间接地影响工作感受和工作状态。例如，工作负荷的增加会直接带来工作压力的变化，同时，工作负荷的增加也会改变医务人员对工作意义的认识（内在激励），这种认识的变化也会对工作压力有调节作用。

将变量之间的关系用路径图表示，形成如图4-6-1所示的假设模型。为使路径图更加清晰，便于讨论主要变量间的关系，将各潜变量的

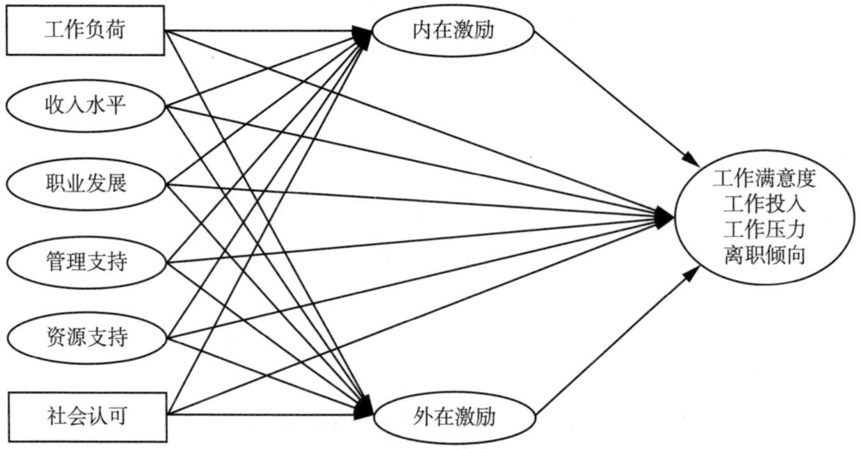

图4-6-1 假设的理论模型

观测指标、误差项及其对应参数略去，仅显示模型中具有统计学意义（$P<0.05$）的主要变量结构关系。

第二节　模型的检验、结果与解释

借助AMOS7.0，利用数据库对图4-6-1的模型假设进行验证，参数估计方法采取最大似然法，通过模型修正，得到模型拟合系数均为RMSEA＜0.08、GFI＞0.9、AGFI＞0.9、NFI＞0.9，IFI＞0.9，CFI＞0.9，提示模型拟合良好。

一、工作满意度结构方程模型计算结果的解释

图4-6-2展示了各类因素对工作满意度的直接影响和间接影响的系数。表4-6-1列示了总效应。总体上医务人员工作满意度与收入水平、职业发展、管理支持和资源支持正相关，其中与资源支持的关系最密切，总效应系数为0.552；其次为收入水平（0.265）和职业发展（0.201）；管理支持对工作满意度的影响相对最小（0.143）。内、外在激励对工作满意度的路径系数分别为0.108、0.091，说明内在激励对工作满意度的

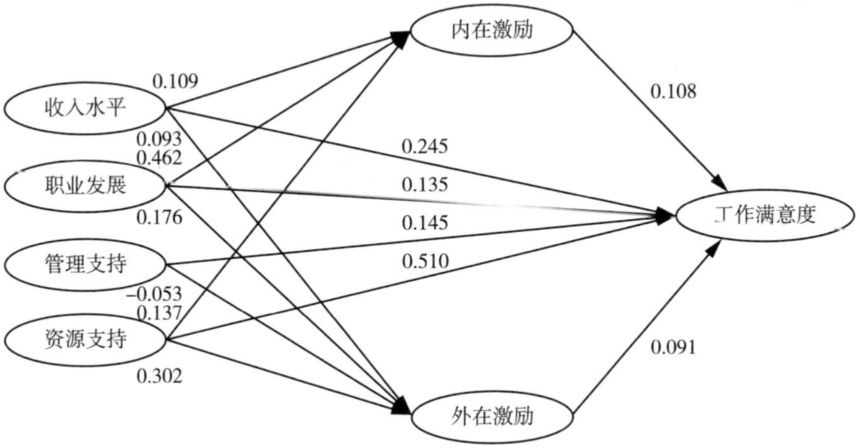

图4-6-2　工作满意度结构方程模型计算结果

作用大于外在激励。职业发展对内在激励（0.462）的影响大于外在激励（0.176）；资源支持对外在激励（0.302）的影响大于内在激励（0.137）。

表4-6-1　工作满意度结构方程模型计算结果

项目	直接效应	间接效应	总效应
收入水平	0.245**	0.020***	0.265**
职业发展	0.135**	0.066***	0.201**
管理支持	0.145**	−0.002	0.143**
资源支持	0.510**	0.042***	0.552**
内在激励	0.108***	—	0.108***
外在激励	0.091**	—	0.091**

注：**，$P<0.01$，***，$P<0.001$。

二、工作投入结构方程模型计算结果的解释

由图4-6-3和表4-6-2可见，总体上医务人员工作投入与收入水平、职业发展、资源支持和社会认可正相关，其中与职业发展的关系最密切，总效应系数为0.351；其次为资源支持（0.218）、收入水平（0.087）和社会认

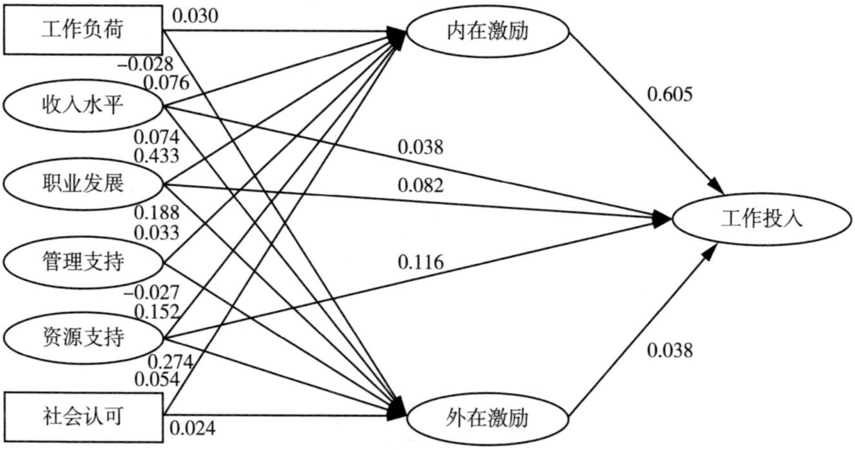

图4-6-3　工作投入结构方程模型计算结果

可（0.044）。内、外在激励对工作投入水平的路径系数分别为0.605、0.038，说明内在激励对工作投入程度的作用远远大于外在激励。工作负荷、管理支持和社会认可对工作投入的直接效应很小且不具有统计学意义；但所有因素均可通过工作激励影响工作投入，其中职业发展的间接效应（0.269）远远大于直接效应（0.082），说明职业发展主要通过工作激励从而影响工作投入。工作负荷对内在激励具有正向激励作用（0.030），而对外在激励具有消极影响（−0.028），对工作投入的间接效应标准路径系数为0.017，说明工作负荷可以通过增加内在激励对工作投入产生一定的激励作用。

表4-6-2　工作投入结构方程模型计算结果

项目	直接效应	间接效应	总效应
工作负荷	−0.005	0.017**	0.012
收入水平	0.038**	0.049***	0.087***
职业发展	0.082**	0.269**	0.351**
管理支持	0	0.019**	0.019
资源支持	0.116**	0.102**	0.218**
社会认可	0.011	0.033**	0.044**
内在激励	0.605**	—	0.605**
外在激励	0.038***	—	0.038***

注：**，$P<0.01$，***，$P<0.001$。

三、工作压力结构方程模型计算结果的解释

由图4-6-4和表4-6-3可见，与医务人员工作压力关系最密切的三个因素是管理支持、工作负荷和社会认可，总效应系数分别为−0.307、0.143和−0.093。资源支持、收入水平对工作压力的总效应系数分别为−0.082、−0.049，说明加大资源支持和提高收入可以缓解医务人员的工作压力。职业发展对工作压力的总效应系数为0.067，说明职业发展在

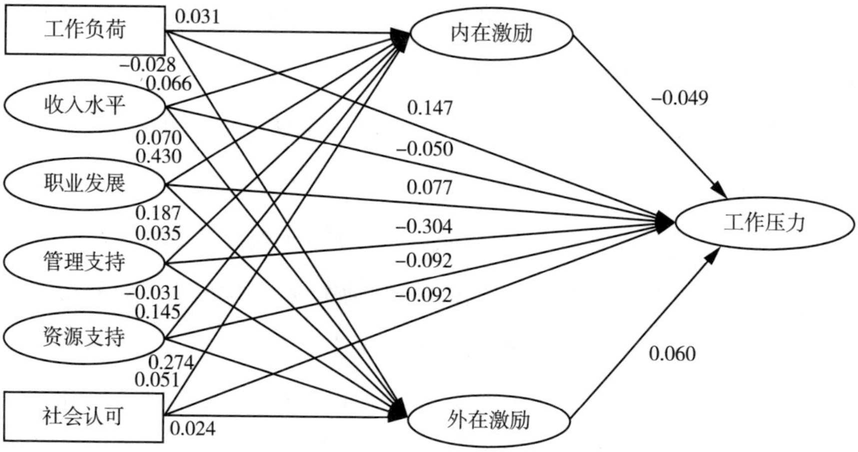

图4-6-4　工作压力结构方程模型计算结果

一定程度会加重工作压力。内、外在激励对工作压力水平的路径系数分别为−0.049、0.060，说明内在激励在一定程度上可以起到缓解工作压力的作用，而外在激励则会加剧工作压力且影响较大。所有因素均可直接影响工作压力，仅有工作负荷、管理支持和资源支持对工作压力具有间接效应且影响极小，说明执业环境对工作压力的影响均为直接效应。

表4-6-3　工作压力结构方程模型计算结果

项目	直接效应	间接效应	总效应
工作负荷	0.147**	−0.003***	0.143**
收入水平	−0.05**	0.001	−0.049**
职业发展	0.077**	−0.010	0.067**
管理支持	−0.304**	−0.004***	−0.307**
资源支持	−0.092**	0.009**	−0.082**
社会认可	−0.092**	−0.001	−0.093**
内在激励	−0.049**	—	−0.049**
外在激励	0.06**	—	0.060**

注：**，$P<0.01$，***，$P<0.001$。

四、离职倾向结构方程模型计算结果的解释

由图4-6-5和表4-6-4可见，与医务人员离职倾向关系最密切的三个因素是管理支持、职业发展和资源支持，标准路径系数分别为−0.238、−0.194和−0.161。收入水平、社会认可对离职倾向的路径系数分别为−0141、−0.067，说明提高收入和社会认可可以降低医务人员的离职

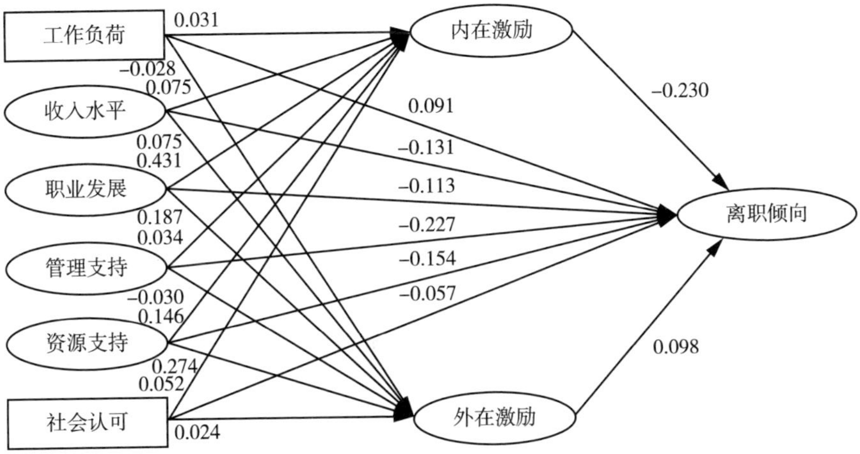

图4-6-5　离职倾向结构方程模型计算结果

表4-6-4　离职倾向结构方程模型计算结果

项目	直接效应	间接效应	总效应
工作负荷	0.091**	−0.010***	0.081**
收入水平	−0.131**	−0.010***	−0.141**
职业发展	−0.113**	0.081**	−0.194**
管理支持	−0.227**	−0.011***	−0.238***
资源支持	−0.154**	−0.007	−0.161**
社会认可	−0.057**	−0.009**	−0.067**
内在激励	−0.230**	—	−0.230**
外在激励	0.098**	—	0.098**

注：**，$P<0.01$，***，$P<0.001$。

倾向。工作负荷对离职倾向的路径系数为0.081，说明工作负荷过载会诱发医务人员的离职想法。内、外在激励对离职倾向的路径系数分别为-0.230、0.098，说明内在激励在一定程度上可以起到降低离职倾向的作用且影响较大，而外在激励则会加剧离职倾向。

第三节　结构方程模型的群组间比较

医务人员是一个异质性群体，他们所处的机构不同、从事专业不同，所处的年龄、职业阶段不同，具有不同的工作状态和利益诉求，针对性激励措施需要以不同群体的个性化需求为依据，为此需要比较不同群组在标准回归系数的大小。本研究以“机构类别”“从事专业”“年龄阶段”和“职称阶段”为分组变量，通过结构方程多群组分析，以探究不同组别内各变量的关系是否保持不变。

一、按机构分组的结构方程模型分析

以“机构类别”为分组变量，将样本分成“城市三级医院”“城市二级医院”“社区卫生服务中心”“县医院”和“乡镇卫生院”五个群组。表4-6-5是五个群组结构方程模型对应标准回归系数的比较。不同医疗结构中，影响医务人员工作感受和状态的因素排名顺序略有差异，但具体到某一个因素，不同群组之间的系数有所差异。

比较群组间诸因素中对工作满意度的影响力度发现，收入水平的影响力度在县医院最大（0.236），城市三级（0.224）、二级医院（0.201）次之，基层医疗卫生机构最小；职业发展的影响力度在社区卫生服务中心最大（0.268），其次为城市三级医院（0.248）、乡镇卫生院（0.225），且超过收入水平的影响力度，县医院（0.207）和城市二级医院（0.201）最小；管理支持的影响力度在城市三级医院最大（0.158），县医院（0.149）、城市二级医院（0.132）次之，基层医疗卫生机构最小；资源支

持的影响力度在城市二级医院最大（0.601），县医院（0.544）、城市三级医院（0.512）次之，基层医疗卫生机构最小。对医院来说，外在激励对工作满意度的影响大于内在激励，特别是城市二级医院和县医院；而对于基层医疗卫生机构，内在激励对工作满意度的影响大于外在激励，特别是乡镇卫生院。

比较群组间诸因素中对工作投入的影响力度发现，收入水平的影响力度在城市三级医院最大（0.114），县医院（0.082）、城市二级医院（0.074）次之，基层医疗卫生机构最小（0.059）；职业发展的影响力度在社区卫生服务中心最大（0.425），其次为乡镇卫生院（0.375）、城市三级医院（0.359），县医院（0.279）和城市二级医院（0.278）最小；资源支持的影响力度在城市二级医院（0.263）、县医院（0.257）最大，城市三级医院（0.209）次之，基层医疗卫生机构最小；社会认可的影响力度在城市二级医院最大（0.057），城市三级医院（0.051）、乡镇卫生院（0.049）次之，县医院（0.032）和社区卫生服务中心（0.029）最小。对于所有机构，内在激励对工作投入的影响均远远大于外在激励。内在激励对工作投入的影响在城市机构作用较大；外在激励对工作投入的影响在城市二、三级医院作用较大。

比较群组间诸因素中对工作压力的影响力度发现，管理支持的影响力度排名第一，在乡镇卫生院（−0.344）、县医院（−0.310）的影响大于社区卫生服务中心（−0.298）、城市三级医院（−0.290）和二级医院（−0.269）。工作负荷的影响力度排名第二，在城市二级医院（0.164）、县医院（0.162）最大，基层医疗卫生机构次之，城市三级医院最小（0.113）。影响力度排名第三位的因素有所不同，资源支持在县医院（−0.113）和社区卫生服务中心（−0.103）排名第三；社会认可在城市二级医院（−0.114）、乡镇卫生院（−0.088）和城市三级医院（−0.085）排名第三。对医院来说，内在激励对工作压力的积极影响大于外在激励的

表4-6-5 按机构分组的结构方程模型对应标准回归系数比较

因变量	自变量	城市三级医院	城市二级医院	城市社区卫生服务中心	县医院	乡镇卫生院
工作满意度	收入水平	0.224	0.201	0.182	0.236	0.172
	职业发展	0.248	0.153	0.268	0.207	0.225
	管理支持	0.156	0.132	0.096	0.149	0.117
	资源支持	0.512	0.601	0.496	0.544	0.493
	内在激励	0.100	0.076	0.099	0.048	0.168
	外在激励	0.108	0.135	0.084	0.107	0.024
工作投入	收入水平	0.114	0.074	0.059	0.082	0.059
	职业发展	0.359	0.278	0.425	0.279	0.375
	资源支持	0.209	0.263	0.189	0.257	0.202
	社会认可	0.051	0.057	0.029	0.032	0.049
	内在激励	0.589	0.582	0.583	0.608	0.664
	外在激励	0.050	0.063	0.034	0.035	0.015
工作压力	工作负荷	0.113	0.164	0.118	0.162	0.120
	收入水平	−0.054	−0.010	−0.069	−0.066	−0.040
	职业发展	0.045	0.112	0.044	0.086	0.064
	管理支持	−0.290	−0.269	−0.298	−0.310	−0.344
	资源支持	−0.058	−0.105	−0.103	−0.113	−0.060
	社会认可	−0.085	−0.144	−0.085	−0.080	−0.088
	内在激励	−0.015	−0.016	−0.101	−0.102	−0.043
	外在激励	0.038	0.004	0.098	0.088	0.078
离职倾向	工作负荷	0.046	0.081	0.084	0.105	0.057
	收入水平	−0.128	−0.155	−0.162	−0.181	−0.103
	职业发展	−0.217	−0.135	−0.213	−0.144	−0.220
	管理支持	−0.267	−0.216	−0.206	−0.232	−0.246
	资源支持	−0.115	−0.173	−0.182	−0.207	−0.138
	社会认可	−0.075	−0.096	−0.082	−0.059	−0.045
	内在激励	−0.241	−0.230	−0.236	−0.230	−0.274
	外在激励	0.141	0.020	0.107	0.090	0.127

消极影响，特别是城市二、三级医院；内在和外在激励在社区卫生服务中心的影响差别不大；而对于乡镇卫生院则相反，外在激励对工作压力的积极影响大于内在激励的消极影响。

比较群组间诸因素中对离职倾向的影响力度发现，离职倾向影响因素的排序有所差异。城市三级医院为管理支持（−0.267）、职业发展（−0.217）和收入水平（−0.128）；城市二级医院为管理支持（−0.216）、资源支持（−0.173）和收入水平（−0.155）；县医院也为管理支持（−0.232）、资源支持（−0.207）和收入水平（−0.181）；社区卫生服务中心为职业发展（−0.213）、管理支持（−0.206）和资源支持（−0.182）；乡镇卫生院为管理支持（−0.246）、职业发展（−0.220）和资源支持（−0.138）。对于所有机构，内在激励对离职倾向的影响均大于外在激励。内在激励对离职倾向的影响在乡镇卫生院作用最大（−0.274），城市二级医院和县医院最小（−0.230）；外在激励对离职倾向的影响在乡镇卫生院作用最大（0.141），城市二级医院（0.020）最小。

二、按专业分组的结构方程模型分析

以“从事专业”为分组变量，将调查对象分成“临床医疗”“护理”“公共卫生”“药剂”和“医技”五个群组。表4-6-6是五个群组结构方程模型对应标准回归系数的比较。

比较群组间诸因素中对工作满意度的影响力度发现，收入水平对护理人员影响力度最大（0.226），其次为临床医生（0.209）、药剂人员（0.200）和公共卫生人员（0.188），医技人员最小（0.133）；职业发展对药剂人员影响力度最大（0.292），其次为医技人员（0.251）、护理人员（0.244）和公共卫生人员（0.239），临床医生最小（0.206）；管理支持对临床医生（0.153）、药剂人员（0.146）影响力度最大，其次为护理人员（0.130）、医技人员（0.108），公共卫生人员最小（0.095）；资源支持对临床医生影响力度最大（0.544），其次为公共卫生人员（0.517）、护理人员（0.498）和药剂人员（0.472），医技人员最小（0.380）。对护理人员、公共卫生人员和医技人员来说，内在激励对工作满意度的影响大于外在激励；对于临床医生和药剂人员，外在激励对工作满意度的影响大于内在激励。

比较群组间诸因素中对工作投入的影响力度发现，收入水平对药剂人员（0.129）、护理人员（0.128）影响力度最大，其次为临床医生（0.080）、医技人员（−0.061），公共卫生人员最小（0.025）；职业发展对公共卫生人员影响力度最大（0.400），其次为药剂人员（0.363）、护理人员（0.347）和临床医生（0.333），医技人员最小（0.189）；资源支持对医技人员（0.252）影响力度最大，其次为临床医生（0.229）、公共卫生人员（0.224）和护理人员（0.203），药剂人员最小（0.178）；社会认可对医技人员影响力度最大（0.255）且明显高于其他人员，其他人员之间差别不大。对于所有专业的医务人员，内在激励对工作投入的影响均远远大于外在激励，特别对公共卫生人员影响最大（0.658）。

比较群组间诸因素中对工作压力的影响力度发现，管理支持的影响力度排名第一，对医技人员（−0.433）影响力度最大，其次为药剂人员（−0.343）、护理人员（0.309）和临床医生（0.303），公共卫生人员最小（0.287）。不同专业人员影响力度排名第二、三的影响因素有所差异：临床医生为工作负荷（0.151）和社会认可（−0.095）；护理人员也为工作负荷（0.103）和社会认可（−0.098）；公共卫生人员为职业发展（0.110）和资源支持（−0.108）；药剂人员为职业发展（0.132）和工作负荷（0.128）；医技人员为工作负荷（0.257）和资源支持（−0.043）。对临床医生、护理人员来说，外在激励对工作压力的消极影响大于内在激励的积极影响；对公共卫生、药剂和医技人员来说，内在激励对工作压力的积极影响大于外在激励的消极影响，特别是药剂、医技人员。

表4-6-6　按专业分组的结构方程模型对应标准回归系数比较

因变量	自变量	临床医疗	护理	公共卫生	药剂人员	医技人员
工作满意度	收入水平	0.209	0.226	0.188	0.200	0.133
	职业发展	0.206	0.244	0.239	0.292	0.251
	管理支持	0.153	0.130	0.095	0.146	0.108
	资源支持	0.544	0.498	0.517	0.472	0.380
	内在激励	0.077	0.126	0.178	0.075	0.135
	外在激励	0.121	0.052	0.000	0.097	0.079
工作投入	收入水平	0.080	0.128	0.025	0.129	−0.061
	职业发展	0.333	0.347	0.400	0.363	0.189
	资源支持	0.229	0.203	0.224	0.178	0.252
	社会认可	0.044	0.037	0.047	0.034	0.255
	内在激励	0.588	0.610	0.658	0.574	0.524
	外在激励	0.046	0.035	−0.010	0.154	0.188
工作压力	工作负荷	0.151	0.103	0.105	0.128	0.257
	收入水平	−0.046	−0.035	−0.044	−0.108	0.021
	职业发展	0.068	0.040	0.110	0.132	−0.026
	管理支持	−0.303	−0.309	−0.287	−0.343	−0.433
	资源支持	−0.069	−0.093	−0.108	−0.119	−0.043
	社会认可	−0.095	−0.098	−0.080	−0.114	−0.025
	内在激励	−0.023	−0.064	−0.111	−0.051	−0.159
	外在激励	0.035	0.107	0.085	0.002	0.029
离职倾向	工作负荷	0.077	0.096	0.057	0.064	0.049
	收入水平	−0.142	−0.162	−0.043	−0.245	−0.049
	职业发展	−0.182	−0.193	−0.224	−0.144	−0.269
	管理支持	−0.235	−0.231	−0.270	−0.242	−0.216
	资源支持	−0.163	−0.164	−0.175	−0.084	−0.067
	社会认可	−0.070	−0.053	−0.080	−0.098	−0.023
	内在激励	−0.234	−0.205	−0.289	−0.187	−0.299
	外在激励	0.109	0.067	0.124	0.075	0.181

比较群组间诸因素中对离职倾向的影响力度发现，离职倾向影响因素的排序有所差异。临床医生、护理人员和公共卫生人员均为管理支持（−0.235；−0.231；−270）、职业发展（−0.182；−0.193；−0.224）和资源支持（−0.163；−0.164；−0.175）；药剂人员为收入水平（−0.245）、管理支持（−0.242）和职业发展（−0.144）；医技人员为职业发展（−0.269）、管理支持（−0.216）和资源支持（−0.067）。对于所有专业的医务人员，内在激励对离职倾向的影响均大于外在激励。内在激励对离职倾向的影响在医技人员（−0.299）和公共卫生人员（−0.289）作用最大，药剂人员最小（−0.187）；外在激励对离职倾向的影响在医技人员作用最大（0.181），药剂人员（0.075）和护理人员（0.067）最小。

三、按年龄分组的结构方程模型分析

以“年龄阶段”为分组变量，将样本分成“35岁以下”“35～44岁”和“45岁及以上”三个群组。表4-6-7是三个群组结构方程模型对应标准回归系数的比较。

比较群组间诸因素中对工作满意度的影响力度发现，收入水平对35～44岁医务人员影响力度最大（0.231），45岁及以上医务人员次之（0.222），35岁以下医务人员最小（0.199）；职业发展对35岁以下医务人员影响力度最大（0.240），45岁及以上医务人员次之（0.210），35～44岁医务人员最小（0.207）；管理支持对医务人员工作满意度的影响力度随着年龄的增加而减少（0.142；0.141；0.124）；资源支持对医务人员工作满意度的影响力度随着年龄的增加而增加（0.516；0.527；0.533）。对于所有年龄阶段的医务人员，内在激励对工作满意度的影响均稍大于外在激励，其中35～44岁医务人员差别不大。

比较群组间诸因素中对工作投入的影响力度发现，收入水平对35～44岁医务人员影响力度最大（0.104），35岁以下医务人员次之

（0.079），45岁及以上医务人员最小（0.051）；职业发展（0.325；0.365；0.371）和社会认可（0.034；0.041；0.048）对医务人员工作投入的影响力度随着年龄的增加而增大；资源支持对医务人员工作投入的影响力度随着年龄的增加而减少（0.251；0.204；0.196）。对于所有年龄阶段的医务人员，内在激励对工作投入的影响均远远大于外在激励，且影响力度随年龄的增加而增大（0.575；0.612；0.624）。

比较群组间诸因素中对工作压力的影响力度发现，管理支持的影响力度排名第一，对35～44岁医务人员影响力度最大（−0.312），35岁以下医务人员次之（−0.304），45岁及以上医务人员最小（−0.292）；工作负荷的影响力度排名第二，随年龄的增加而减少（0.151；0.145；0.139）；社会认可的影响力度排名第三，随着年龄的增加而增大（−0.084；−0.107；−0.108）。对35～44岁、45岁及以上医务人员来说，外在激励对工作压力的消极影响略大于内在激励的积极影响；而对35岁以下医务人员几乎无差别。

比较群组间诸因素中对离职倾向的影响力度发现，管理支持的影响力度排名第一，对35～44岁医务人员影响力度最大（−0.249），35岁以下医务人员次之（−0.247），45岁及以上医务人员最小（−0.214）；职业发展的影响力度排名第二，45岁及以上医务人员（−0.196）影响力度最大，35岁以下医务人员次之（−0.193），35～44岁医务人员最小（−0.187）；资源支持的影响力度排名第三，对35～44岁医务人员（−0.169）影响力度最大，35岁以下医务人员次之（−0.164），45岁及以上医务人员最小（−0.159）。对于所有年龄阶段的医务人员，内在激励对离职倾向的影响均大于外在激励，且影响力度随年龄的增加而增大（−0.211；−0.228；−0.236）。

表4-6-7　按年龄分组的结构方程模型对应标准回归系数比较

因变量	自变量	35岁以下	35～44岁	45岁及以上
工作满意度	收入水平	0.199	0.231	0.222
	职业发展	0.240	0.207	0.210
	管理支持	0.142	0.141	0.124
	资源支持	0.516	0.527	0.533
	内在激励	0.109	0.093	0.120
	外在激励	0.077	0.092	0.094
工作投入	收入水平	0.079	0.104	0.051
	职业发展	0.325	0.365	0.371
	资源支持	0.251	0.204	0.196
	社会认可	0.034	0.041	0.048
	内在激励	0.575	0.612	0.624
	外在激励	0.060	0.017	0.051
工作压力	工作负荷	0.151	0.145	0.139
	收入水平	−0.050	−0.068	−0.044
	职业发展	0.032	0.093	0.093
	管理支持	−0.304	−0.312	−0.292
	资源支持	−0.065	−0.078	−0.102
	社会认可	−0.084	−0.107	−0.108
	内在激励	−0.081	−0.063	−0.022
	外在激励	0.080	0.079	0.033
离职倾向	工作负荷	0.082	0.067	0.079
	收入水平	−0.124	−0.163	−0.134
	职业发展	−0.193	−0.187	−0.196
	管理支持	−0.247	−0.249	−0.214
	资源支持	−0.164	−0.169	−0.159
	社会认可	−0.057	−0.063	−0.079
	内在激励	−0.211	−0.228	−0.236
	外在激励	0.098	0.081	0.096

四、按职称分组的结构方程模型分析

以“职称阶段”为分组变量，将样本分成“初级及以下”“中级”和“高级”三个群组。表4-6-8是三个群组结构方程模型对应标准回归系数的比较。

比较群组间诸因素中对工作满意度的影响力度发现，职业发展对医务人员工作满意度的影响力度随着职称的增加而减少（0.245；0.212；0.201）；收入水平（0.190；0.126；0.265）、管理支持（0.132；0.134；0.143）和资源支持（0.508；0.523；0.552）对医务人员工作满意度的影响力度随着职称的增加而增加。对初级及以下、高级职称医务人员来说，内在激励对工作满意度的影响略大于外在激励；对于中级职称医务人员，外在激励对工作满意度的影响稍大于内在激励。

比较群组间诸因素中对工作投入的影响力度发现，收入水平对高级职称医务人员影响力度最大（0.140），初级及以下职称医务人员次之（0.088），中级职称医务人员最小（0.049）；职业发展对高职称医务人员影响力度最大（0.368），初级及以下职称医务人员次之（0.343），中级职称医务人员最小（0.340）；资源支持对中级职称医务人员影响力度最大（0.239），初级及以下职称医务人员次之（0.218），高级职称医务人员最小（0.192）；社会认可对中级职称医务人员影响力度最大（0.051），高级职称医务人员次之（0.045），初级及以下职称医务人员最小（0.037）。对于所有职称阶段的医务人员，内在激励对工作投入的影响均远大于外在激励，内在激励对高级职称医务人员影响力度最大（0.656），初级及以下职称医务人员次之（0.600），中级职称医务人员最小（0.578）。

比较群组间诸因素中对工作压力的影响力度发现，管理支持的影响力度排名第一，对初级及以下职称医务人员影响力度最大（−0.327），高级职称医务人员次之（−0.279），中级职称医务人员最小（−0.275）；

表4-6-8 按职称分组的结构方程模型对应标准回归系数比较

因变量	自变量	初级及以下	中级	高级
工作满意度	收入水平	0.190	0.226	0.265
	职业发展	0.245	0.212	0.201
	管理支持	0.132	0.134	0.143
	资源支持	0.508	0.523	0.552
	内在激励	0.111	0.094	0.108
	外在激励	0.066	0.111	0.091
工作投入	收入水平	0.088	0.049	0.140
	职业发展	0.343	0.340	0.368
	资源支持	0.218	0.239	0.192
	社会认可	0.037	0.051	0.045
	内在激励	0.600	0.578	0.656
	外在激励	0.033	0.074	0.013
工作压力	工作负荷	0.140	0.161	0.130
	收入水平	−0.041	−0.054	−0.060
	职业发展	0.043	0.080	−0.093
	管理支持	−0.327	−0.275	−0.279
	资源支持	−0.065	−0.096	−0.083
	社会认可	−0.082	−0.100	−0.114
	内在激励	−0.074	−0.056	−0.001
	外在激励	0.084	0.068	0.010
离职倾向	工作负荷	0.077	0.083	0.087
	收入水平	−0.114	−0.155	−0.180
	职业发展	−0.197	−0.180	−0.184
	管理支持	−0.268	−0.220	−0.208
	资源支持	−0.148	−0.180	−0.166
	社会认可	−0.058	−0.067	−0.091
	内在激励	−0.237	−0.205	−0.244
	外在激励	0.113	0.072	0.087

工作负荷的影响力度排名第二，对中级职称医务人员影响力度最大（−0.161），初级及以下职称医务人员次之（−0.140），高级职称医务人员最小（−0.130）；社会认可的影响力度排名第三，随着职称的增加而增加（−0.082；−0.100；−0.114）。对于所有职称阶段的医务人员，外在激励对工作压力的影响均大于内在激励，且影响力度随职称的增加而减小（0.010；0.068；0.084）。

比较群组间诸因素中对离职倾向的影响力度发现，管理支持的影响力度排名第一，随着职称的增加而增加（−0.208；−0.220；−0.268）；职业发展的影响力度排名第二，对高级职称医务人员影响力度最大（−0.197），初级及以下职称医务人员次之（−0.184），中级职称医务人员最小（−0.180）。不同职称人员影响力度排名第三的影响因素有所差异：高级职称医务人员为资源支持（−0.148）；中级职称医务人员也为资源支持，且与职业发展并列第二（−0.180）；初级及以下职称医务人员为收入水平（−0.180）。对于所有职称阶段的医务人员，内在激励对离职倾向的影响均大于外在激励，内在激励对初级及以下职称医务人员影响力度最大（−0.244），高级职称医务人员次之（−0.237），中级职称医务人员最小（−0.205）。

第四节　小　　结

1. 工作满意度的影响因素　通过结构方程模型分析发现，与医务人员工作满意度关系最密切的三个因素是资源支持、收入水平和职业发展，标准总效应系数分别为0.552、0.265和0.201。比较不同机构的医务人员满意度影响因素发现，医院医务人员对资源支持和收入水平较为重视，基层和城市三级医院医务人员对职业发展较为重视。对医院来说，外在激励对工作满意度的影响大于内在激励，而基层医疗卫生机构反之。相较其他专业，临床医生和公共卫生人员对资源支持更为重视，临床医生和护理人员对收入水平更为重视，药剂和医技人员对职业发展更为重视。对医生和药剂人员来说，外在激励对工作满意度的影响大于内在激励，而其他专业群体反之。相较其他年龄组，45岁及以上医务人员对资源支持更为重视，35～44岁医务人员对收入水平更为重视，35岁以下人员对职业发展更为重视。随着职称的提高，资源支持和收入水平对医务人员工作满意度的影响力度增加，职业发展则相反。

2. 工作投入程度的影响因素　与医务人员工作投入关系最密切的两个因素是职业发展和资源支持，标准总效应系数分别为0.351和0.218，主要通过间接效应（工作激励）影响工作投入，内在激励对工作投入的影响均远远大于外在激励。比较不同机构的医务人员工作投入影响因素发现，职业发展对基层医务人员影响较大，资源支持对医院医务人员影响较大。除医技人员外，职业发展对其他专业医务人员影响最大。职业发展对医务人员工作投入的影响力度随着年龄的增加而增大，资源支持则相反。相较其他职称组，职业发展对高级职称医务人员工作投入影响最大，资源支持对中级职称医务人员的影响较大。

3. 工作压力的影响因素　与医务人员工作压力关系最密切的三个因素是管理支持、工作负荷和社会认可，标准总效应系数分别为−0.307、0.143和−0.093。比较不同机构的医务人员工作压力诱发因素发现，管理支持对农村医疗机构医务人员影响较大，工作负荷对城市二级医院医务人员影响较大。不同专业人员的工作压力诱发因素排序有所差异：临床医生和护理人员为管理支持、工作负荷和社会认可；公共卫生人员为管理支持、职业发展和资源支持；药剂人员为管理支持、职业发展和工作负荷。相较其他年龄组，管理支持对35～44岁医务人员工作压力的影响力度最大，工作负荷的影响力度随着年龄的增加而减弱；社会认可则相反。相较其他职称组，管理支持对初级及以下职称医务人员工作压力影响较大，工作负荷对中级职称医务人员的影响较大。

4. 离职倾向的影响因素　与医务人员离职倾向关系最密切的三个因素是管理支持、职业发展和资源支持，标准总效应系数分别为−0.238、−0.194和−0.161。但不同机构人员的离职倾向诱发因素排序有所差异：城市三级医院为管理支持、职业发展和收入水平；城市二级医院为管理支持、资源支持和收入水平；县医院也为管理支持、资源支持和收入水平；城市社区卫生服务中心为职业发展、管理支持和资源支持；乡镇卫生院为管理支持、职业发展和资源支持。不同专业人员的排序也有所不同，收入水平是药剂人员离职倾向的最主要诱因。相较其他年龄组，管理支持和资源支持对35～44岁医务人员离职倾向的影响力度较大，职业发展对45岁及以上医务人员影响力度较大。随着职称的提高，管理支持对医务人员离职倾向的影响力度增加，职业发展对高级职称医务人员离职倾向影响较大。

第七章
政策建议

《“健康中国2030”规划纲要》中明确指出“加强健康人力资源建设”是推进健康中国建设、提高人民健康水平的支撑保障体系之一，其中“创新激励机制”是重要干预手段。2018年全国卫生服务调查中医务人员调查全面了解我国医疗卫生服务机构医务人员的执业环境，以及每一类执业环境对工作满意度、工作投入状态、工作压力和离职倾向所形成的影响。基于本次调查发现，卫生体系建设、深化医改中卫生政策的调整、激励制度的设计要能让医务人员有个人需求的满足感，进而建设一支有工作积极性、适度工作压力和相对稳定的医务人员队伍，本报告提出以下政策建议。

一、根据医务人员的不同发展阶段和个人需求设计激励制度，使医务人员在执业环境中努力工作的同时得到个人生存、发展和归属需求的满足，以实现工作满意度的进一步提高，均衡改善工作要素满意度

本次调查发现，医务人员总体工作满意率为56.6%，较2013年51.4%的满意率有明显提高。具体分析各工作要素满意度发现，参与调查医务人员对收入的满意率（29.8%）最低，其次为晋升和职业发展（40.4%）、资源支持（45.4%）、管理因素（65.6%）。各要素满意率较2013年也均有改善，但是对收入和职业发展满意率提高的程度，远低于对资源支持和管理支持满意率的改善程度。不同机构、不同专业类型、不同年龄阶段的医务人员对工作总体和各要素的满意率都有所差异。

1. 应立足长远改革，进一步加大对基层卫生体系的投入，近期着重将对基层的投入从基础设施建设更多转向人员待遇的提高；突破瓶颈、切实落实基层医务人员提高工资待遇的政策；进一步完善基层卫生技术人员的职称晋升标准。致力于满足基层医务人员对生存和职业发展的基本需求，保证工作满意度的实现。

2. 医疗机构，特别是临床医生在目前执业环境已可满足其基本收入需求的现况下，医疗机构应提供良好的硬件设备和基础设施，加快信息化建设，为医务人员，特别是临床医生，创造高效便捷的工作环境和资源支持。

3. 在卫生体系改革和分级诊疗发展阶段中，面对人民群众变化的健康需求，城市二级医院发展遇到了瓶颈，其医务人员的生存、发展和归属需求方面都面临退步和挑战。需要关注城市二级医院的发展定位和方向，确保在新的健康需求下城市二级医院有稳定业务量和明确发展前景，使得城市二级医院医务人员有收入保障、明确职业发展前景、高效便捷的工作资源以及来自决策层和管理层的关注和支持。

4. 医疗机构管理人员要关注不同特征医务人员的发展需求，有针对性地设计激励措施和更有效地提高工作满意度；关注青年医务人员对职业发展的需求、中年医务人员对收入提高的需求以及高年资医务人员对高质量资源支持以施展业务能力的需求。

二、满足医务人员基本需求之后，致力于进一步激励医务人员提高对工作的投入度、专注度、活力和奉献精神、需要更多激励医务人员内在激励的措施

本次调查通过工作投入量表测量发现，医务人员中58.4%自评呈现高工作投入状态。医院医务人员工作积极性高于基层医疗卫生机构。不同技术人员中，公共卫生人员工作积极性略低。与2013年相比医务人员

工作积极性总体水平普遍提升，但基层机构和公共卫生人员工作投入状态改善幅度最小。对各类机构和各类不同特征医务人员工作投入影响较大的因素有差异。

1. 加大对全科医学重要性的宣传，对全科医生职称晋升进行倾斜的同时，设计全科医生职业路径的规划，让全科医生能有和专科医生同样清晰、有吸引力的职业发展前景，以提高基层医疗卫生机构医务人员的工作投入程度。

2. 加大对公共卫生工作重要性和意义性的宣传，完善基本公共卫生均等化服务内容和考核方式的设计，明确医疗机构内专业公共卫生人员的职业发展路径和职称晋升标准，以提高公共卫生专业人员的内在激励和对工作的积极性。

3. 城市二三级医疗机构、县级医院都要重视基础设施、设备条件、信息技术的更新和完善；在医院医务人员生存基本需求已基本满足的现况下，增加提高内在激励的措施，如通过为医务人员的业务能力提高提供更完善条件支持，激发医院医务人员更多的工作投入和热情。

三、要维持医务人员持久工作满意度的工作积极性，需要在执业环境和激励机制设计中关注工作要求与医务人员的能力、资源和自主性的匹配，预防过度工作压力导致的生理与心理伤害，同时保持适度工作要求和压力以激励医务人员的积极与主动感

本次调查发现，医务人员中43.1%自感工作压力较大。医院医务人员的工作压力普遍高于基层医疗卫生机构医务人员；不同技术人员中，临床医生工作压力最大。与2013年相比，自感工作压力较大的人员占比下降11.4个百分点，城市二级、三级医院医务人员工作压力状态减轻最多，但县医院医务人员工作压力有明显增加。各类机构和各类专业人员

工作压力的诱发因素有所差异。

1. 打造支持性管理环境，主要包括合理的绩效考核要求、支持性考核监督方法、公平的绩效分配方案；让医务人员，尤其是基层医疗卫生机构人员和公共卫生人员，在工作要求具体细致、工作量大的基本医疗服务和基本公共卫生服务中，能感受到更多的工作意义感和支持而非苛责和纠错，以及与工作负荷匹配的回报。

2. 工作量和工作负荷是重要的工作压力来源，城市二级医院工作压力的降低主要源于其业务量的减少。需要明确在卫生服务体系整合和分级诊疗制度过程中城市二级医院的功能定位，确保稳定业务量和医务人员适度的工作负荷，以维持其人员队伍的工作稳定性和积极性。

四、基层医疗卫生机构和城市二级医院医务人员的人员稳定性问题需要持续关注和加强

本次调查发现医务人员队伍总体比较稳定，参与调查的医务人员中44.4%离职倾向较低，不同机构医务人员中，城市二级医院医务人员离职倾向相对较高；与5年前相比，医务人员队伍的稳定性改善、离职倾向有所下降，但基层医疗卫生机构中，高离职倾向的人员占比略有上升。与医务人员离职倾向关系最密切的三个因素是管理支持、职业发展和资源支持。

1. 对基层医务人员的稳定性最有效的干预包括进一步完善基层卫生技术人员的职称晋升标准，以及创造支持性管理环境。

2. 对城市二级医院的医务人员，需要顶层决策者对城市二级医院发展定位给予更多的关注、设计和支持，一方面保障基础设施和其他工作资源，同时清晰的功能定位和稳定的业务量才能保障城市二级医院医务人员收入水平的维持和提高。

参 考 文 献

[1] FRANCO LM，BENNETT S，KANFER R，et al．Determinants and consequences of health worker motivation in hospitals in Jordan and Georgia [J]．SOC SCI MED，2004，58：343-355.

[2] RYAN R M，DECI E L．Overview of self-determination theory：An organismic-dialectical perspective [J]．2002（8）：3-33.

[3] 袁蓓蓓，孟庆跃．农村基层卫生服务人员工作行为决定机制：基于工作动机理论的分析 [J]．中国卫生经济，2012，31（7）：50-52.